80后 孕妈妈营养 同步指导

80 Hou Yunmama Yingyang Tongbu Zhidao

岳 然/编著

U0278234

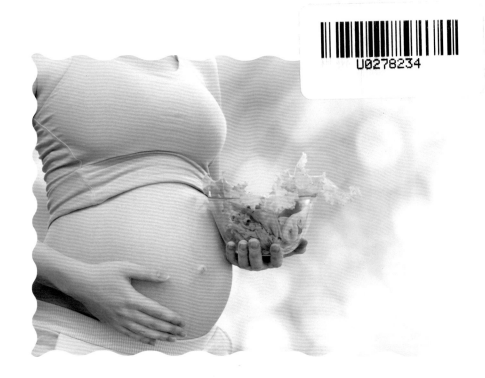

中国人口出版社
China Population Publishing House
全国百佳出版单位

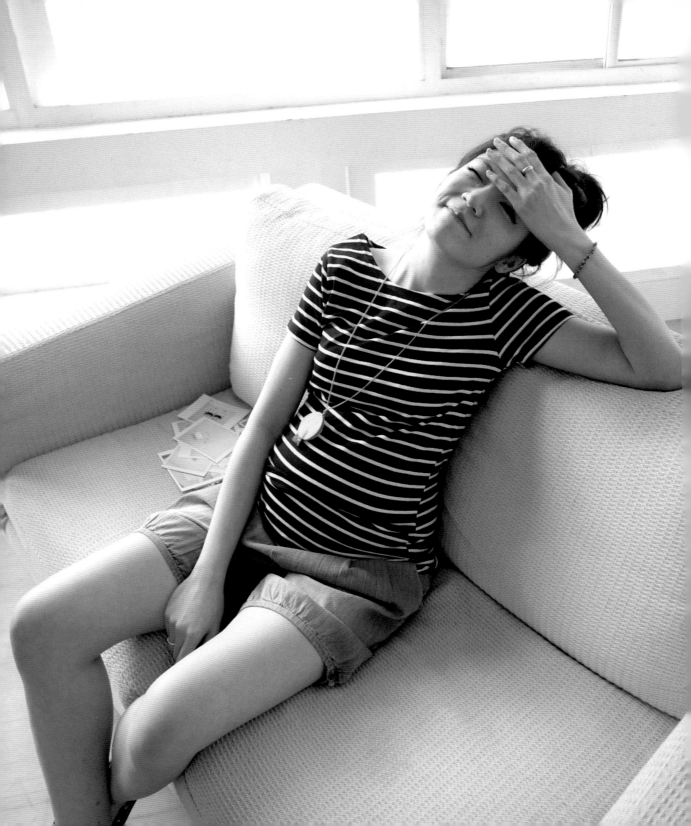

目 录

PART 1 妊娠早期营养（1～12周）

妊娠第1周

妈妈/胎儿 …………………… 002

三餐两点 …………………… 003

亲亲食谱 …………………… 004

生活保健常识 …………………… 006

妊娠第2周

妈妈/胎儿 …………………… 007

三餐两点 …………………… 008

营养方案 …………………… 009

亲亲食谱 …………………… 010

生活保健常识 …………………… 012

替您支招 …………………… 013

妊娠第3周

妈妈/胎儿 …………………… 014

营养方案 …………………… 015

三餐两点 …………………… 015

亲亲食谱 …………………… 016

生活保健常识 …………………… 018

妊娠第4周

妈妈/胎儿 …………………… 019

营养方案 …………………… 020

三餐两点 …………………… 021

亲亲食谱 …………………… 022

生活保健常识 …………………… 024

孕期第一月概要 …………………… 025

妊娠第5周

妈妈/胎儿 …………………… 026

营养方案 …………………… 027

三餐两点 …………………… 028

生活保健常识 …………………… 029

亲亲食谱 …………………… 030

妊娠第6周

妈妈/胎儿 …………………… 032

营养方案 …………………… 033

三餐两点 …………………… 033

亲亲食谱 …………………… 034

生活保健常识 …………………… 036

妊娠第7周

妈妈/胎儿 …………………… 038

营养方案 …………………… 039

三餐两点 …………………… 039

亲亲食谱 …………………… 040

生活保健常识 …………………… 042

妊娠第8周

妈妈/胎儿 …………………… 043

营养方案 …………………… 044

三餐两点 …………………… 045

亲亲食谱 …………………… 046

生活保健常识 …………………… 048

妊娠第二月概要 …………………… 050

妊娠第9周

妈妈/胎儿 …………………… 051

营养方案 …………………… 052

三餐两点 …………………… 052

替您支招 …………………… 053

亲亲食谱 …………………… 054

生活保健常识 …………………… 056

妊娠第10周

妈妈/胎儿 …………………… 057

营养方案 …………………… 058

三餐两点 …………………… 059

亲亲食谱 …………………… 060

生活保健常识 …………………… 062

妊娠第11周

妈妈/胎儿 …………………… 063

营养方案 …………………… 064

三餐两点 …………………… 065

亲亲食谱 …………………… 066

生活保健常识 …………………… 068

妊娠第12周

妈妈/胎儿 …………………… 069

营养方案 …………………… 070

三餐两点 …………………… 071

亲亲食谱 …………………… 072

生活保健常识 …………………… 074

妊娠第三月概要 …………………… **075**

PART 2 妊娠中期营养（13～28周）

妊娠第13周

妈妈/胎儿 …………………… 078

营养方案 …………………… 079

三餐两点 …………………… 081

亲亲食谱 …………………… 082

生活保健常识 …………………… 084

妊娠第14周

妈妈/胎儿 …………………… 085

营养方案 …………………… 086

三餐两点 …………………… 087

亲亲食谱 …………………… 088

替您支招 …………………… 090

生活保健常识 …………………… 092

妊娠第15周

妈妈/胎儿 …………………… 093

营养方案 …………………… 094

三餐两点 …………………… 095

亲亲食谱 …………………… 096

生活保健常识 …………………… 098

妊娠第16周

妈妈/胎儿 …………………… 099

营养方案 …………………… 100

三餐两点 …………………… 102

生活保健常识 …………………… 103

亲亲食谱…………………… 104

妊娠第四月概要……………… 106

妊娠第17周

妈妈/胎儿 …………… 107

营养方案…………… 108

三餐两点…………… 109

亲亲食谱…………… 110

生活保健常识………… 112

妊娠第18周

妈妈/胎儿 …………… 113

营养方案…………… 114

三餐两点…………… 115

亲亲食谱…………… 116

生活保健常识………… 118

妊娠第19周

妈妈/胎儿 …………… 120

营养方案…………… 121

三餐两点…………… 122

生活保健常识………… 123

亲亲食谱…………… 124

妊娠第20周

妈妈/胎儿 …………… 126

营养方案…………… 127

三餐两点…………… 128

生活保健常识………… 129

亲亲食谱…………… 130

妊娠第21周

妈妈/胎儿 …………… 132

营养方案…………… 133

三餐两点…………… 133

亲亲食谱…………………… 134

生活保健常识………… 136

妊娠第22周

妈妈/胎儿 …………… 137

营养方案…………… 138

三餐两点…………… 139

亲亲食谱…………… 140

生活保健常识………… 142

妊娠第23周

妈妈/胎儿 …………… 143

营养方案…………… 144

三餐两点…………… 145

亲亲食谱…………… 146

生活保健常识………… 148

妊娠第24周

妈妈/胎儿 …………… 149

营养方案…………… 150

三餐两点…………… 151

亲亲食谱…………… 152

生活保健常识………… 154

妊娠第六月概要……………… 155

妊娠第25周

妈妈/胎儿 …………… 156

营养方案…………… 157

三餐两点…………… 157

亲亲食谱…………… 158

生活保健常识………… 160

妊娠第26周

妈妈/胎儿 …………… 161

营养方案…………… 162

三餐两点 ……………… 163

亲亲食谱 ……………… 164

生活保健常识 ……………… 166

妊娠第27周

妈妈/胎儿 ……………… 168

营养方案 ……………… 169

三餐两点 ……………… 169

亲亲食谱 ……………… 170

生活保健常识 ……………… 172

妊娠第28周

妈妈/胎儿 ……………… 173

营养方案 ……………… 174

三餐两点 ……………… 175

亲亲食谱 ……………… 176

生活保健常识 ……………… 178

妊娠第七月概要 ……………… **179**

PART 3 妊娠晚期营养（29～40周）

妊娠第29周

妈妈/胎儿 ……………… 182

营养方案 ……………… 183

三餐两点 ……………… 184

亲亲食谱 ……………… 186

生活保健常识 ……………… 188

妊娠第30周

妈妈/胎儿 ……………… 189

营养方案 ……………… 190

三餐两点 ……………… 191

亲亲食谱 ……………… 192

生活保健常识 ……………… 194

妊娠第31周

妈妈/胎儿 ……………… 195

营养方案 ……………… 196

三餐两点 ……………… 197

亲亲食谱 ……………… 198

生活保健常识 ……………… 200

妊娠第32周

妈妈/胎儿 ……………… 201

营养方案 ……………… 201

三餐两点 ……………… 201

亲亲食谱 ……………… 202

生活保健常识 ……………… 204

妊娠第八月概要 ……………… **205**

妊娠第33周

妈妈/胎儿 ……………… 206

营养方案 ……………… 207

三餐两点 …………………………… 207
亲亲食谱 …………………………… 208
生活保健常识 ……………………… 210

妊娠第34周

妈妈/胎儿 ………………………… 212
营养方案 …………………………… 213
三餐两点 …………………………… 213
亲亲食谱 …………………………… 214
生活保健常识 ……………………… 216

妊娠第35周

妈妈/胎儿 ………………………… 218
营养方案 …………………………… 219
三餐两点 …………………………… 219
亲亲食谱 …………………………… 220
生活保健常识 ……………………… 222

妊娠第36周

妈妈/胎儿 ………………………… 224
营养方案 …………………………… 225
三餐两点 …………………………… 225
亲亲食谱 …………………………… 226
生活保健常识 ……………………… 228

妊娠第九月概要 ……………… 229

妊娠第37周

妈妈/胎儿 ………………………… 230
营养方案 …………………………… 231
三餐两点 …………………………… 231

亲亲食谱 …………………………… 232
生活保健常识 ……………………… 234

妊娠第38周

妈妈/胎儿 ………………………… 235
营养方案 …………………………… 235
三餐两点 …………………………… 235
亲亲食谱 …………………………… 236
生活保健常识 ……………………… 238

妊娠第39周

妈妈/胎儿 ………………………… 240
营养方案 …………………………… 241
三餐两点 …………………………… 241
亲亲食谱 …………………………… 242
生活保健常识 ……………………… 244

妊娠第40周

妈妈/胎儿 ………………………… 245
营养方案 …………………………… 246
三餐两点 …………………………… 247
亲亲食谱 …………………………… 248
生活保健常识 ……………………… 253

妊娠第十月概要 ……………… 254

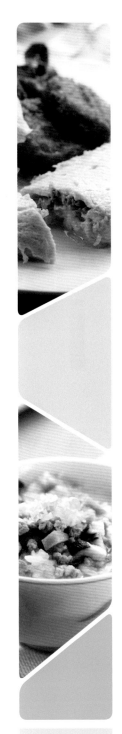

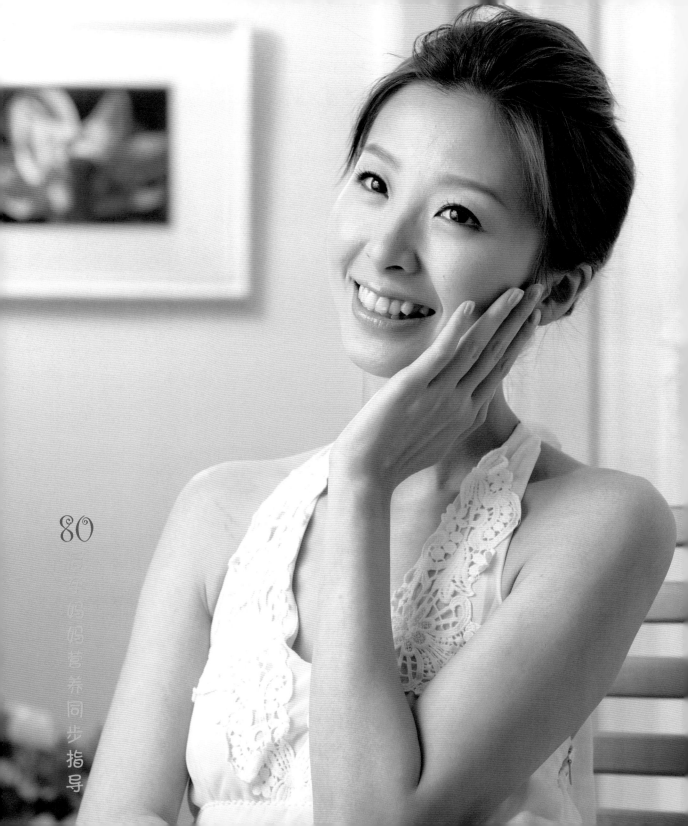

准妈妈营养同步指导

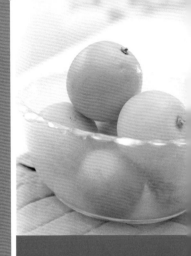

Part 1

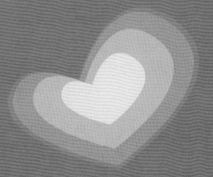

妊娠早期营养

（1～12周）

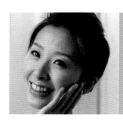

妊娠
第1周

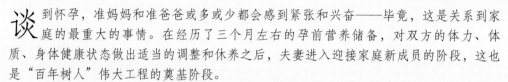

谈到怀孕，准妈妈和准爸爸或多或少都会感到紧张和兴奋——毕竟，这是关系到家庭的最重大的事情。在经历了三个月左右的孕前营养储备，对双方的体力、体质、身体健康状态做出适当的调整和休养之后，夫妻进入迎接家庭新成员的阶段，这也是"百年树人"伟大工程的奠基阶段。

我们应当知道，在妊娠期"最初"的两周时间里，实际上，准妈妈还没有怀孕。因为人们只是出自技术上的需要，把您上一次月经的第一天用来计算受孕开始日期和时间。因此，您大可不必为怀孕的事情忐忑不安，让我们一起开始有序迎接新生命的四十周历程吧！

妈妈/胎儿

💗 **妈妈**：体质较弱的女性可以在孕前进补，增强体质，为妊娠做好准备。药补不如食补。食补平和、方便而又有效。脾胃较虚弱者，可以多吃一些山药、莲子、薏米、白扁豆等以补脾胃。血虚、贫血的女性，可以多吃红枣、枸杞子、赤豆、动物血、肝，来补气补血。对于易疲劳、易感冒者，可加用黄芪、人参、西洋参等。肾虚者，痛经、腰痛，可以多吃桂圆肉、核桃、猪腰等。

💗 **胎儿**：妊娠初期，给母体补充足量的叶酸，可以降低胎儿神经管畸形，使无脑儿和先天性脊柱裂胎儿发生率下降。胎儿发生唇裂和腭裂的危险明显减少，并且可以降低发生早产儿和低体重新生儿的危险。所以，准备怀孕的女性和妊娠早期，注意摄取富含叶酸的食物十分必要。

💗 **富含叶酸的食物有**：红苋菜、菠菜、生菜、芦笋、龙须菜、豆类、酵母、动物肝及苹果、橘柑、橙汁等。复合维生素中一般也有叶酸。

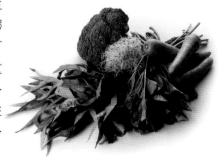

三餐两点

　　从现在起，您可以开始养成这种规律有序的饮食习惯——每天三餐两点。别以为这事儿小，良好、有规律的饮食习惯，能伴您经历漫长的孕育里程，能够给您和未来的胎儿带来健康和平安。

♥ **早餐**：要有主副食搭配，干稀搭配。以牛奶、粥、汤配着吃面包、点心等主食，佐以鸡蛋、蔬菜、水果等。如果不习惯早餐吃肉，可以尝试豆制品。

♥ **加餐点心**：酸奶、奶酪配水果。如果早餐喝牛奶肠胃不适，可以在加餐时喝，喝时最好配以两片饼干或面包。

♥ **中餐**：要吃好，最好不要吃西式快餐。如果不得已，记着要加一些蔬菜沙拉或水果。用果汁、矿泉水替代碳酸饮料。

♥ **加餐点心**：吃一点坚果、豆制品和饼干、面包。

♥ **晚餐**：只要能确保营养，可以适当少吃一点主食，以降低摄入的热量。但要注意，肉类和蔬菜、水果不能缺少。如果晚上睡眠不太好，可以在临睡前半小时加服一杯奶，既有助于睡眠，又利于养胃。

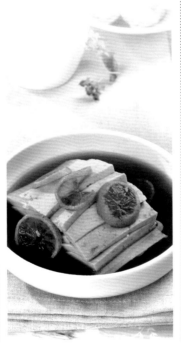

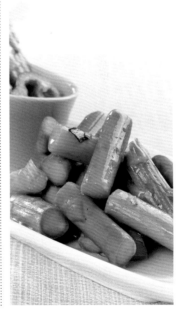

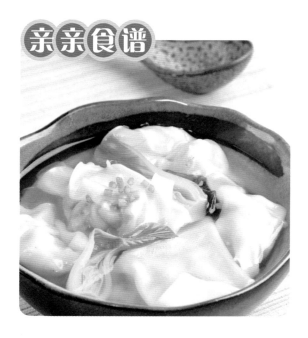

鸡汤馄饨

◆**用料**◆ 面粉130克，虾仁、海参、香菇、香菜各50克，紫菜、油菜心各10克，葱、姜各5克，香油、酱油各1勺，鸡汤1碗，淀粉、盐各适量。

◆**做法**◆

①将面粉和好，把面团擀成大薄片，边擀边撒上淀粉，擀薄后，切成四方皮子。②虾仁剁成蓉，海参、香菇均切成丁，将虾仁蓉、海参丁、香菇丁倒入碗中，加酱油、盐、葱、姜、香油拌匀。③用馄饨皮包上。④用鸡汤加少许开水煮馄饨，开锅煮熟后，加入油菜心、紫菜、香菜、盐、香油即可。

促进胎儿发育

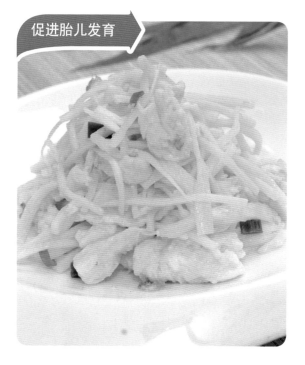

茭白炒鸡蛋

◆**用料**◆ 鸡蛋2个（约120克），茭白300克，葱花2克，高汤2勺，盐、植物油各适量。

◆**做法**◆

①茭白去皮洗净，切丝；鸡蛋洗净，打入碗内，加少量盐调匀备用。②锅内倒油烧热，倒入鸡蛋液，炒出蛋花。③另起锅放油烧热，放入葱花爆香后放入茭白丝翻炒均匀，加入盐及高汤，继续翻炒。待汤汁收干、茭白熟时倒入炒好的鸡蛋，翻炒均匀即可。

烤番茄牛腿肉

◆用料◆　牛腿肉160克，番茄50克，茄子30克，番茄酱、橄榄油各2勺，盐、味精各少许。

◆做法◆

①牛腿肉洗净，撒上盐、味精腌制10分钟。②将番茄切成4等分的块；将茄子4等分后切片，撒上少许盐去除异味和水分。③把锅中的橄榄油烧热，将牛腿肉两面煎烤后取出；用煎过牛腿肉的锅煎烤茄子。④将牛腿肉、茄子、番茄交错排列摆在盘中淋上番茄酱，放入烤箱中烤4~5分钟即可。

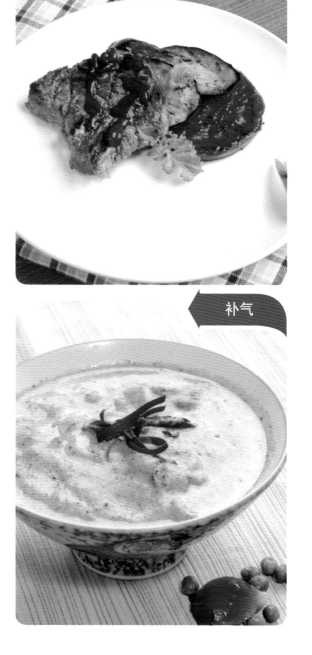

安胎

补气

山药芝麻粥

◆用料◆　山药100克，黑芝麻20克，鲜牛奶200毫升，粳米60克，冰糖、玫瑰糖、清水各适量。

◆做法◆

①将粳米洗净，用清水浸泡1小时，捞出沥干；淮山药切成小颗粒；黑芝麻炒香。②将以上3种用料放入盆中，加水和鲜牛奶拌匀，倒入搅拌机磨碎成浆汁。③锅中加入清水，冰糖溶化过滤，烧开后将粳米、山药、黑芝麻的浆汁慢慢倒入锅内，加入玫瑰糖，不断搅拌呈糊状即可。

生活保健常识

● 在加餐时可以选择一些有补血作用的水果来吃，包括葡萄、柑橘、西红柿、苹果、草莓、樱桃、荔枝、桂圆等，可以视季节而适当选择新鲜水果食用。

● 红枣、花生、核桃、白果、葵花子、榛子仁及其他坚果仁、海产品，都是食补的较佳选择。

● 建议夫妻双方每人每天摄入牛奶或豆浆250克、肉150～200克、鸡蛋1～2个、豆制品100～150克、新鲜蔬菜水果至少500克、坚果类食物50克。

＊知识链接

情绪不好时不能怀孕。情绪不好会导致生理功能、身体质量和健康状况的改变。夫妻生活、工作不顺利，心境极不好的状态下暂不宜妊娠。

遗传性疾病是指由于遗传物质改变而造成的疾病。遗传病与一般疾病比较，一是某些遗传病在每一代中发病的个体是按一定的比例出现的。二是遗传病仅按亲子关系在家族中传递，不会传递至无亲缘关系的个体。三是大多数遗传病都是终生性的。

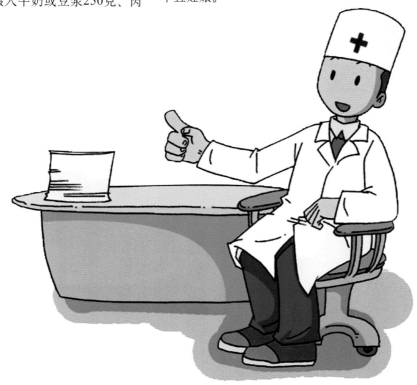

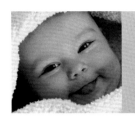

妊娠
第2周

妈妈/胎儿

💛 **妈妈**：为了保证胎儿神经系统的正常发育，要多吃一些富含叶酸的食物。例如桃、李、杏、红果、樱桃等新鲜水果中大都含有丰富的叶酸，可以根据各自口味喜好选择食用。也可以在医生的指导下，补充服用叶酸制剂。

💛 **胎儿**：决定胎儿性别的性染色体分为X染色体和Y染色体两种。女性产生的卵原细胞经减数分裂后，成熟的卵子只有X染色体，而男性产生的精原细胞经减数分裂后，成熟的精子有的含有X染色体，有的含有Y染色体。如果卵子和含Y染色体的精子结合，胎儿就发育成男孩儿，性染色体结构为XY；如果卵子与含X染色体的精子结合，胎儿就会发育成女孩儿，性染色体结构为XX。

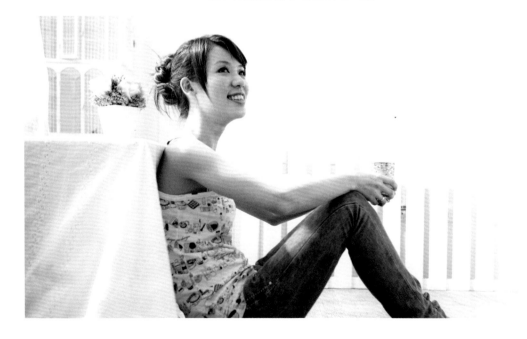

三餐两点

若想保证叶酸的摄取量，应该每天吃一些新鲜蔬菜和水果。

配餐时，尽量选用两种以上蔬菜，一种制作成半荤半素的菜肴，另外，要做全素的菜肴为佳。在搭配上，选用一种果类蔬菜和一种叶类蔬菜搭配。或者一种根茎类蔬菜和叶类蔬菜进行搭配。还可以选择不同颜色的蔬菜搭配，如红色、紫色或黄色蔬菜来和绿色蔬菜搭配，这样做出来营养会更加均衡。

♥ **早餐**：如果常常吃面包，建议选择全麦面包，夹馅面包特别是夹有果酱、椰蓉、豆蓉的夹馅面包的热量、油脂含量都偏高，不宜常吃。如果时间充足，可以为自己准备一点生菜、圣女果、小黄瓜夹着吃，营养会更均衡、更理想。每天早晨一杯新鲜的牛奶、几片全麦面包（或其他面点）和一片火腿。这份早餐只需要几分钟就能解决，却会使人感觉精神抖擞。如果不吃早饭，整个上午都会感到能量不足，工作效率难以提高。

♥ **加餐点心**：果汁、强化饼干或全麦饼干、威化饼等。提前准备好"健康零食"，不妨在办公桌中腾出一个小抽屉，放一些经过营养强化的谷物脆片、杏干、葡萄干、香蕉片、红薯干之类，再备上盒装灭菌牛奶和纯果汁，在感到饿的时候能临时补充。

♥ **正餐**：可根据个人口味和爱好，选择炒肝、蒸蛋、鸡肉、鲜鱼、海产品和各种时鲜蔬菜。多吃一些豆腐、蘑菇、木耳、蔬菜等，远离脂肪含量过高的食品。

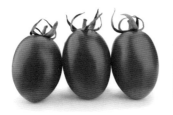

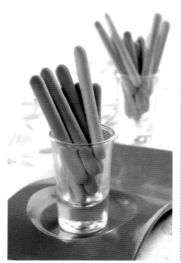

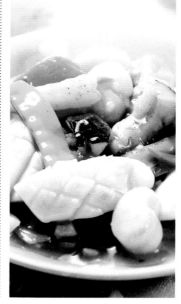

营养方案

应当参照平衡膳食的原则，结合受孕的生理特点进行饮食安排。

保证热能的充足供给。最好在每天供给正常成人需要的2200千卡的基础上，再加上400千卡，以供给性生活的消耗，同时为受孕积蓄一部分的能量，这样才能使"精强卵壮"，为受孕和优生创造必要条件。

保证充足优质蛋白质的供给。男女双方应每天在饮食中摄取优质蛋白质40～60克，保证受精卵的正常发育。

保证脂肪的供给。脂肪是机体热能的主要来源，其所含必需脂肪酸是构成机体细胞组织不可缺少的物质，增加优质脂肪的摄入对怀孕有益。

充足的无机盐和微量元素。钙质、铁、锌、铜等构成骨骼、制造血液、提高智力，维持体内代谢的平衡。

最后是供给适量的维生素，能够有助于精子、卵子及受精卵的发育与成长，但是过量的维生素，如脂溶性维生素也会对身体有害，因此建议男女双方多从食物中摄取，慎重补充维生素制剂。

具体的营养方案，应当每天摄入肉类150～200克、鸡蛋1～2个、豆制品50～150克、蔬菜500克、水果100～150克、主食400～600克、植物油40～50克、坚果类食物20～50克、牛奶500毫升。

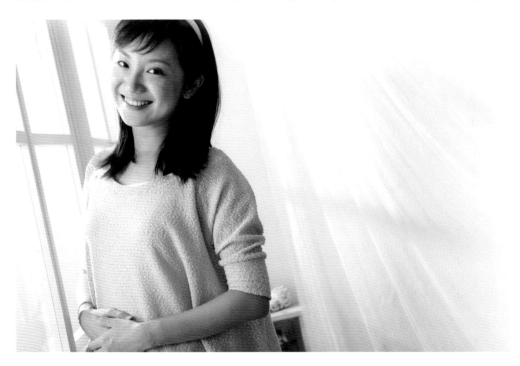

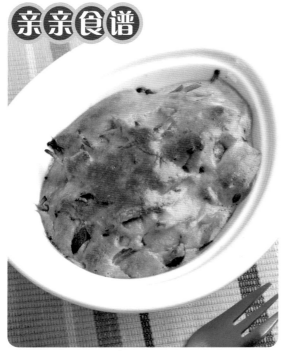

乳蛋饼

◆**用料**◆ 腊肉2片（约100克），菠菜100克，洋葱50克，蟹味菇100克，鸡蛋3个（约180克），黄酱1勺，奶酪粉1/2勺，盐、味精各适量。

◆**做法**◆
①将腊肉切成1厘米宽的小块；菠菜切段，洋葱切成薄片；蟹味菇撕成小块。②用中火在锅中翻炒腊肉炒出油分，然后按顺序放入洋葱、蟹味菇、菠菜继续翻炒，加入盐、味精调味，盛入耐热容器中。③将鸡蛋打入碗中搅碎，加入黄酱、奶酪粉、盐、味精调味。④将所有配料混合在一起，淋入鸡蛋液。⑤放入烤箱中烤4~5分钟即可。

补血开胃

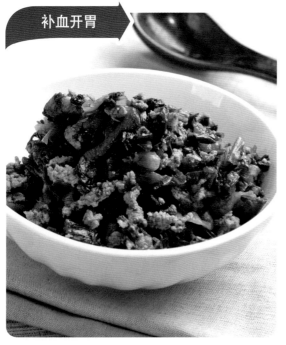

酸菜炒牛肉

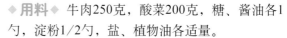

◆**用料**◆ 牛肉250克，酸菜200克，糖、酱油各1勺，淀粉1/2勺，盐、植物油各适量。

◆**做法**◆
①牛肉洗净，剁碎，用酱油、淀粉拌好备用。②酸菜洗净，挤掉水分，剁碎备用。③将油加入牛肉中调匀，再用少许油烧热锅，炒熟牛肉，装起备用。④用少许油起锅炒酸菜，加少许糖和盐，再倒入牛肉拌炒片刻即可。

酸甜猪肝

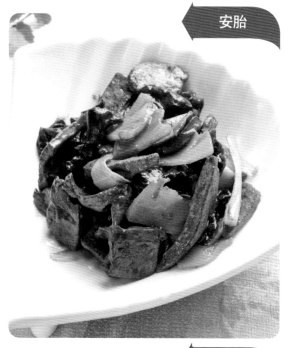

安胎

◆**用料**◆ 猪肝250克，菠萝肉75克，水发木耳30克，葱段10克，香油、糖、醋各1勺，酱油、水淀粉各1/2勺，植物油适量。

◆**做法**◆

①将猪肝、菠萝肉分别洗净，切成小片；水发木耳洗净，撕小片。②将猪肝放碗内，加酱油、水淀粉，拌匀上浆。③锅上火，放油，烧至六成热，下猪肝滑熟，捞出沥干。④原锅内放葱段、水发木耳、菠萝肉，略炒几下，加入醋、糖，沸后用水淀粉勾芡，倒入猪肝翻炒均匀，淋香油、植物油适量即可。

鸡汁粥

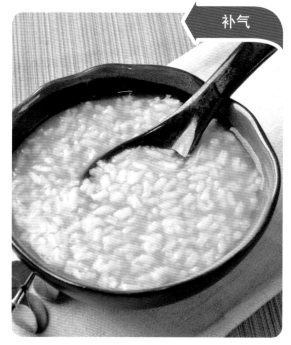

补气

◆**用料**◆ 母鸡1只约（2000克），粳米100克，盐适量。

◆**做法**◆

①先将母鸡洗干净，用开水汆烫。②将母鸡熬成汤，把肉捞出，将汤与粳米一起煮粥。③最后粥熟的时候加入适量盐调味即可。

生活保健常识

💗 为慎重起见，应少饮咖啡及含咖啡因的饮料。

💗 孕期饮食宜淡薄不宜肥浓，宜轻清不宜重浊，宜甘平不宜辛热。即宜食用较清淡、新鲜的食物，少吃辛辣刺激性食物为佳。

💗 从现在开始必须培养良好的饮食习惯，不挑食，不偏食，保持营养平衡。

💗 妊娠期必需的八大营养素，每日最佳用量和最佳来源：

营养素	摄入量	来源
叶酸	400微克	芦笋、椰菜、麦片
维生素B₆	1.5毫克	鱼、瘦牛排、鸡胸肉、香蕉、花生
维生素C	75毫克	哈密瓜、椰菜、葡萄汁、橙汁、草莓、柿子椒
维生素E	12毫克	花生酱、葵花油、红花油、榛子、葵花子
钙	1000毫克	甘蓝菜、脱脂奶、酸乳酪、沙丁鱼
铁	28毫克	瘦牛排、虾、小麦、扁豆、豆腐、牡蛎
锌	20毫克	牛排、猪排、小牛肉、豆腐、牡蛎

*知识链接

要阻断遗传病的延缓，使自己的后代健康聪明，可到专科医院进行遗传咨询。一般有下列情况之一的，应进行咨询：

💗 生育年龄的男女，原发不孕者。

💗 原因不明的有习惯性流产、早产、死产、死胎史的夫妇。

💗 有遗传病家族史的夫妇，遗传病患者及致病基因携带者。

💗 两性畸形患者及其血缘亲属。

💗 早孕期有致畸因素接触史者。

💗 高龄孕妇和曾生育过畸形儿的孕妇。

💗 怀孕后羊水过多者。

通过遗传咨询可对疾病做出正确的诊断。收集准确的家系资料，估算出遗传病的再发危险率。再发危险率，是指某一种遗传病在一个孩子身上出现，以后再出生的孩子患此病的危险程度将比普通孩子高。不同类型的遗传病，再发危险率不一样。

计划怀孕的女性应在医生指导下服用叶酸，应在准备怀孕前3个月开始服用叶酸。准妈妈可以从孕前3个月服用至孕早期3个月。从计划怀孕时起到孕后3个月，每天在医生指导下服用小剂量叶酸，可以减少70%以上的神经管畸形病例的发生，可减少83.7%唇腭裂和35.5%的先天性心脏病。除此之外，还可减少自然流产率，减轻妊娠反应，促进胎儿生长发育，纠正孕期贫血。

替您支招

养成健康的饮食习惯，会帮助您在家庭的择食结构上做出明智的选择。从孕期开始就培养未来的胎儿学会如何把新鲜的水果、蔬菜、蛋白质、谷物以及豆制品作为美味又营养的食品，而不要从小就贪恋高热量、高脂肪、低营养的垃圾食品。一个靠垃圾食品长大的孩子，在健康和体重方面都会出现问题，不仅在少年时期如此，孩子长大后这些问题也会显露出来。

孕妈妈每日所需的热量为2200～2500千卡，而一个成年女性每天需要的热量为1800～2200千卡（活动量越大，所需热量就越多），这个区别并不是很大。与专家建议一般女性每天需要摄入的营养量相比，孕妈妈所需的营养量略高一些，大约为5份或稍多的新鲜水果和蔬菜，2～4份的富含蛋白质和钙的食物，4～6份的谷物、豆类和富含铁的食物，还包括一些油脂等。在怀孕的中晚期，即怀孕13周到40，尤其要注意摄入的食物应当高营养，而不是高热量。因此购买袋装食物的时候，一定要注意包装上标注的所含热量的多少。

上面所说的"份"的量，可以因人而异。例如，如果每日摄取食物总量为1300克，蔬菜（包括水果）、淀粉和蛋白质的摄取比例为5:5:3，则每份食物为100克。也就是说每天应吃500克的水果和蔬菜，500克淀粉类食物，300克蛋白质类食物。

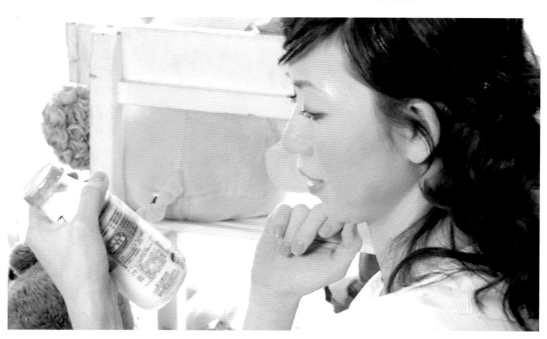

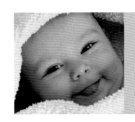
妈妈/胎儿

🩵 **妈妈**：本周的周末，您的卵细胞与您丈夫的精子结合形成了受精卵。一个新生生命从这里开始，在未来的200多天里，一个小生命将在子宫内发育。

🩵 **胎儿**：众多精子经过子宫到输卵管，走过了18厘米的路程。一部分进入排卵一方的输卵管，一部分踏上歧途，进入了这次未排卵的输卵管。精卵相遇时，卵子会像一块磁铁，吸住一大群精子。众多的精子穿过卵子的表层，但最终只有一个精子钻入卵细胞内，与卵细胞融合。第一次的细胞分裂将在本周发生。

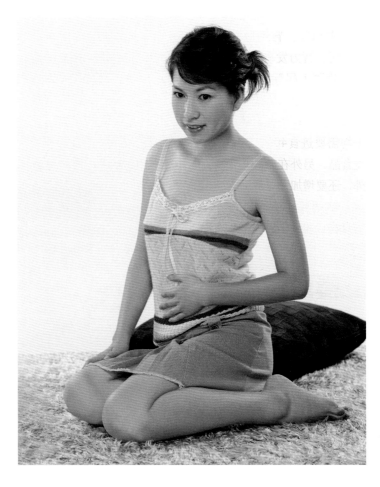

营养方案

合理地补充维生素C，能预防胎儿先天性畸形，但过多的摄入则也可能致畸。每日100毫克维生素C能满足孕期的需要。如果服用维生素D过量，会引起胎儿血钙过高，主动脉、肾动脉狭窄、高血压、智力发育迟缓。

我国人民膳食以碳水化合物为主，是人体最主要的热能来源。一般来说，孕期每天平均需要进食400克左右的谷类食品，另外在米、面主食之外，还要增加一些粗粮。

孕期要少吃含蔗糖较多的食物，少喝高糖饮料。

孕早期具体的饮食种类：

鱼、肉类：糖醋鱼、鱼圆子、酱鸡。

乳制品：牛奶、酸牛奶、冰淇淋。

蛋类：蒸蛋羹、煮鸡蛋、酱油鸡蛋、蛋花汤。

蔬菜类：凉拌蔬菜，可调入酸辣汁、糖醋汁、怪味汁等。

水果类：各种水果，只要合口味都可以食用，以富含维生素B和维生素C为好，最好在进餐前食用，以帮助消化和开胃。

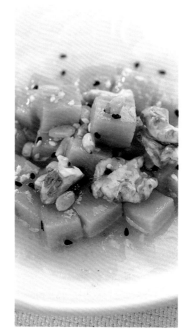

三餐两点

💗 **早餐**：用酵母菌、黑芝麻、奶粉、杏仁粉、紫米粉、糙米粉、葡萄干等在超市能买到的用料，加在一起冲成一碗稠粥。加上适量的绿色蔬菜和一个鸡蛋，既能补充维生素和微量元素的需求，又能提供整个上午工作所需的热量，令人精力充沛。

💗 **正餐**：米饭100～150克，甜椒牛肉丝、虾仁豆腐、什锦豆腐、适当新鲜蔬菜。

💗 **加餐点心**：酸奶、水果、两片全麦面包或饼干，最好再加上一些坚果类食品，如核桃仁、花生、腰果、榛子。

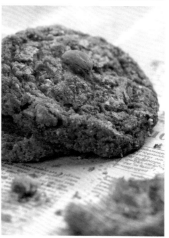

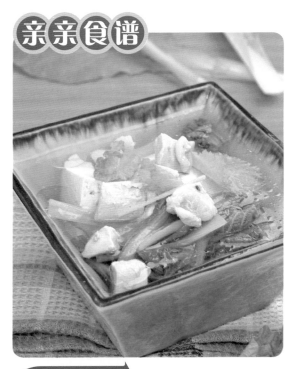

鸡汤豆腐小白菜 ▌▌

◆ **用料** ◆ 豆腐、鸡肉各100克，小白菜50克，鸡汤1碗，姜丝2克，鸡精、盐各少许，清水适量。

◆ **做法** ◆

①豆腐洗净，切成3厘米见方、1厘米厚的小块，用沸水氽烫后捞起备用；将鸡肉洗净切块，用沸水氽烫，捞出来沥干水分备用；小白菜洗净切段备用。②锅置火上，加入鸡汤，放入鸡肉块，加适量盐、清水同煮。③待鸡肉熟后，放入豆腐、小白菜、姜丝，煮开后加入鸡精调味即可。

补充蛋白质

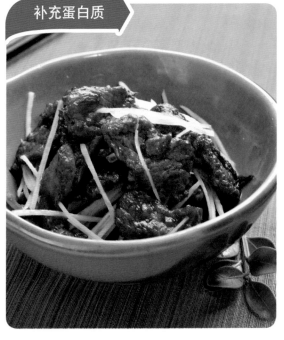

姜丝牛肉 ▌▌

◆ **用料** ◆ 牛肉100克，姜丝5克，蒜末1克，淀粉、酱油、香油、米酒、麻油各1勺，盐、植物油各适量。

◆ **做法** ◆

①牛肉切成薄片，加入除姜丝以外的所有调料腌约20分钟。②起锅入油，待油热后以大火快炒牛肉片，牛肉熟后即可起锅。③将姜丝与牛肉片搭配在一起食用。

黄金山药条

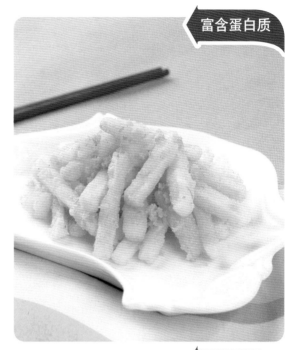
富含蛋白质

◆用料◆ 山药250克，熟咸鸭蛋黄2个（约60克），植物油、白糖、味精各适量。

◆做法◆

①山药去皮洗净，切条；熟咸鸭蛋黄用刀压碎，加白糖、味精调匀。②炒锅倒油烧热，倒入山药条，炸至呈金黄色捞出。③锅留底油烧热，加咸鸭蛋黄炒匀，加入山药条颠炒均匀即成。

蒜香排骨

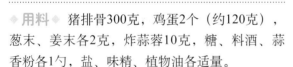

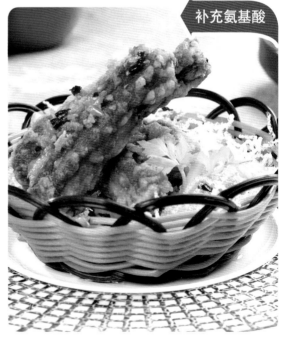
补充氨基酸

◆用料◆ 猪排骨300克，鸡蛋2个（约120克），葱末、姜末各2克，炸蒜蓉10克，糖、料酒、蒜香粉各1勺，盐、味精、植物油各适量。

◆做法◆

①排骨改寸段，洗净。②将猪排骨加蒜香粉调味，加鸡蛋液、味精、糖、油、料酒、盐腌制入味。③锅中加油，烧至五成热时，慢火炸透猪排骨，捞出。④另起锅，加油烧热，加葱、姜末和炸蒜蓉炒香，放入炸好的猪排骨炒匀即可。

生活保健常识

为避免胎儿畸形，身为准妈妈的您在妊娠早期要做到：

♥忌滥用药：确定怀孕后，要尽可能少用药或不用药。患某些疾病必须用药时，也要在医生的指导下使用。尤其是避免用激素、磺胺类、四环素等药物，因为这些药会对胎儿造成损害，对于作用不甚明确的药物更要禁用，就连沿用多年的保胎针黄体酮也要慎用。临床研究表明，早期流产中有60%是由于胚胎发育不良引起的，而发育不良的胚胎迟早要夭折，没有必要一味保胎。过多地用孕激素保胎治疗，或徒劳无功，或胎儿有性器官发育畸形的危险。

♥忌接触有害物质：有毒物质、放射性物质等都会影响胚胎发育，应避免接触它们，从事苯、避孕药、抗癌药、农药生产和放射性同位素、放射线等环境中工作的女性应注意。孕早期的女性应尽量避免放射线检查。

♥忌感染：孕早期要特别注意预防病毒性感染，如风疹、流感等，因为病毒有致畸作用。另外，某些发热性传染病易使胎儿死亡。

♥忌烟、酒：烟、酒对胎儿整个发育过程都不利，而对早期胚胎的危害更为严重。烟草的有害成分可使胚胎发育迟缓，引起畸形、流产。夫妇酒后性爱受孕的胎儿，发育一般要慢于正常儿童。孕期饮酒过多，会使"胎儿醉酒"，发生"胎儿酒精中毒综合征"。

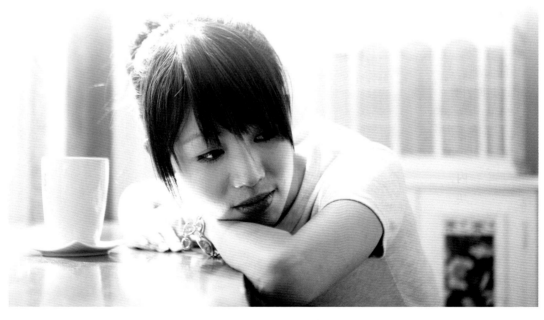

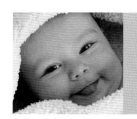

妊娠
第4周

妈妈/胎儿

妈妈：您或许还没有意识到，从妊娠期计算的角度来看，您已经做了4周孕妈妈。在这头一个月里，胎儿通过最初的脐带从母亲体内吸取营养。胎儿心脏从受精第二周末开始成形，从第三周左右开始搏动，而且肝脏也从这个时期开始明显发育。胎儿的眼睛和鼻子的原型还未生成，但嘴巴和下肢的原型已经能看到。与母体相连的脐带，这时开始发育。

胎儿：在本周，受精卵成为孕卵，在子宫内继续发育，外围的细胞分裂较快，形成囊壁；内部细胞分裂较慢，形成胞块，内外两层之间有了空间，成了充满液体的腔。这时是受精后的第8天左右。这时孕卵停留在子宫内膜上，分泌出酶，把覆盖在子宫腔上的细胞破坏掉，并且在子宫内膜上挖一个小巢似的破口，孕卵会进入这个洞内。完全进入后，内膜表面的缺口迅速修复，把整个孕卵包裹在子宫内膜中。这一个过程，称为受精卵的着床或植入。

受精卵着床并不容易，因为母体具有排斥的因素。受精卵一半来自母体，一半来自父体，因而它对于母体来说是半个异物。一旦植入母体，便遭到母体免疫系统的强烈排斥。这时，幼小的胎盘组织会产生出绒毛膜促性腺激素及特异性蛋白质等物质，这些物质能协调母体与胚胎的关系，使胚胎安全驻扎下来。

发育中的胎儿身上最先发挥功能的是心血管系统。

在您的经期推迟一周之前，胎儿的心脏已经开始跳动了。胎儿现在有多大呢？形象化地说，像针尖般大小的一个小圆点，可以容纳下5个胚胎。

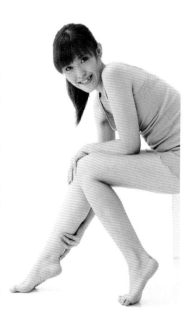

营养方案

* 根据体质调整营养

不同体质的女性，由于个体之间的差异，在孕前营养补充、饮食调理、开始时间、营养内容、加量多少等问题上，可因人而异。

体质营养状况一般的女性，孕前3个月至半年，就要开始注意饮食调理，每天要摄入足够量的优质蛋白、维生素、矿物质、微量元素和适量脂肪，这些营养物是胎儿生长发育的物质基础。

优质蛋白是指容易消化吸收的蛋白，如鸡、鸭、鱼、瘦肉、虾、鸡蛋、豆腐、豆制品等；维生素以A、D、C、B为主。新鲜蔬菜和水果含有丰富的维生素、矿物质及微量元素，其中以钙、铁、磷、锌、碘最为重要。钙、磷与胎儿骨骼及牙齿的形成和发育，铁与造血功能，锌、碘与胎儿的智力发育和预防畸形，都有直接的关系。牛奶、鸡蛋、骨头汤、动物肝脏、虾皮、水产品、坚果类食物，均含有这类物质。适量摄入脂肪可帮助脂溶性维生素的吸收和利用。

身体瘦弱、营养状况较差的，孕前饮食调理更为重要，最好在怀孕前1年左右就注意。除营养充足外，还应注意要全面，不偏食、不挑食，搭配要合理，讲究烹调技术，还要多注意调换口味，要循序渐进，不可急于求成，孕前营养达到较佳状态即可。

身体肥胖、营养状态较好的人，一般来说，不需要更多地增加营养，但优质蛋白、维生素、矿物质、微量元素的摄入仍不可少，只是应少进食含脂肪及糖类较高的食物。

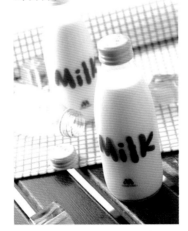

* 怎样选择酸味食物

多数女性怀孕后特别喜欢吃酸味的食物。酸味能刺激胃液分泌，提高消化酶的活性，促进胃蠕动，有利于食物的消化和各种营养素的吸收。所以怀孕后爱吃酸味的食物是有利于胎儿和母体健康的。

很多新鲜的瓜果呈酸味，这类食物含有丰富的维生素C。维生素C可以增强母体的抵抗力，促进胎儿正常生长发育。因此怀孕女性最好选用一些带酸味的新鲜瓜果，如西红柿、青苹果、橘子、草莓、葡萄、酸枣、话梅等，也可在食物中放少量的醋、西红柿酱，增加一些酸味。

最好不要经常吃咸菜和腌制品，这类食物中的维生素、蛋白质等营养成分受到破坏，而且可能存在致癌物质亚硝酸盐，对胎儿和母体有害无益。

三餐两点

💜 **早餐和正餐**：可以参照前三周的建议，多方面摄取营养。注意多吃新鲜的绿叶类蔬菜，保证充足的多种维生素和矿物质营养，茼蒿、空心菜、油菜、莴苣、生菜，等等。

💜 **加餐点心**：可以选择卤猪肝、鸡肝等动物肝脏和面包片、豆奶、酸奶、水果等。

替您支招

　　茄子含铁量丰富，不妨多吃。这里教您一招做法：茄子去皮、切块，放入微波炉用高火加热5分钟至软烂，炒锅中加油烧热，爆锅后煎炒即可。这样做既省时间，又不用因为油炸茄子时间长而必须忍受油烟熏的烦恼。

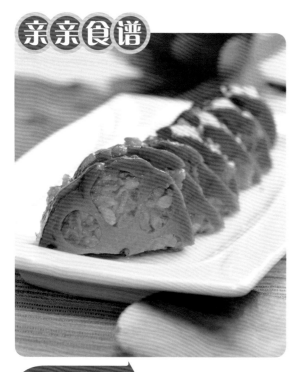

糯米莲藕

◆ 用料 ◆ 莲藕1节，糯米150克，蜂蜜1勺。

◆ 做法 ◆
①将糯米洗净，用水浸泡6小时以上。②莲藕洗净。③选莲藕大头的一端切开一小段，冲净藕孔，把糯米灌满藕孔，盖严大头的一端，用牙签扎牢。④放入蒸锅，大火蒸40分钟。⑤取出凉凉，切片后码盘，淋匀蜂蜜即可。

提高食欲

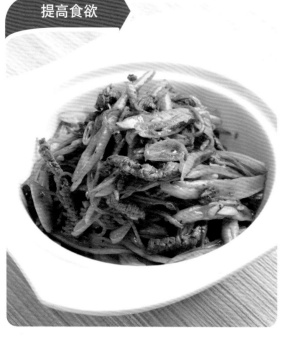

酱肉四季豆

◆ 用料 ◆ 四季豆200克，牛肉、胡萝卜各100克，黑胡椒牛排酱1包，姜2片，醪糟1/2勺，淀粉、香油各少许，盐、植物油、清水各适量。

◆ 做法 ◆
①牛肉洗净，切粗丝，放入碗中，加入黑胡椒牛排酱、醪糟、淀粉，搅拌均匀，腌制10分钟。②将四季豆洗净，斜切成丝；将胡萝卜和姜洗净去皮，切丝。③锅内倒油烧热，加入姜丝爆香，再加入腌好的牛肉丝，大火翻炒均匀，盛出。④锅留底油烧热，依次加入四季豆、胡萝卜丝，中火炒匀，加入少许水，小火焖煮至四季豆熟后将牛肉丝倒入拌匀，加入盐，淋上香油即可。

牛奶番茄

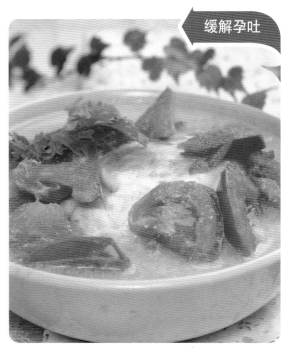

缓解孕吐

◆用料◆ 鲜牛奶200毫升，番茄250克，鲜鸡蛋3个，淀粉、糖各1勺，盐、味精各适量。

◆做法◆

①先将番茄洗净，切块待用；鲜牛奶加入淀粉调匀。鸡蛋煎成荷包蛋待用；②鲜牛奶汁煮沸，加入番茄、荷包蛋煮片刻。③加入盐、糖、味精调匀即可。

杂粮瘦肉粥

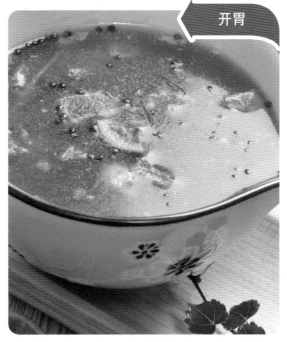

开胃

◆用料◆ 猪肉丝50克，小米、高粱米、糯米、紫米、糙米等五谷杂粮共100克，鸡蛋1个，虾皮、水发香菇各10克，盐、味精、葱丝、植物油、清水各适量。

◆做法◆

①小米、高粱米、糯米、紫米、糙米等五谷杂粮洗净，煮熟备用；水发香菇洗净切丝，备用。②锅中倒油加热，放入香菇丝、虾皮爆香后，加水煮开。③放入各色杂粮和猪肉丝，煮熟后加上打散的鸡蛋、盐、味精调味，撒上葱丝即可。

生活保健常识

有很多孕妈妈从怀孕开始，总会感觉饥饿，这种饥饿感和以前空腹的感觉有所不同。怀孕后，孕妈妈的口味和胃口多少会起一些变化。在孕初期，许多孕妈妈会变得"爱吃"起来，这并没多大关系，想吃就吃，在怀孕初期时没必要压抑自己的食欲。当然，食物最好以清淡、易消化的为主。还可以在平时随身带一些食物，方便自己感觉饿的时候拿出来吃。一下子不宜吃太多，要始终本着少食多餐的原则。

如果在路上的时间较多的话，就必须给自己"加油充电"！坚果是补充能量的理想零食。坚果富含锌和镁，能给您的细胞足够的动力。但是一次摄入不应超过40克，因为坚果含有很多脂肪。

怀孕初期，"害喜"症状可能会在一定程度上影响孕妈妈的胃口。饮食上一般不提倡"大补"营养，主要以自己的喜好为主，想吃什么就吃什么。呕吐得比较厉害的孕妈妈，要注意吃一些清淡、容易消化的食物。等进入孕中期，孕吐反应消失，再补充营养也来得及。

保证每天的进食量，把每天的进食量合理地安排到一日三餐中。

各类食物要搭配合理，多吃一些富含维生素和各种矿物质的食物，保证胎儿生长发育的营养需求。

*知识链接

（1）您还不能确定自己是不是怀孕了，孕初母体生理上会有下列变化：

月经不来，但受精卵在子宫着床时，仍有稍许出血；身体疲倦，易入睡；尿的次数增多；恶心，有的还会呕吐，或者唾液过多；胃热、消化不良、胀气甚至出现水肿；对食物明显有特殊的好恶；乳房丰满、沉重、触痛、有刺痛感；乳晕变黑；乳晕内的汗腺变得明显；流向乳房的血液量增加，皮下密布着淡蓝色血管。

（2）一般的早孕反应是正常的，经过休息、饮食调理，绝大多数怀孕女性不影响学习工作。但如果呕吐剧烈不能进食，应及时请医生治疗，纠正电解质不平衡，以免影响母胎健康。

（3）您不妨试一试以下方法减轻早孕反应：避免增加太多体重，超重会增加胃部的压力负担；不要穿戴腹部和腰部紧缩的服饰；少量多餐，要细嚼慢咽，每一口食物的分量要少，并且加以完全咀嚼；少吃辛辣和口味重的食物、油腻食物、熟食、巧克力、咖啡、酒、碳酸饮料、薄荷和薄荷糖；不要吸烟；避免弯腰，以曲膝下蹲的方式代替；睡觉时，将床头抬高15厘米；放松自己。

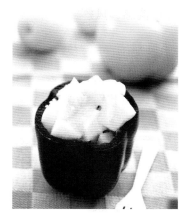

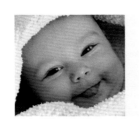

孕期
第一月概要

妊娠第一个月，是指孕妈妈从末次月经第一天算起，四周以内的时间。如果月经周期为28～30天，则妊娠第二周末精卵结合。受精后约4天，分裂成细胞团的精卵沿着输卵管到达子宫。第3周，细胞团脱去外膜，为着床做准备。第4周，胚胞已牢固地种植于母体的子宫里。

孕妈妈须知：在妊娠第一个月，大部分孕妈妈会没有什么反应。

不要到剧院、舞厅、商店等人集聚的地方，避免与患流感、风疹、传染性肝炎等患者接触。尽量不要用药，病毒和药物都可能影响到胎儿的发育。

远离电磁污染，听音响、看电视时要保持一定的距离。尽量少用电脑、微波炉、手机等。不要睡电热毯，因为它产生的电磁场，对孕妈妈和胎儿都会造成危害。

避免饮浓茶、浓咖啡及可乐型饮料，孕期最理想的饮料是白开水。

洗衣要用肥皂，不宜用洗衣粉；洗碗要选用不含有害物质的洗洁精。

在切生肉后一定要洗手，炒菜、吃涮羊肉等时一定要把肉炒熟涮透，以防生肉中的弓形体感染胎儿。

淘米、洗菜时，不要把手直接浸入冷水中，寒冷刺激有诱发流产的危险。没有热水器的家庭要买几副胶皮手套。

妊娠第一个月，胎儿需要的营养并不多。不过从现在开始必须培养良好的饮食习惯，不挑食、不偏食，保持营养平衡。

可以在医生的指导下继续补充叶酸，它能最大限度地保护受精卵不发生畸形。

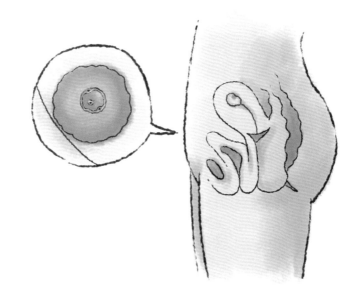

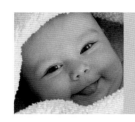

妊娠
第5周

妈妈/胎儿

💜 **妈妈**：从现在起，您可以理直气壮地被称作是一位"孕妈妈"了。

从本周起到再过些日子，有计划地怀孕的您，能明显地感到自己将要做妈妈了，原因是常常会觉得身体有些异常，而且月经已经推迟有些日子了。如果您嫌去医院做早孕检查太麻烦，也可以买回早孕试纸来自己检查。

不少的怀孕女性会出现不同程度的早孕反应。由于这段时间是最容易引起流产的时期，所以特别要加强妊娠初期的保健。

妊娠呕吐多数会在肚子饥饿时发生，特别在清晨起床时更为强烈；此外，味道强烈和异味食物或饮水过多、饭量太多也会引起恶心、呕吐；若是在夏天妊娠，由于人体消耗大量水分，呕吐更使身体严重脱水，加重病情。

也有很多孕妈妈在本周前没有任何的不适感。

还有些人会像月经期一样，出现少量经血，也属于正常现象，那就是胚胎在母体子宫落户的信息。

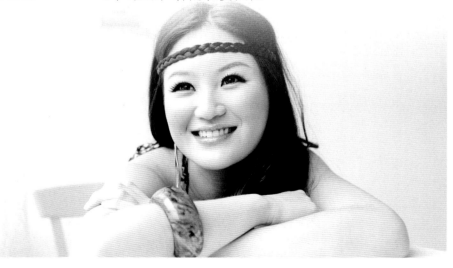

营养方案

钙是人体含量最多的一种元素，也最容易缺乏。一般来说，成人每日应供应1000毫克钙，而怀孕女性、乳母则需要1200～1500毫克。胎儿在生长发育过程中，骨骼的形成和生长，需要的钙质是非常多的。如果怀孕女性饮食中钙的供应不足，将会出现胎儿骨骼、智力发育不良；怀孕女性会因钙质入不敷出，而发生牙齿松动脱落、骨骼疏松等现象。因此，给怀孕女性饮食中提供大量的钙，是妊娠期女性饮食中除补充足量的蛋白质以外的又一个重要问题。一般膳食中的钙，只有40%～60%被吸收，所以怀孕女性要尽量食用含钙丰富的食物，如牛奶、脆骨、鱼、豆类及豆制品等。

铁在人体内含量很少，其中2/3在血红蛋白内。铁主要参加机体内部氧气的输送和组织呼吸。膳食中长期缺铁或铁的吸收受到限制，会引起缺铁性贫血。因此，要给妊娠期女性含铁量多的食物，妊娠后期每天需要15毫克左右的铁。

碘是甲状腺素的组成成分，是维持人体正常新陈代谢的重要物质。膳食中缺碘，可使甲状腺分泌的甲状腺素减少，降低机体能量代谢。妊娠期母体缺碘，会引起胎儿甲状腺发育不全，儿童发生发育迟缓、智力低下。成人每日碘的供给量为100～140微克，怀孕女性和乳母应适当提高。

本期饮食原则上应当提倡富有营养和易于消化，各种营养素要做到均衡搭配，品种多样化。注意新鲜蔬菜、水果、豆制品、蛋类、瘦肉、鸡、鸭、鱼类等的摄入，适当增加含钙、铁丰富的食品，忌食辛辣的食物，注意盐的合理摄入。

饮食结构应当根据妊娠期生理变化和不同阶段对饮食不同要求而随时调整。原则上采取少吃多餐的方式进食，什么时候想吃就什么时候吃，想吃什么就吃什么。

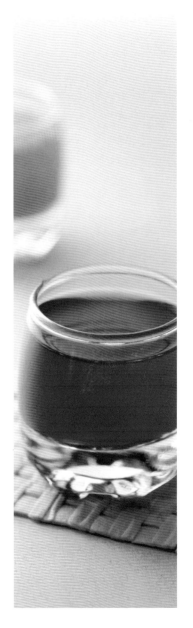

三餐两点

虽然妊娠呕吐会折腾得人筋疲力尽，但为了您和胎儿的健康，还是尽量要争取多吃一点，不要因呕吐而拒食。怀孕女性为了自己也为了胎儿，想吃什么吃什么，能吃多少尽量吃。自己可以总结规律，吃什么吐，吃什么不吐；什么时候吐，什么时候好一些。抓住一切时机，争取多吃一点。同时可多吃含钾多的食物，如香蕉、苹果、海产品、豆制品等。

可以选择外形能吸引人感官、口感清爽、富含营养的食物来进食。西红柿、柿子椒、鲜香菇、鲜红果、苹果、香蕉等，既色彩鲜艳，又营养丰富，还诱发食欲。

三餐的食物要对自己的胃口，烹饪方式要多样化，尽可能减少营养素的流失。选择食物的原则要易消化、易吸收，同时能减轻呕吐症状。例如，烤面包、营养饼干、大米或小米粥或青菜粥。干食品能减轻恶心、呕吐的症状，粥汤能补充因为呕吐失去的水分。

＊推荐参考食谱：

- ❤ **早餐**：大米或小米粥50克，蛋糕50克，酱油鸡蛋2个。

- ❤ **加餐点心**：饼干50克，新鲜水果150克，坚果仁20克。

- ❤ **中餐**：米饭100克，炒青菜150克，青椒炒肉约150克。

- ❤ **加餐点心**：牛奶或酸奶250克，面包50克，新鲜水果适量。

- ❤ **晚餐**：馒头100克，糖醋排骨50克，海米鸡蛋汤250毫升。

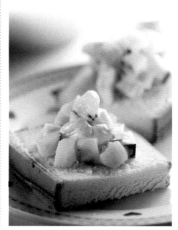

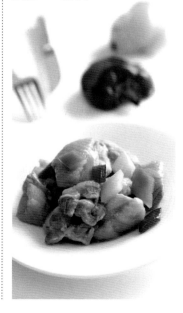

生活保健常识

💜妊娠初期，孕妈妈在处理身体、饮食、衣履、出游等事情时必须谨慎。

💜生活要有规律，要时刻注意冷暖风寒，随着气候的寒热变化，增减衣服。

💜要注意营养的摄入，饭菜要多样化，并要摄取蛋白质含量高、富含多种维生素及各种矿物质的饮食，以保证胎儿的正常发育。

💜为了防止外伤，孕妈妈要尽量避免挤公共汽车。怀孕后期，最好有人接送上下班。

💜不可以在怀孕女性面前吸烟，以免母体和胎儿被动吸烟。

💜许多病毒感染会影响胎儿发育，甚至造成胎儿畸形。因此，孕期要避免到人群拥挤的公共场所；不要与病人接触；要注意个人卫生，勤晾晒衣服、被褥；勤洗手，不要吃小摊上的食物。

💜胎儿对放射性物质非常敏感，因此孕期应避免接触各类放射性物质。怀孕早、中期不要做X射线透视检

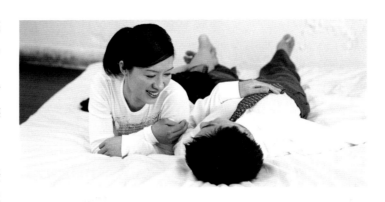

查，其他如放射性磷、碘等检查也不能做，就诊时应向医生讲明妊娠情况。

＊知识链接

怀孕后可以做较轻的家务事，但妊娠期女性却往往照顾不了自己，需要别人的照顾。在妊娠早期，孕妈妈的口味会变得十分古怪，原来爱吃的，现在一看见就恶心；原来不爱吃的，现在却爱吃得不行。可以忽然被什么味道所刺激而哇哇大吐，也可以吃起爱吃的东西来没完没了。这时家人都要理解孕妈妈的这种生理反应，想方设法满足她的要求，帮助寻找她爱吃的东西，不宜责怪孕妈妈突然变得这么挑剔、娇气。

"怒"为七情之一，也是重要的致病原因。《黄帝内经》中有："怒则气逆，甚则呕血及飨泄矣。"中医认为，怒为肝之志，怒动于肝，则气逆而上气逼血升，血随气逆，故甚则呕血，肝木肆横，乘袭脾土，以症见飧泄。养胎第一要制怒。

胚胎期，是胎儿各器官分化发育的关键时期，许多导致畸形的因素会在这一时期发生作用。在妊娠第4～5周，胎儿的心脏、血管系统最敏感、最容易受到损伤。因此，在这个敏感时期，孕妈妈更要注意自己的生活环境和饮食起居，减少剧烈运动，保证胎儿平安顺利，健康成长。

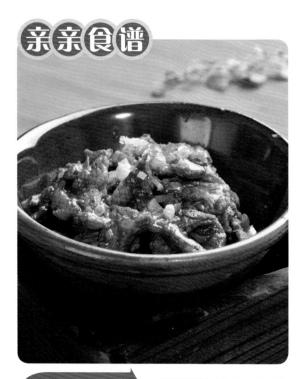

榨菜蒸牛肉片

◆用料◆ 牛肉（肥瘦各一半）200克，涪陵榨菜50克，酱油2勺，淀粉、糖各1勺，盐、味精、橄榄油、凉开水、清水各适量。

◆做法◆
①牛肉洗净，切成3厘米见方、0.5厘米厚的片备用。②将涪陵榨菜用清水淘洗几遍，切成碎末备用。③将牛肉片放入碗中，加入酱油、盐、味精、淀粉、橄榄油及凉开水，搅拌均匀，腌制10分钟左右。④将涪陵榨菜末用糖拌匀，拌入牛肉片中。⑤蒸锅加水烧开，将盛牛肉片的碗放入笼屉中，蒸15分钟左右即可。

防止孕吐

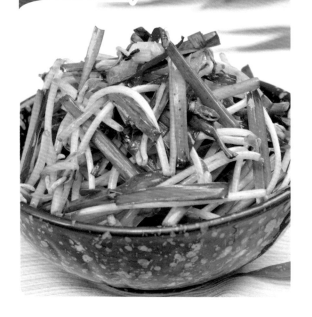

韭菜炒豆芽

◆用料◆ 韭菜、绿豆芽各100克，酱油、香油各1勺，鸡精、盐、植物油各适量。

◆做法◆
①先将韭菜彻底洗净，切成3厘米长的段；把绿豆芽择去头尾，洗净备用。②锅内加入油烧至七成热，放入绿豆芽和韭菜段一起翻炒，加入酱油、盐再炒几下。③最后加入鸡精，淋上香油，出锅装盘即可。

素炒三鲜

◆ **用料** ◆ 竹笋肉250克，雪菜100克，水发香菇50克，麻油1勺，盐、味精、植物油、清水各适量。

◆ **做法** ◆

①将竹笋肉切成丝，放入沸水锅里烫一烫，入凉水洗净，沥干水分，备用；把水发香菇切去老蒂，清水洗净，切成丝，备用；将雪菜择去杂质，清水洗净，切成末，备用。②锅置大火上，起油锅，下入竹笋肉、香菇丝，煸炒片刻。③加适量清水，大火煮开后，转用小火焖煮3~5分钟，下入雪菜末。④炒15分钟，加盐、味精调味，淋上麻油即可食用。

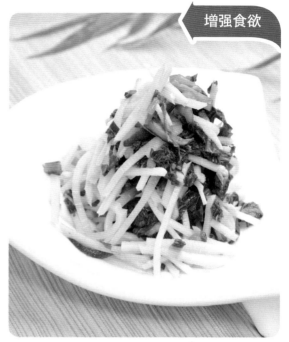

增强食欲

豆芽炒猪肝

◆ **用料** ◆ 豆芽400克，猪肝100克，姜2克，醋1勺，酱油、料酒各1/2勺，鸡精、盐、植物油各适量。

◆ **做法** ◆

①将豆芽洗净，用沸水汆烫后，捞出来沥干水分备用。②将猪肝洗净，剔去筋膜，放入锅中煮熟，取出凉凉，切成薄片备用；姜洗净，切丝备用。③锅内加入油烧热，放入姜丝爆香，倒入豆芽，大火翻炒均匀，烹入适量醋后炒匀，盛入盘中。④另起锅加入油烧热后，倒入猪肝片，迅速炒散，加入酱油、料酒，翻炒均匀后将炒好的豆芽倒入锅内，加入鸡精、盐，翻炒均匀即可。

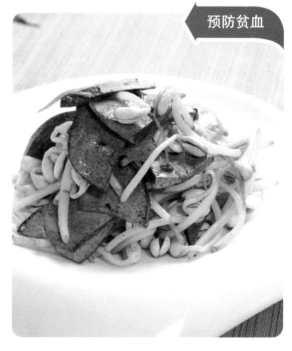

预防贫血

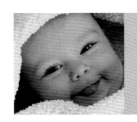

妊娠
第 6 周

妈妈/胎儿

💗 **妈妈**：本周内，孕妈妈已经明显感觉到自己的腰肢变粗、乳房增大、体重增加了，其实，这是心理上的感觉。或许实际上什么变化也没有发生，甚至体重总体上还减轻了，这些情况也在正常范畴内。

有的怀孕女性早孕反应强烈，一点胃口也没有，吐得浑身乏力，日渐消瘦。这是妊娠剧吐。由于呕吐剧烈，消化液也较多吐出，又不能进食进水，妊娠女性钾的摄入量不足，会使血钾降低，出现低血钾症，表现为无力，精神萎靡不振、昏睡，严重的甚至危及母胎生命。

妊娠剧吐与精神因素有关，因此怀孕以后要坚强乐观。做母亲是一件很幸福的事情，但也很艰难，要有承受一切的勇气。对早孕反应，要认识到只是一种生理现象，要以良好的心态来对待。

💗 **胎儿**：在母体子宫内，胚胎正在迅速成长，到这一周末，各种人体器官均会出现，只是结构和功能还不完善。胎儿的心脏已经开始有规律地跳动。

胚胎的长度0.6厘米左右，像一粒小小的松子仁，包括雏形的肾和心脏等主要器官已经形成，神经管开始连接到大脑和脊髓。

胎儿的眼睛将开始发育。现在的胚胎呈现为弯弯的形状，突出来的肿块是胎儿的头部。在头部两侧胎儿耳道及内耳将出现的地方，可以看见一个小小的窝儿。胎儿在6周时乳牙就开始发育，形成牙胚，恒牙胚在胎儿4~5个月时也开始发育。人的牙齿发育需要很长的时间，但不论乳牙胚还是恒牙胚都是在胎儿期发育的，发育钙化的好坏，与日后牙齿的萌出、乳牙的脱落、牙齿间隙的大小和牙齿的生出与发展均有直接的关系。先天不足，钙化不良，不仅牙齿形态可永久性异常，而且抗龋能力也会下降。

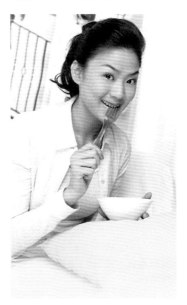

营养方案

在妊娠早期，最好由丈夫下厨做饭。要选择清淡爽口，营养丰富，易于消化的食品，并注意少量多餐。有时候可能千方百计做好的食物，端到妻子面前却被不屑一顾，也不要灰心。不妨尽可能多准备几种小吃小菜、供妻子任意选择。

妊娠反应在怀孕三个月以后会自行缓解消失。这时孕妈妈的胃口很好，食量大增，要注意增加营养，以满足孕妈妈和胎儿的需要。所谓注意营养，不是在量上，主要是在质上；主要在于多种营养素的平衡摄入，而不在于高级与否。吃什么有利于孕妈妈和胎儿，做丈夫的还应当找一些有关这方面的知识认真学习。

流质和半流质饮食有利于控制呕吐发作，如萝卜汁、乳汁、冰糖绿豆汤、荷叶粳米粥等简便易做，可随时饮服。发生呕吐之后可进食一些蛋羹、莲子红枣汤、鱼汤、糯米粥等。

平时口味重的女性，在孕期应注意饮食不宜过咸，特别是汤里不要放太多的盐。每天盐的摄入量在2~5克为宜。如果平时口淡，则按平时习惯即可。如果出现下肢水肿，甚至出现妊娠高血压综合征，则必须按医嘱少吃盐。

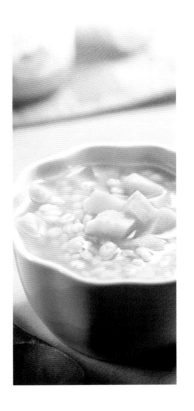

三餐两点

在饮食方面，应当尽量选择清淡可口和易于消化的食物。本周，能吃多少就吃多少，不必太介意营养够与不够的问题。

如果喜欢吃鱼，对于妈妈和胎儿来说，无疑都是福祉。不妨每周都痛痛快快地吃上两三次。正餐可以尽可能地变着食谱来吃鱼，糖醋鱼、红烧鱼、松鼠鱼、清蒸鱼、炖鱼汤等。当然，要选择新鲜鱼类下锅，尤其是多吃海产鱼类、贝类，丰富的营养和鲜嫩的口感，为您和腹中正处在胚胎状态的胎儿摄取营养提供了多项正餐的佐餐选择。

核桃仁、松子仁、腰果仁等坚果仁类及其糕点制品加上一点鱼片干，再配上时鲜水果，都可以作为您的加餐点心。

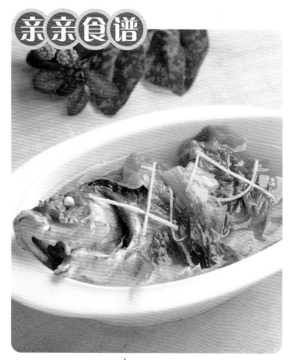

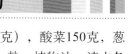

酸菜鲫鱼汤

◆ **用料** ◆ 鲫鱼1条（约400克），酸菜150克，葱白5克，姜3克，鸡精少许，盐、植物油、清水各适量。

◆ **做法** ◆

①将鲫鱼去鳞和内脏，洗净备用；将酸菜用清水淘洗几遍后，切成3厘米见方的片备用；葱白、姜洗净，葱白切段、姜切丝备用。②锅内加入油烧热，放入鲫鱼将两面煎黄后加入酸菜、葱白段、姜丝和适量清水，先用大火烧开，再用小火煮20分钟左右。③加入盐、鸡精，调匀即可。

防止孕吐

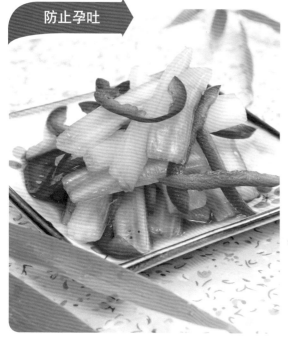

炝白菜

◆ **用料** ◆ 大白菜350克，红柿椒10克，葱、姜各2克，淀粉、料酒、酱油各1/2勺，醋、糖各1勺，盐、香油、植物油各适量。

◆ **做法** ◆

①将大白菜洗净去叶，取大白菜帮洗净沥干水，用刀拍松，抹刀切成1厘米宽的条；红柿椒切成3厘米长的条片。②锅内加油烧热，放入红柿椒片翻炒片刻，加入葱、姜及大白菜条，大火速炒。③烹入醋翻炒，再加入酱油、糖、盐、料酒煸炒至色变黄时，用淀粉勾芡，淋入香油，出锅即可。

香烂猪肘

◆ **用料** ◆ 猪肘子1个（约800克），油菜心50克，啤酒1罐，葱段、姜片各3克，八角茴香1克，冰糖10克，酱油2勺，鸡精、盐、清水各适量。

◆ **做法** ◆
①猪肘子洗净，剔去骨，凉水下锅，小火煮沸，捞出洗净。②油菜心洗净，入沸水锅焯烫后捞出，摆入盘中。③炖锅置火上，加水烧开，放入猪肘子，加入葱段、姜片、八角茴香，小火炖1小时，加入酱油、冰糖、啤酒、盐、鸡精，大火烧开转小火。④小火炖至汁稠开始冒泡时盛出，摆于盘中油菜心上即可。

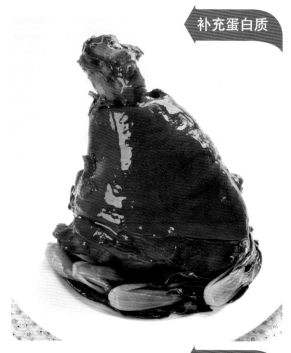

补充蛋白质

五色旺菜卷

◆ **用料** ◆ 白菜叶100克，青椒100克，冬菇100克，火腿50克，鸡蛋50克，精盐、植物油、胡椒粉、香油各适量。

◆ **做法** ◆
①白菜叶洗净，入沸水锅中焯烫后捞出，投凉沥水；撒精盐腌渍20分钟；青椒洗净切丝；冬菇洗净切丝；火腿切丝；鸡蛋磕入碗中打散。②平底锅倒油烧热，倒入鸡蛋液煎成蛋皮，盛出切丝，倒入盆中，加入青椒丝、冬菇丝、火腿丝、精盐、胡椒粉和香油拌匀。③白菜叶摊平，将上述菜丝卷起，上锅蒸5分钟，取出切段即成。

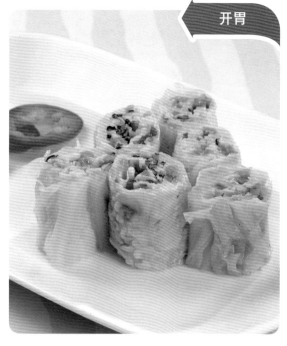

开胃

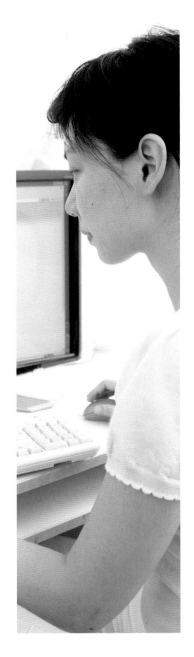

长时期以固定的姿势坐在电脑前，会影响心血管、神经系统的功能。在电脑操作室内有大量的正离子，空气中的负离子不足，加之室内装有空调机，换气不足，空气新鲜程度较差。所以，操作电脑的女性应注意自我保护，应控制操作时间，工作间隙走出操作室，进行适当的活动。孕早期尽量减少持续操作的时间。

在妊娠之后，许多夫妻的性生活常常陷入困顿与不和谐的境地。怀孕女性的性欲下降，对性生活不感兴趣，或害怕性生活损害胎儿，因而时常拒绝丈夫的性要求。丈夫则感到性压抑、困顿烦躁，因而夫妻之间经常发生摩擦、口角。其实，只要充分了解女性在妊娠阶段的生理特点，夫妻间加强相互理解、相互爱护，就能正确处理好这一矛盾。

如果身体有什么异样感和不适感，最好去医院妇产科就诊，绝不可自己随意用药。以前一直服用的药物，也需要在医生同意后才能继续服用。

＊知识链接

一氧化碳会引起中枢神经畸形，小头畸形、脑积水及智力低下等。有机物如苯、丙酮、洗衣粉、装饰材料等，均会引起胎儿发育畸形。

不宜接触烟、酒，不仅仅自己不吸烟、不喝酒，包括平时不在有烟环境内久待，因为被动吸烟也会对胎儿造成伤害。

妊娠早期尽量少食用动物的肝脏，因为动物肝脏尤其是鸡、牛、猪肝。每100毫克含维生素A平均值是正常饮食量所含的4～12倍，妊娠早期过量摄入维生素A，会影响到胎儿正常发育，导致畸形发生。

妊娠早期，有一些富含营养的食物却不宜食用，以防发生意外。

红色警示——妊娠早期饮食黑名单

杏仁：含有氢氰酸，能透过胎盘影响到胎儿，禁食。

黑木耳：具有滋养肠胃

的作用，却又有活血化瘀的功效，不利于胎盘稳固和生长，禁食。

薏米仁：本为药食兼用的植物种子，但药理性质滑利，对子宫肌肉有兴奋的作用，有促进子宫收缩而诱发流产可能，禁食。

山楂：有活血化瘀作用，亦有收缩子宫功效，孕早期最好不要食用。

螃蟹：有活血化瘀作用，有堕胎之嫌，禁食。

橙色警示——宜少吃和慎吃的食物

过敏性食物：包括海产品、动物内脏等，如果吃了过敏则尽可能少吃，或煮熟、煮透再食用。

油炸食物和香辣调料。油炸食物有较多的铝及含苯环物质，炸烤类食品多为加有芳香族调料类食物，不仅易催人衰老，还会影响到胎儿发育，可诱发癌肿、畸形等。

生鱼、生肉、生鸡蛋及未煮熟透的鱼肉蛋类食品，不仅营养不易吸收，而且含菌，对母子皆不利。

腌制食品不宜吃，如香肠、腌肉、熏鱼、熏肉、烤羊肉串等，所含亚硝胺能致

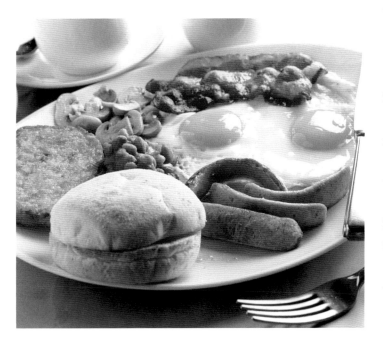

胎儿畸形。

可疑的食物：不新鲜的肉、鱼、贝类、发芽土豆、霉变的花生、不能确认的野生蘑菇，以及变质或久放的水果、蔬菜等都不可食用。

高糖类食品、热量过高食品，以及过咸、过辣的食品都不宜食用。如奶油、肥肉、糖果、糕点、巧克力等。这些食物含热量高，孕妈妈多吃会导致体重剧增、脂肪积蓄，可能引发糖尿病、肥胖症等合并症。

刺激性食物：葱、姜、蒜、辣椒、芥末、咖喱粉、调味料和菜蔬，不宜多吃。

不可吃霉变食品；不可只吃精米细面；不可全吃素食。

尽可能少吃方便食品和罐头食品。

尽可能少吃补品或无医生指导而乱服用补药。

尽可能少吃过咸和高盐含量食品。

少饮用碳酸饮料和浓茶，不能喝酒、不能饮用咖啡和含咖啡因的饮料。

甜食和冷饮虽说好吃，但不可贪吃、多吃。

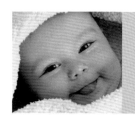

妊娠
第 7 周

妈妈/胎儿

💗 **妈妈**：在妊娠期间，孕妈妈的体重增加除胎儿要占到3千克之外，还要增加9千克左右。其中，胎盘0.6千克，羊水0.8千克，子宫增加0.9千克，乳房增大0.8千克，血液增加1千克，其余分布于全身。这样大幅度的物质积累，要全部依靠孕妈妈在妊娠期间的营养补充。

怀孕后，胎盘分泌一种叫作绒毛膜促性腺激素的物质。这种物质有抑制胃酸分泌的作用，能使胃酸显著减少，消化酶活性降低，影响胃肠的消化吸收功能，从而使孕妈妈产生恶心欲吐、食欲下降、肢软乏力等症状。由于酸味能刺激胃分泌胃液，且能提高消化酶的活性，促进胃肠蠕动，增加食欲，有利于食物的消化与吸收，所以多数怀孕女性都爱吃酸味食物。

早孕的6～10周，是胚胎腭部发育的关键时刻。导致胚胎发育异常或新生儿出现腭裂、唇裂的原因之一，就是孕妈妈情绪过度不安或者焦虑。因此，一定要使自己保持心情愉快！

💗 **胎儿**：胎儿在第7周就会蠕动，但由于活动幅度很小，只能借助B超才能观察到。胎儿的眼睛已经发育。大脑已经分别形成了人脑所具备的前脑、中脑及后脑三部分。

胎儿现在身长6～7毫米。大脑及头部继续迅速发育，嘴唇出现。肌肉和软骨也开始发育，内脏器官如肠、肝、胰形成了一定的形状。胎儿的肾脏已经形成。

到7周末，胎儿身长约有2厘米，体重约4克。胎儿的心脏、胃、肠、肝脏及大脑正在迅速发育，手、足、眼口耳等器官已经成形，越来越接近于人形，但是头要比躯干大得多。

此间，绒毛膜会更加发达，胎盘形成，脐带出现，母体与胎儿的联系非常密切。

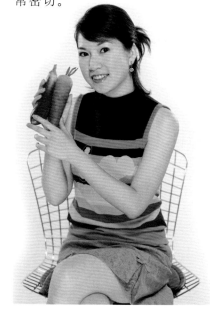

营养方案

如何促进食欲？很多怀孕中的女性喜欢吃酸性食物，如紫苏、陈皮、梅子可以用来烹调食物，这些都是相当开胃下饭的食品。中药方剂类似六君子汤、养胃增液汤、小柴胡汤、七味白汤等都是用来改善食欲缺乏的良方。

三餐两点

这一时期，用餐原则仍然是多食少餐。

早餐可以用谷类食物主打，配以少量的新鲜蔬菜和水果。比如蛋花麦片粥，配上新鲜小菜或苹果、草莓。

中餐尽量做到营养全面，不可以轻易马虎，要尽量使自己吃得多样一些，确保蛋白质、脂肪、碳水化合物及微量元素摄取的足量。

晚餐以蔬菜和植物性蛋白为主，配以适量的粥或汤面条。

三餐之间，可以自己制作一点饮料，替代饮水，用以缓解恶心呕吐的症状。

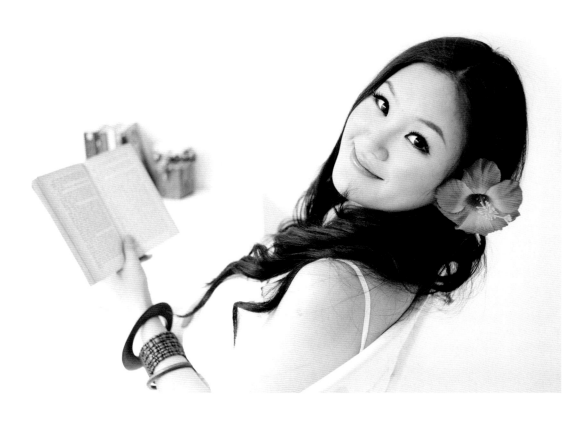

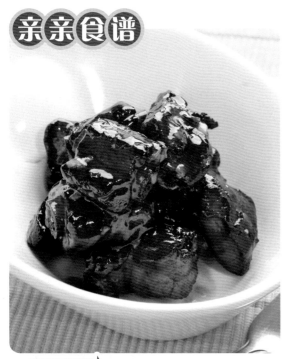

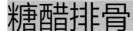
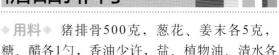

糖醋排骨

◆**用料**◆ 猪排骨500克，葱花、姜末各5克，糖、醋各1勺，香油少许，盐、植物油、清水各适量。

◆**做法**◆

①将洗净的猪排骨剁成8厘米长的骨块，放入盆内，加适量盐水腌渍4小时左右。②将锅置火上，放油烧热后下猪排骨煎炸片刻，捞出控油。③原锅置火上，倒入适量油，下葱花、姜末炝锅，速放入猪排骨、适量开水、糖和醋等，用小火煨约20分钟，待骨肉能分离时，淋上香油盛盘即可。

补钙

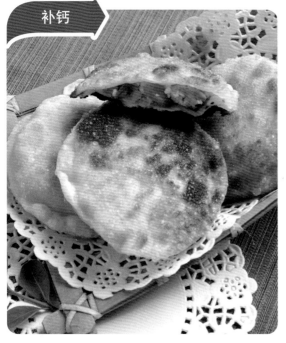

豆腐馅饼

◆**用料**◆ 豆腐250克，面粉250克，白菜1000克，肉末100克，虾米25克，香油1勺，猪油25克，味精、盐各适量。

◆**做法**◆

①豆腐抓碎；白菜切碎用开水焯一下，挤出水分。②豆腐碎末、白菜末、肉末、虾米加入调料调成馅。③面粉250克，加水10克，调成面团；分成10等份，每一等份擀成小汤碗大的皮子；菜分成5份；两张面皮中间放一团馅；再用小汤碗一扣，去掉边缘，即成一个很圆的豆腐馅饼；共做5个。④将锅烧热，下猪油25克，将馅饼煎成两面金黄即可。

香蕉沙拉

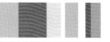

◆ **用料** ◆ 香蕉2根（约250克），小西红柿1个，沙拉酱2勺。

◆ **做法** ◆
①香蕉剥开，切成块；小西红柿切块。
②将沙拉酱淋在香蕉块和小西红柿块上，搅拌均匀即可。

美味健康心情

香蕉富含"快乐激素"，食后令人心情愉快；小西红柿富含番茄红素和维生素C。孕期多食这款沙拉，对孕妈妈有助益。

改善便秘

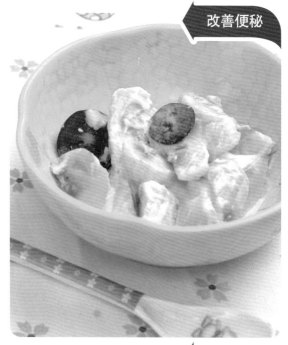

骨碎补粥

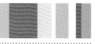

◆ **用料** ◆ 骨碎补20克，粳米50克。

◆ **做法** ◆
①骨碎补水煎。
②取汁加粳米煮粥调味。

美味健康心情

骨碎补味苦、性温，归入肾、肝经，具有补肾强腰、活血止痛、续筋接骨的功效。手足冰冷、腰膝酸软的孕妈妈服之可改善症状。

补钙壮骨

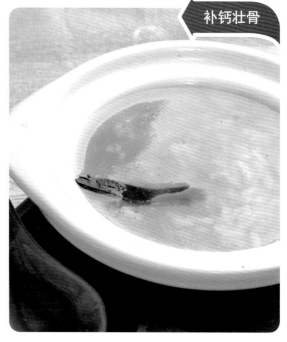

生活保健常识

💙照顾好自己，才有能力照顾好胎儿。

💙注意营养，胎儿才会长得健壮。

💙减轻精神压力，可以用音乐、游戏、休闲活动等方式。

💙爱护自己，也就是爱胎儿。因为妊娠是一种孕育生命的过程，所以多多关爱自己，也就是关爱胎儿。

＊知识链接

妊娠期患了感冒如何安全用药，常常是孕妈妈最关心的话题，其实，感冒没有特效药，只能对症治疗。如果合并发烧时，体温不超过39℃以上，就不要使用西药退烧或遵医嘱。也不宜自行随意使用退烧药。可以多饮用一些水果汁、秋梨膏，必要时口服一些中成药，注意休息。

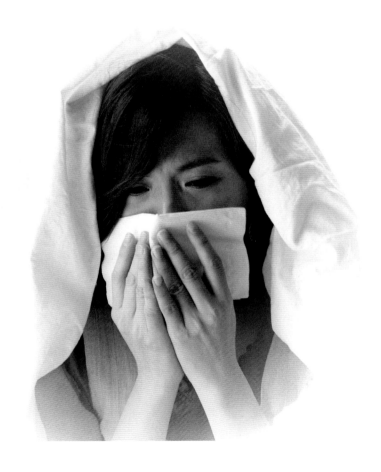

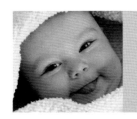

妊娠
第 8 周

妈妈/胎儿

💗 **妈妈**：进入妊娠第8周，胎儿已经初具人形。虽然孕妈妈腹部现在看上去仍然很平坦，但体内的子宫变化却很明显。怀孕前子宫像一只握紧的拳头，现在它不仅增大，还变得十分柔软。在母体内，阴道壁和子宫颈会因为充血而变得柔软，呈蓝紫色，子宫峡部显得更加软。子宫生长时，母体可能会感到腹部有痉挛的现象，时而会感到瞬间的剧痛，这是正常现象，不必为此感到紧张。

💗 **胎儿**：本周，胚胎的心脏和大脑结构已经发育得复杂，眼睑开始出现褶皱，鼻子部位也开始倾斜，胳膊在肘部变得弯曲，心脏上方也有弯曲。大脑皮层开始出现，脑细胞迅速发育，对母体传来的信息比较敏感；从第1周到第15周，羊水每周增加25毫升。胎儿眼睛内的视网膜也有了色素。耳廓已经形成，这时胎儿听觉神经中枢的发育尚未完善，所以还不能听到来自外界的声音。胎儿上腭继续发育，颌及面部肌肉开始形成。在胎儿的齿龈下面，牙齿开始形成。胎儿的心脏开始分成4个房室。

第8周的胚胎已长到3～4厘米，重量约4克。胎儿的肾脏开始产生尿液。在受孕后30天左右时，胚胎对各种致畸因素最为敏感。到3个月以后，敏感度下降，因此这一时期要特别警惕避免接触致畸因素。到本周末，胚胎期结束，人胚外貌五官俱全，头大而圆，占身体全长的1/2，四肢弯曲成形，手指、脚趾分明，上下牙床也出现8颗乳牙的胚基，骨骼刚开始钙化，外生殖器尚难分辨，腹腔内脏器官生长太快而突出其外，纵隔横膈及分腔即心脏腹腔已基本形成，胃肠道的唾液腺，肺芽左右大叶，甲状腺及肝胰等均已形成。

胎儿在母体内蜷缩成一团，像一只熟睡的小动物。

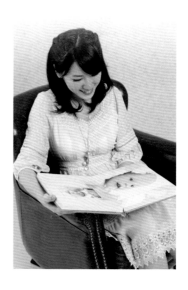

营养方案

鉴于妊娠初期孕妈妈的口味和生理反应等情况，在饮食营养方案上，特推荐几项要点，这就是：无须专门补铁剂，少脂多蔬果，讲究科学食酸和少吃肝类为佳，用它来指导日常食谱。

无须专门补铁：为增加怀孕女性体内铁的储备量，防止母胎贫血，传统观点多主张补充一定量的铁元素。研究表明，对于健康怀孕女性，此举大可不必，因为怀孕能刺激母体对铁的吸收，以满足胎儿的需求。专家为此检测了健康怀孕女性的铁吸收量，36周时比12周时高5倍，若3餐中常吃柑橘、西红柿等维生素C含量丰富的食物，铁的吸收率能加倍，完全不会缺铁。另外，此时补铁并不能减少早产或孕期并发症，反而可能有不良的作用，如减少锌的吸收，反而妨碍胎儿体格与智能发育。因此，孕妈妈宜坚持平衡膳食的原则，不要盲目偏食高铁食物，更不要没有医生指导而自行服用铁剂。

少脂多蔬果：脂肪是怀孕女性不可缺少的养分之一，也是胎儿正常发育所必需的。为保证胎儿的需求，孕妈妈每天应当从食油、动物油、鱼等食物中摄取脂肪酸11～20克。这并不是说脂肪补充得越多越好，因为过多吃入脂肪，可能增加胎儿成年后罹患生殖系统癌症的危险（危险增大2～5倍），而多吃蔬果则可减少胎儿成年后患癌的威胁。健康儿童的母亲多以鱼、谷物、绿色蔬菜、土豆为主食。奥妙在于新鲜水果和蔬菜是维生素的宝库，而丰富的维生素A、维生素C、维生素E、叶酸等，能阻止亚硝酸胺的生成。

吃酸有讲究：孕妈妈嗜酸有益，因为酸味食品可刺激胃液分泌，提高消化酶的作用力，促进胃肠蠕动，改善孕期内分泌变化所带来的食欲下降以及消化功能不佳的状况。加上酸味食物可提高钙、铁以及维生素C等养分的吸收率，有助于胎儿的骨骼、脑及全身器官的发育。

怀孕女性宜选食番茄、橘子、杨梅、石榴、葡萄、绿苹果等新鲜果蔬，不要吃人工腌制的酸菜、醋制品，一些人工制品虽然味道也是酸的，但养分已遭到了不同程度的破坏，而腌菜中含有亚硝酸盐等致癌物，于母胎双方皆不利。

猪肝宜少吃：猪肝富含维生素A，孕妈妈缺乏维生素A可能导致胎儿畸形。服用维生素A过多，同样危险，会导致胎儿耳朵缺陷、独眼、胸腹发育不全等。由于猪肝中维生素A过于丰富，很难掌握摄入量，容易突破最大限度，所以不提倡孕妈妈在孕初期吃猪肝。所需维生素A宜由胡萝卜、柑橘、番茄等果蔬提供。如果您很爱吃猪肝，每周限于一次，每次不超过50克为宜。

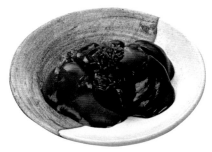

三餐两点

香蕉蘸蜂蜜、奶油玉米笋、拔丝山药和自制的苹果、香蕉、圣女果加酸奶的果菜沙拉，都可以当作每天两三次的点心。

选用苹果、香蕉、梨、圣女果、草莓、黄瓜、橘子、猕猴桃等新鲜水果，洗净或去皮，切小块，用市售的沙拉酱搅拌均匀，加入适量酸奶，在微波炉里稍许加热，然后再次拌匀即可食用。自制果菜沙拉用材方便，制作简单快捷，味道鲜美可口，能为母体腹中胎儿提供充足的营养，还能减轻恶心、呕吐和因妊娠反应造成的厌食症状，令您胃口大开，享用美味。

五仁粳米粥、牛奶（或豆浆）小米粥、芝麻蜜粥等粥类，具有健脑和润肠双重功效，可以作为早餐来食用，也可以在食欲不佳时作为正餐食用。

对于工作忙，喜欢在外面买现成的食品食用的孕妈妈，应当特别注意食品质量，选择近期制作出厂，外观新鲜，没有碰撞或破裂，不含色素及防腐剂的食品。不要选择腌熏制品，如腌肉、熏鱼等食品。因为质量不好的食品食用后会引起食物中毒，含亚硝胺高的食品，食用后，易引起胎儿畸形。

水果入菜：利用菠萝、柠檬、脐橙、苹果和梨做材料，来烹煮食物，可以增加食欲。亦可加醋以增添菜色美味。

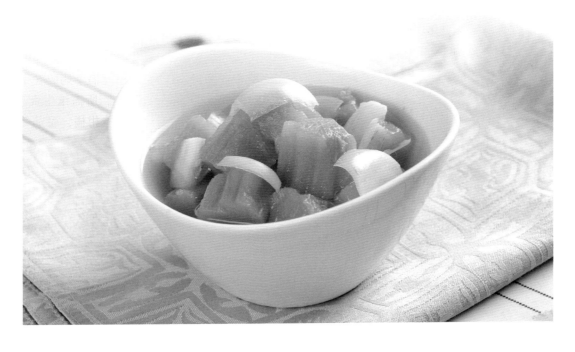

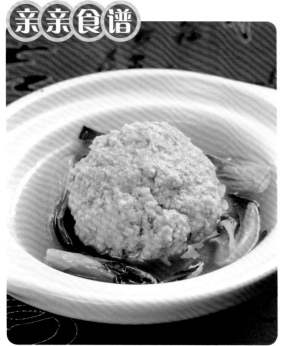

增加体重 ➤

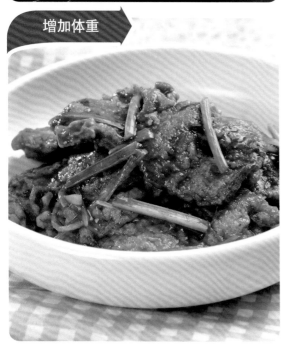

清炖狮子头

◆ **用料** ◆ 五花猪肉600克，猪皮50克，排骨100克，菜心10棵（约80克），鸡蛋2个（约120克），葱、姜汁2勺，料酒5勺，盐1/2勺，淀粉5勺，鸡精1勺，清水适量。

◆ **做法** ◆

①将五花猪肉肥肉切丁，瘦肉剁成肉泥，混合剁一下，搅匀，加葱、姜汁、料酒、盐、鸡精、蛋清和适量水，搅拌成肉蓉。②淀粉用水调匀，在手上蘸一点水淀粉，把肉蓉捏成10个圆球。③将排骨切2块，下沸水焯水，猪皮也焯水，捞起洗净。④排骨、猪皮、肉球放砂锅内，加水，大火烧沸，改小火焖2小时左右。⑤临上桌时，把菜心放入砂锅内，加盐略焖即可。

锅包肉

◆ **用料** ◆ 猪里脊肉250克，鸡蛋1个（约60克），葱、姜丝各5克，香菜段5克，淀粉、酱油、糖、醋各1勺，鸡精、盐、植物油、清水各适量。

◆ **做法** ◆

①猪里脊肉洗净，片成大片，加淀粉、鸡蛋和少量水抓匀。②酱油、盐、醋、糖、鸡精调成味汁。③锅倒油烧热，下入肉片炸成金黄色捞出。④锅留底油，下葱、姜丝爆香，倒入肉片，加味汁大火翻炒均匀，撒上香菜段即可。

苦瓜炒蛋

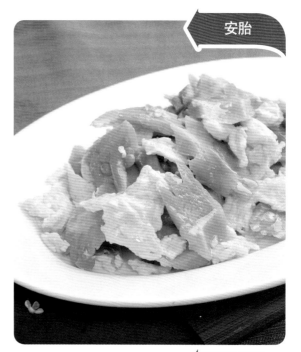

安胎

◆**用料**◆ 鸡蛋2个（120克），苦瓜1根（150克），料酒少许，盐、植物油各适量。

◆**做法**◆

①将苦瓜剖开去子，切成小片，用淡盐水浸泡30分钟，捞出后冲洗干净，沥干水分备用。②将鸡蛋洗净，打入碗内搅匀。③锅内加入油烧热，倒入蛋液炒出蛋花，盛出备用。④锅内重新加油烧热，放入苦瓜、盐翻炒至八分熟，倒入鸡蛋，翻炒均匀后淋入料酒继续翻炒均匀即可。

番茄豆腐羹

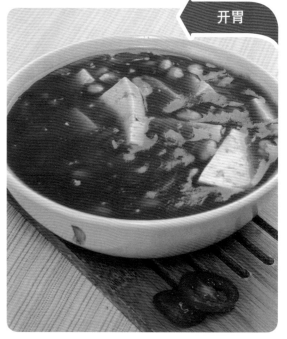

开胃

◆**用料**◆ 番茄、豆腐各200克，净毛豆50克，水淀粉2勺，糖1/2勺，味精、盐、植物油、清汤各适量。

◆**做法**◆

①将豆腐切片，入沸水稍焯，沥水备用。②番茄洗净，沸水烫后去皮，剁成蓉，下油锅煸炒，加盐、糖、味精炒几下待用。③油锅下清汤、净毛豆、盐、糖、味精、豆腐，烧沸入味。④用水淀粉勾芡，下番茄酱汁，推匀，出锅即可。

生活保健常识

💗这段时间里，最容易发生先兆流产或自然流产，孕妈妈应当尽可能避免做用力动作，避免剧烈运动。

💗因为妊娠反应强烈，多数孕妈妈会变得很倦怠，总会懒洋洋地不爱活动，加上吃饭也较为精细，极易发生便秘。可以多吃一些苹果、香蕉等水果来防止。为保证母子安全，发生便秘后，不可使用泻药，最好采取调理饮食的方法来改善，也可外用甘油润肠或使用开塞露辅助，但一定要经医生指导。

💗猪肉肠、咸肉及早餐肠含有高达50%的脂肪，孕期少吃为妙。

💗巧克力和可可含有咖啡因。孕期应尽量避免咖啡因的摄入。

💗喜饮浓茶的孕妈妈，在怀孕期不能喝浓茶，可以喝赤豆汤、绿豆汤和百合汤，用这些有营养的汤代替浓茶。因为浓茶会影响肠黏膜对铁的吸收利用，最终导致妊娠期贫血，影响胎儿的生长发育。

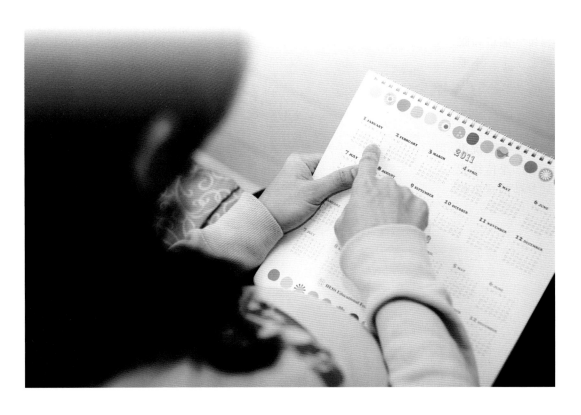

♥有饮酒习惯的孕妈妈，在妊娠早期，可以多吃水果或将新鲜水果捣成汁，加少量温开水冲服，这样既可避免喝酒，又可增加体内维生素的供应。在怀孕期应尽可能避免喝酒及吃含酒食品如酒心巧克力、江米酒等。

＊知识链接

怀孕早期感染弓形体，会造成流产或死胎，后期感染会引起胎儿先天性疾病。因此，孕妈妈不要吃生的或未煮熟的肉类。切生肉时不要用手触口和眼，切完后要彻底洗手。不要玩宠物及接触小动物，弓形虫常存在于动物类便内。

偶尔感冒是正常的，不代表免疫系统出了问题。但是，如果持续疲劳、发热或有其他的感染症状，就要去医院进行检查。

有的孕妈妈在妊娠初期特别渴望吃巧克力、辛辣食品、水果、土豆泥等；也有的孕妈妈特别渴望吃非食品类东西，如泥块、玉米皮等，医学上称异食症。吃下这些非食品类东西，对母体和胎儿都是有害的。一般来讲，这种现象在怀孕3个月之后就会消失。

在医生指导下，每天坚持服用复合维生素和矿物质有利于身体健康。当然，这里的健康并不一定包括免疫系统。无论如何，要记住每天只服一粒或遵医嘱。如果擅自把剂量加大，某些维生素的摄入量可能会对健康有害。

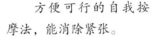

替您支招

方便可行的自我按摩法，能消除紧张。

您有钻牛角尖的倾向吗？给自己一个梳理头绪的物理方法，可以这样做一个头部按摩：像洗头一样用手插入头发，但不要用力揉搓，以一定的节奏敲打头部。从上到下，从前到后。这样能刺激大脑皮层和神经，有利于摆脱烦乱思绪。

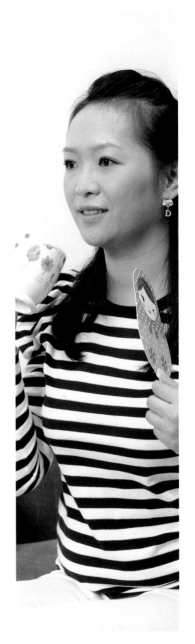

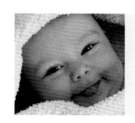

妊娠
第二月概要

在妊娠第二个月（5～8周），胚芽发育成胚胎。胚胎有躯体和"尾"，能分辨出眼以及手和足上的小嵴，这些小嵴就是今后的手指和脚趾。本月是胎儿绝大部分器官的分化和形成期，故又称胚胎器官形成期。

妊娠第5周时，胚胎的神经管逐渐形成，这些神经管会发育成脑和脊柱。

妊娠7周左右，胎儿身长2～3厘米，重约4克，已经长出了手和脚，眼睛、耳朵、嘴也大略可看出，脸部初步像人了。

怀孕第5周以后，胚胎进入器官分化期，易感性最大，避开病毒、有毒化学物质、放射线仍然至关重要。如果月经过期7天，就应当到医院确认是否怀孕。

早孕反应是从妊娠4～7周开始的，反应的时间、症状、程度因人而异。少数人反应严重，80%的人有反应，也有少部分人无反应。

妊娠反应一般表现为恶心、食欲减退，空腹时呕吐，头晕乏力，不能闻油烟或异味。这些反应在怀孕3个月后会自然消失。

健康建议：每天增加一小时睡眠时间，注意保证休息。

保证充足的氧气，每天到绿地或林荫中散步一小时。

精神愉快十分重要。您和胎儿的神经系统虽然没有直接联系，但有血液物质及内分泌的交流，您的情绪变化会引起某些化学物质的变化。

在饮食上，应选择清淡可口和易消化的食品。此时，能吃多少就吃多少，不必太介意营养够不够的问题。

注意不要缺水，养成定时饮水的良好习惯，让体内的有毒物质能及时从尿中排出。

这一时期最容易发生先兆流产和自然流产，应避免用力的动作和剧烈活动，包括性爱。

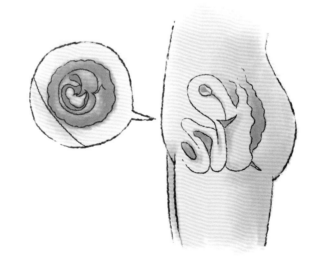

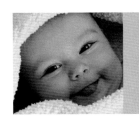

妊娠
第9周

妈妈/胎儿

♥ **妈妈**：怀孕已经9周，您是否已经适应了妊娠期的各种症状呢？欣喜地告诉您：困扰您的每天早晨起来后的晨吐很快将要结束了。现在，您的体重虽然没有增加太多，但是，乳房会更加膨胀，乳头和乳晕的颜色加深。现在，您需要更换新的胸罩，令胸部感到更加舒服一些。体内的血液也在增加，要知道，在整个妊娠期，您会有比孕前多出45%～50%的血液，这是为了满足腹中胎儿的需求。

胎儿不断成长，子宫逐渐增大，膀胱明显会受压，母体常常出现小便频数，腰部有沉重感，乳房更加膨胀。在乳晕、乳头上开始有色素沉着，颜色发黑，从阴道流出的乳白色分泌物增多。此外，容易发生便秘和腹泻，也是这个时期的特征。

♥ **胎儿**：胚胎期内分泌系统的原基已形成并发育，部分腺体出现。胎儿的耳朵不会一直保持在朝下的位置，随着头部大小及形状的不断发育，它们会被提拉到正常的位置。两个月的胎儿即能对巨大声响的刺激产生反应。胎儿的鼻子开始发育，嘴巴也在发育，在胎儿口腔顶部，最初的腭正在形成。脾脏开始发育。

大脑表面平滑，仅有主要沟回存在。胎儿的双眼睑都已形成。胎儿眼睛的结构已经发育得很好。胎儿现长4～5厘米，重约5克。

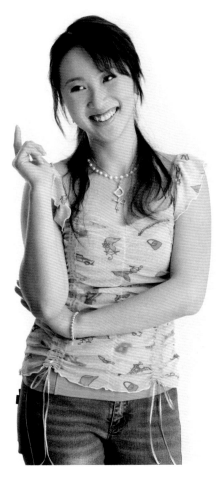

营养方案

在未妊娠时，女性一般每天需要消耗约2200千卡的热量；妊娠后，由于胎儿、胎盘、乳腺等额外需求，每天需要增加能量，这些能量要依靠饮食来提供。

蔬菜中的碳水化合物含量2%左右，而水果中碳水化合物含量10%左右，水果中的碳水化合物不仅高于蔬菜，而且还含有能直接被吸收的单糖，使体内糖吸收增加。不过孕期活动量减少，如果进食过多的水果，会使过多的糖储蓄于体内，出现肥胖，多余的糖也会通过胎盘进入胎儿体内储存，使胎儿也偏胖。

水果中的无机盐含量比蔬菜低，因此不能代替蔬菜。提倡孕妈妈每天吃500克的绿色蔬菜，再根据主食量的多少进食水果，但不要以水果代替主食和蔬菜，选择水果要选含碳水化合物较少的为好。

对于女性来说，鸡蛋是一种很好的营养品。在100克鸡蛋中，含有蛋白质14.7克，脂肪11.6克，热量170千卡，钙55毫克，磷210毫克，铁2.7毫克，胡萝卜素1440毫克等，营养丰富，又易消化吸收。中医认为，鸡蛋性味甘平，有滋阴润燥，养血安胎的功效。

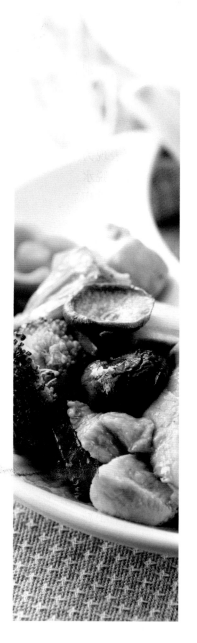

三餐两点

凉拌烹调法：以绿色蔬菜、红萝卜、白萝卜、小黄瓜等作为凉拌的用料，都是很好的菜色。

本周，应该为自己准备一些健脑食品，核桃糕、果仁面包都可以用于加餐食用。

还可以自制香蕉薯泥作为小点心，提供丰富的叶酸。

孕期饮食应以保证怀孕女性健康和胎儿发育为宗旨。注意平衡膳食，补充营养，不应当仅仅只顾及自己的饮食爱好和体形的胖瘦。

替您支招

孕吐的饮食调理：孕吐是早孕反应期一种常见症状，会随着怀孕女性的个体差异而有所区别。精神过度紧张和神经系统功能不稳定的女性，反应一般较重，甚至会发生剧烈而持续性的呕吐，进而表现为全身困倦无力、消瘦、脱水、少尿甚至酸中毒等危重病症，对母子健康影响很大，应及时请医生治疗。

轻度的孕吐反应，一般在妊娠3个月左右会自然消失，对身体无太大的影响，也不需要特殊治疗，只要情绪稳定，适当休息，注意调节饮食即可。

孕吐较重时的饮食应以富有营养，清淡可口，容易消化为原则，所吃食物先简单后多样化，尽可能照顾怀孕女性的饮食习惯和爱好。如酸的、甜的、咸的、辣的，任其选用。为了减轻胃肠道负担，减少呕吐症状，可以选用鸡蛋、饼干和酥脆爽口的烤面包干、烤馒头干、烧饼以及各种水果等。吃苹果一方面可补充水分、维生素和必需的矿物质，同时又可调节体内水和电解质平衡。孕吐时多吃些苹果，对孕妈妈十分有益。

孕吐症状减轻，精神好转，食欲增加后，可以适当吃些瘦肉、鱼、虾、蛋类、乳类、动物肝脏及豆制品等富含优质蛋白质的食物。同时要尽量供给充足的碳水化合物、维生素和矿物质，以保证怀孕女性和胎儿的需求。

不加油盐调料的新鲜鲤鱼，对治疗妊娠呕吐有良效。一般人会认为没有加任何调料的鱼很难下咽。事实相反，妊娠呕吐者却会愈吃愈感香甜可口，对于抑制呕吐、满足口味、增加营养，具有独特的效果。此外，无论孕吐程度如何，均应忌食肥腻及不易消化的油炸食物，酒类因有强烈的刺激性也应绝对禁止。

进食方法，以少食多餐为好。每2～3小时进食一次。妊娠初期恶心、呕吐多在清晨空腹时较重，此时可吃些体积小、含水分少的食物，如饼干、鸡蛋、巧克力等。要鼓励孕妈妈多进食，进食后万一发生呕吐，千万不要精神紧张，可以做一做深呼吸动作，或听一听音乐，到室外散一散步，然后再继续进食。进食以后，最好卧床休息半小时，可使呕吐症状减轻。晚上反应较轻时，食量宜增加。食物要多样化，必要时在睡前可适量加餐，以满足孕妈妈和胎儿营养需求。

孕吐的饮食调理很重要，因为怀孕最初3个月，是受精卵分化最旺盛、胎儿各器官形成的关键时期。

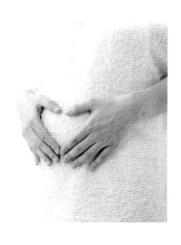

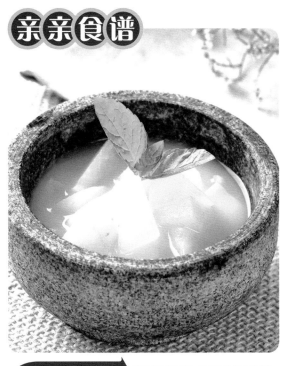

熬炖萝卜

◆**用料**◆ 白萝卜500克，葱花、姜丝、料酒、精盐、味精、植物油各适量。

◆**做法**◆

①白萝卜洗净，切成菱形块。

②锅置火上，倒油 烧热，放入葱花、姜丝炝锅，然后倒入适量清水，加入料酒、精盐烧沸，放入白萝卜块，用小火炖烂，加入味精出锅即成。

减轻妊娠反应

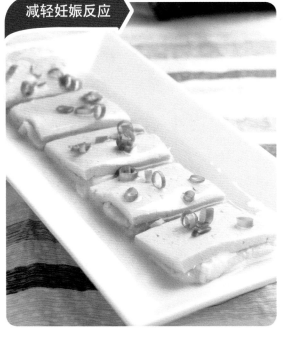

鱼片豆腐

◆**用料**◆ 黑鲷鱼1条（约500克），豆腐80克，姜片、葱段各3克，鱼露、米酒各1勺，麻油2滴，淀粉、盐、味精各适量。

◆**做法**◆

①黑鲷鱼取鱼肉洗净，切成薄片，抹上盐、米酒、姜片、葱段去腥。②豆腐从中间切开成合页片。③鱼肉夹入合页豆腐中，内置于蒸笼，开大火蒸10~15分钟。④将豆腐泌出之汤汁移出，加入鱼露、盐、味精烧开，用淀粉勾芡呈黏稠状，淋于鱼片豆腐上，撒上葱末，再滴麻油即可。

嫩香鱼蛋饼

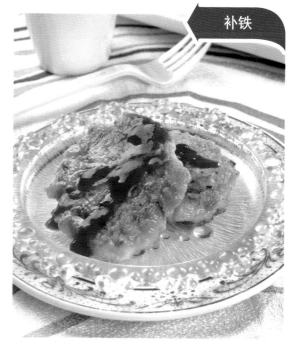

补铁

◆ **用料** ◆ 鸡蛋250克，青鱼肉250克，洋葱、奶油、番茄酱各适量。

◆ **做法** ◆

①洋葱洗净，切碎；鱼肉洗净，入锅煮熟，研碎；鸡蛋磕入碗中，加鱼泥、洋葱末搅拌均匀。②平底锅放入奶油烧化，倒入鱼蛋饼煎熟，盛出，淋上番茄酱即成。

杜仲烧鱼

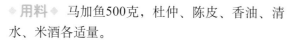

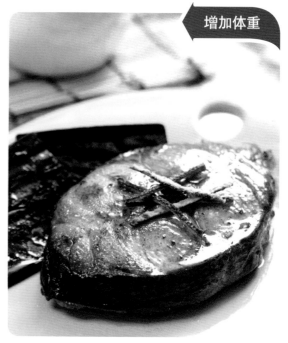

增加体重

◆ **用料** ◆ 马加鱼500克，杜仲、陈皮、香油、清水、米酒各适量。

◆ **做法** ◆

①杜仲、陈皮放入碗中，加入水和米酒，入锅隔水蒸20分钟；马加鱼洗净，入锅用香油煎至熟。②将药汤加入煎好的马加鱼中，同煮至药汤收至干即可。

生活保健常识

💗由于重金属污染，食用海鲜可能会影响胎儿神经系统发育，在不了解鱼肉的安全性时，以每周吃一次较安全，且以清蒸为主。

💗妊娠早期和晚期，夫妻性爱容易引起流产、早产或怀孕女性阴道感染。怀孕女性在妊娠期对性爱的要求多半不高。因此，克制性爱的责任主要在丈夫身上。

💗适当休息，适当活动。呕吐剧烈时要卧床休息，必要时应输液补充营养。同时，还要适当活动，如散步等，使心情保持舒畅，转移注意力，增加饥饿感。

💗孕妈妈在42摄氏度的水中浸泡15分钟，就会对胎儿中枢神经系统产生极大危害。因此，妊娠早期洗澡时水温不可太热，也不宜洗盆浴。

💗电热毯通电会后产生一种磁场，能妨碍胎儿细胞的正常分裂。当胎儿迅速分裂的细胞受到电热毯产生的电磁场干扰时，就会发生异常改变。对电磁场最敏感的是胎儿的骨骼细胞。如果孕妈妈使用电热毯，对胎儿的健康成长影响极大。

✳ 知识链接

羊水检查，一般要到妊娠16～20周才能进行。现代医学发明了绒毛细胞检查，能把检查的时间提前到妊娠6～8周，能诊断严重的染色体疾病。一般来说，有以下情况的怀孕女性可以做绒毛细胞检查：

①35岁以上的高龄怀孕女性。

②以前生育过染色体异常儿的怀孕女性。

③有某些遗传病家族史的怀孕女性。

④夫妇一方有染色体平衡易位者。

⑤有多次流产死产史的怀孕女性。

胎儿在宫内生长的速度有一定的规律性。子宫底的高度随妊娠月份而变化，怀孕女性体重也随月份增加。如果子宫增大速度与妊娠月份不符，有两种可能，一是子宫增大速度过慢，可能胎儿发育迟缓或胎死宫内；一是子宫增大得过快，可能属多胎妊娠、羊水过多或葡萄胎等，应当请医生诊断。

孕期需要大量的、全面均衡的营养物质，以保证胎儿的健康发育。营养不足会直接影响胎儿的发育，准爸爸要关心体贴怀孕的妻子，多陪伴妻子，帮助和分担部分家务，让妻子能有充足的睡眠和休息时间。

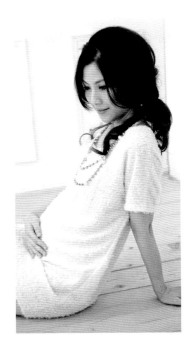

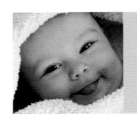

妊娠
第10周

妈妈/胎儿

💗 **妈妈**：孕妈妈静息时心排血量增加，是血循环最主要的变化，一般从妊娠10～12周开始增加；周围血管阻力于早期妊娠开始下降，约在妊娠30周时降至最低水平，妊娠期动脉压亦有改变，一般收缩压维持稳定，而舒张压略有下降，脉压增大。周围阻力的降低使孕妈妈对血流急剧改变的适应能力降低。因而有心脏病的孕妇，常由于不能胜任负担而发生心力衰竭。

妊娠初期出现食欲减退，恶心，呕吐，在怀孕12周后症状逐渐消失；此外，消化道的各器官随着子宫增大，位置也发生相应的变化，如胃趋向于水平位，肝向上，向右后方移位。

💗 **胎儿**：妊娠第10周胎儿的肠管内移腹腔，指甲开始出现。味蕾也开始在胎儿舌头表层形成。现在羊膜囊大概有鸡蛋那么大。8～11孕周时，胎儿对压触觉有了反应，可以轻轻拍打、抚摸腹部，这种触摸刺激可通过腹壁、子宫壁促进胎儿的感知觉发育。

10周时，胎儿的手、脚、头和躯干都能灵巧的活动，脚趾头之间已经没有蹼。通过超声波可以看到胎儿在羊水中弯弯曲曲地游动，有时还会转换身体的方向和位置，一种姿势持续时间长，就会伸一伸懒腰，变化一下体位，甚至还会做一次深呼吸，胎儿的这些动作说明其神经发育到可以对外界刺激做出简单的反应。胎儿继续以惊人的速度生长发育。

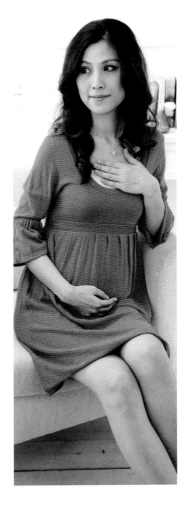

营养方案

孕妈妈每日应用碘175微克，每1000克盐含碘30毫克。孕妈妈每天约需6克碘盐即可。食用碘盐要注意，碘易挥发，故碘盐不可储存过久，保存碘盐要加盖，放置于干燥阴凉处，不要受潮、受热或烘烤，购买碘盐应选小包装，随吃随买，在食物即将做好时才加入碘盐。碘盐不宜爆锅、久煮、久炖。碘在体内代谢的特点是"多吃多排，不吃也排"，所以补充碘必须逐日定量进行。

多吃一点含纤维素的食物，如新鲜水果、蔬菜、豆类以及脱水水果（葡萄干、梅干、杏干、无花果等）。倘若平时吃高纤维的食物很少，则要逐渐增加这类高纤维食物。亦可将每天的纤维摄取量分散在所吃的每一餐中。

人称糖为"慢性糖"，能把能量细水长流地提供给大脑，是大脑供能的最佳源泉。但是如果摄入过量的糖，又会损害脑的功能，容易造成神经敏感和神经衰弱等各种大脑功能障碍，从而致使孩子出生后易哭闹、吃奶差等。所以，在妊娠期间摄入糖的量要适度。

孕妈妈吃嫩玉米好。嫩玉米粒的胚乳中，含有丰富的维生素E，而维生素E有助于安胎，可用来防治习惯性流产、胎儿发育不良等。此外，嫩玉米中所含的维生素B_1，能增进食欲，促进发育，提高神经系统的功能，在嫩玉米中还含有丰富的维生素B_6。

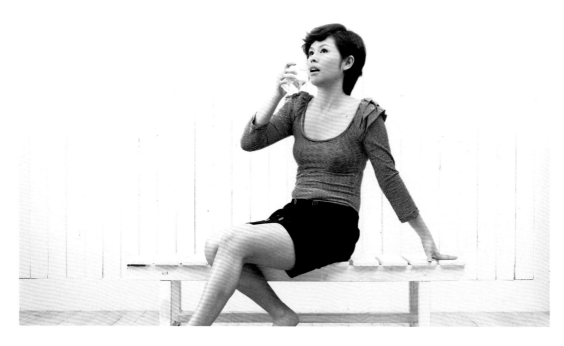

三餐两点

本周向您介绍以下几款可以安胎的食谱。

♥ **早餐**：发糕1块、鲜牛奶250毫升、煮鸡蛋1个。

♥ **加餐点心**：苹果1个，饼干2块。

♥ **中餐**：米饭，肉末炒南瓜，填馅圣女果，砂仁鲫鱼汤。

♥ **加餐点心**：酸奶1杯、苏打饼干4片。

♥ **晚餐**：米饭，鸡蛋酸奶，奶汁海带，三色鱼卷。

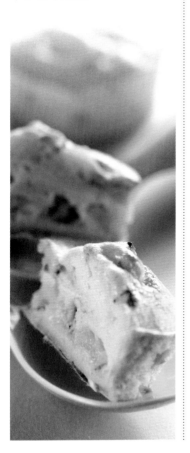
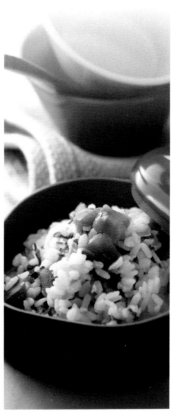
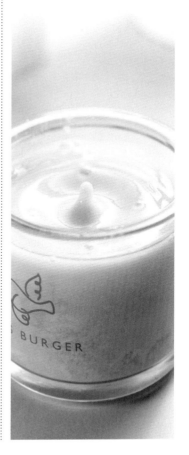

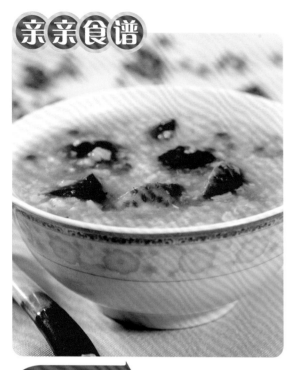

草莓绿豆粥

◆ **用料** ◆ 草莓250克，绿豆100克，糯米250克，糖、清水各适量。

◆ **做法** ◆
①将新鲜草莓洗净切成粒；绿豆用温水泡透，糯米洗净。②取瓦煲1个，倒入适量的清水，用中火烧开，放入绿豆、糯米，改用小火煲至开花。③最后加入草莓粒、糖，续煲10分钟，盛入碗内即可食用。

促进胎儿发育

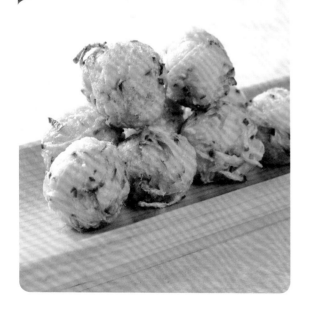

脆皮萝卜丸

◆ **用料** ◆ 青萝卜500克，干馒头200克，鸡蛋液100克，葱、姜末、精盐、味精、淀粉、植物油各适量。

◆ **做法** ◆
①将青萝卜切成细丝；干馒头搓碎，加鸡蛋液和葱、姜末、精盐、味精、淀粉调成馅料。②取少许馅料，放在手掌上，团成青萝卜丸子。③锅中倒油烧热，放入青萝卜丸子，中小火炸至青萝卜丸子呈金黄色，捞出沥油，待锅内油温升至七成热，再放入萝卜丸子复炸至酥脆，捞出沥油，装盘即可。

醋烹绿豆芽

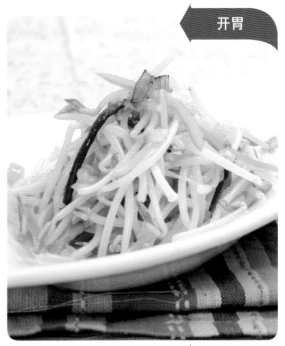

开胃

◆ 用料 ◆ 绿豆芽200克，青椒10克，葱、姜末各3克，醋、糖各1勺，盐适量，豆油40毫升。

◆ 做法 ◆

①将绿豆芽择去根及烂芽，洗净；青椒切成细丝。②锅上大火，舀入豆油烧至七成热，放入葱、姜末、青椒丝煸炒出香味。③再放入豆芽快速煸炒至断生，加入盐、糖拌匀，淋入醋，起锅装盘即可。

制作小叮咛

  绿豆芽切忌选无根、短粗的，此类豆芽多由化肥催发而成，对人体有害。

清炒莴苣丝

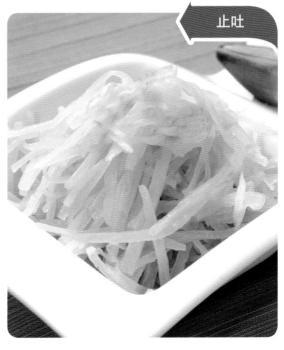

止吐

◆ 用料 ◆ 莴苣300克，鸡精少许，盐、植物油各适量。

◆ 做法 ◆

①莴苣去掉皮和叶后洗净，切成细丝。②锅内加入油烧热，倒入莴苣丝，大火快炒片刻。③加盐和鸡精调味，翻炒均匀即可。

制作小叮咛

  莴苣不要炒得过久，否则会影响脆嫩的口感。

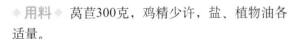

生活保健常识

♥水质过软或饮用纯净水或含碘较低的地区，胎儿中枢神经系统畸形的发生率高。

♥洋葱不仅能增加食欲，对身体也有许多的好处，如能预防感冒等。

♥要保证摄入充足的水分。开水、果汁和蔬菜汁，对软化大便和促进消化道内食物的推进有很好的效果。

♥每天散步半小时，并养成日常运动的习惯。

♥在注意控制盐的摄入量的同时，还要注意继续摄入多种维生素和含微量元素丰富的食物。

♥孕妈妈如果患有糖尿病、肥胖、甲状腺功能亢进，会使胎儿发育的内环境改变，增加畸形胎儿的发生概率。

♥染发剂和冷烫剂对人体有害，它们的危害对常人来说微乎其微。但孕妈妈因孕期体内的生理变化，就应谨慎对待，在孕期不烫发、不染发。

＊知识链接

随着我国经济的迅速发展，空气污染、环境污染也在逐渐加重。此外，家庭和办公室的装修及家电和办公自动化的实现，居室内和办公室的污染也是一个值得引起注意的问题。在家中做饭总少不了炒菜，食油在加热到60摄氏度以上时就开始挥发，有时油温可高达280摄氏度左右，大量的有害气体充斥室内，严重的还会污染室内环境。吸烟也是导致室内环境污染的重要因素。另外，塑料板材、油漆、黏胶等都会释放一些有害物质。在妊娠的早期，胚胎处于细胞分裂增殖、组织器官的形成、分化阶段，脑组织也是在这一阶段形成的。孕妈妈吸入含有二氧化硫、一氧化碳、浮尘、焦油等有害物质的气体时，这些有毒物质通过血液循环进入胎儿体内，会严重干扰胎儿的正常发育。

研究发现，孕期的妇女使用雌激素和黄体酮会使胎儿出现明显的女性特征，表现为男性性格软弱，很少有攻击能力；而女性更加女性化，还发现与孕妈妈的服药有密切的关系，同时使用了雌激素、黄体酮两种药物的孕妈妈所生的孩子与只使用了黄体酮的孕妈妈所生的孩子相比，前者比后者更具有明显的女性特征，由此可以看出激素对胎儿性格形成的影响。

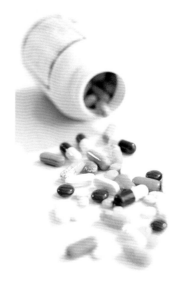

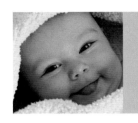

妊娠
第11周

妈妈/胎儿

💙 **妈妈**：妊娠已经近3个月，胎儿的变化虽然非常快，但是母体的变化仍然不是很大。

随着体内激素的变化，可能会发生平时想象不到的事情，比如指甲长得较快，而且变得很脆；原先漂亮的秀发可能会发生脱落等。伴随着色素沉着的不断加深，会发现自己身上的胎记、雀斑、新伤痕以及深色的胎痣都会跟随着外阴颜色的加深而加深。这些现象会十分明显，但是是暂时性的，不会持续太久。

现在已经进入了胎儿全面快速发育的时期，孕妈妈仍然应当注意均衡饮食，保证充足的蛋白质、多种维生素和微量元素等营养素的供给。

💙 **胎儿**：孕期11周，胎龄为9周，胎儿的头至臀长达4～6厘米，体重约有10克，已经由一个大头针大小的小东西，逐渐变成了有头、躯体、四肢等重要器官的小生命。而且，胎儿的头至臀长，将会在今后的3周内增加一倍。胎儿已经能在子宫内开始做吸吮、吞咽和踢腿的动作，维持生命的器官也已经发育成熟。胎儿的头抬起来时，能离开胸口，颈部加速发育，手指甲开始出现，外生殖器也出现显著特征。今后的几周内，胎儿将基本完成性别的发育。

本周胎儿的骨骼及肌肉生长十分迅速，身体比例越来越接近新生儿的比例。胎儿的皮肤变得更厚，没有那么透明了。

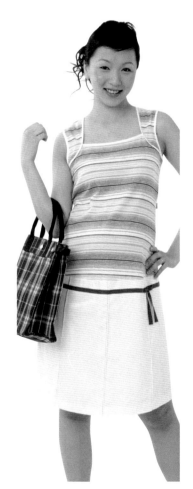

营养方案

怀孕期开始，每位孕妈妈都有很多生理变化，为腹内胎儿忍受各种身体不适。从营养的角度上，孕妈妈如何舒缓身体上的不适呢?

呕吐反胃：要减轻呕吐，尝试少食多餐，避免每餐吃得太饱。不要在进餐时饮用饮品，包括清水、汤、茶、牛奶等，把饮品放在两餐之间饮用。吃质地较干的食物，不太会反胃呕吐。早上呕吐得特别严重时，适合吃饼干做早餐。

便秘：预防便秘，要多吃高纤维素食物，每天两个水果和两份蔬菜不可缺少；特别推荐红米饭，纤维素较高，维生素和矿物质丰富。煮红米饭前要浸最少两小时，最好混合一半白米煮，多放点水，煮出来的红米饭口感较佳。此外，每天饮够6~8杯水，不包括含咖啡因的饮品，如茶、咖啡、汽水等。因为咖啡因是利尿剂，会增加水分流失，对便秘没有帮助。运动能加速肠道蠕动，在咨询医生后做轻量适合的运动。

钙质需求量增加：摄取钙质不足，胎儿就会从母体骨骼中摄取钙质，对母亲的骨骼健康造成长远负面的影响。建议怀孕女性每天都饮用2~3杯牛奶，亦可吃奶酪。除了牛奶以外，豆腐、鱼类、深绿色蔬菜的钙质含量丰富；选择"高钙"食品如早餐麦片、麦皮饮品、加钙豆浆等也可补钙。不过，这些食物钙含量比奶类食品稍逊，不如牛奶钙质容易吸收。

体重增加：有的怀孕女性体重增加过多，不光因为胃口增加，还希望能为胎儿多摄取营养，因此会吃多了。其实，体重增加过多对胎儿没有什么好处，相反，胎儿出世后，母亲便要面对减肥的烦恼。什么是增重过多呢? 怀孕前体重标准的女性，整个怀孕期间应增重10~13千克。增重应由第四个月开始，每周约增重500克。

比起怀孕前，每天只需额外摄取300千卡，相当于一片面包、两杯脱脂奶加一个水果的热量。希望胎儿获得好的营养，应该改善饮食质量，少吃高热量的食物。

忌口：在怀孕期间多数人都会"忌口"，避免影响胎儿健康。当然，怀孕女性必须要戒烟、戒酒，吸烟可能会生下不健康婴儿，酒精会令婴儿先天性缺陷，如智力迟缓，生长障碍。至于种种忌口建议，如"生冷"食物就缺乏科学根据。如果戒吃某几样食物会令怀孕女性安心、家人放心、则无可厚非；但戒掉太多食物，会导致营养失衡。

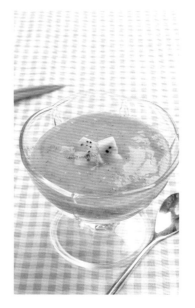

三餐两点

一日三餐和两次加餐点心，继续注意加强营养合理、均衡的摄入。

本周为您介绍几种食疗食谱，作为家常便饭，充当正餐或者加餐点心亦可。

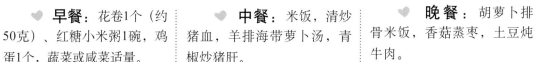

💗 **早餐**：花卷1个（约50克）、红糖小米粥1碗，鸡蛋1个，蔬菜或咸菜适量。

💗 **加餐点心**：牛奶300毫升，全麦饼干50克，苹果或梨1个。

💗 **中餐**：米饭，清炒猪血，羊排海带萝卜汤，青椒炒猪肝。

💗 **加餐点心**：红豆沙包1个，紫菜汤1碗。

💗 **晚餐**：胡萝卜排骨米饭，香菇蒸枣，土豆炖牛肉。

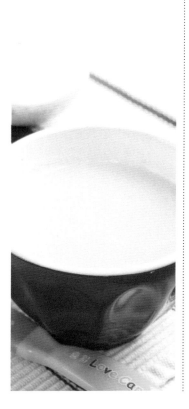
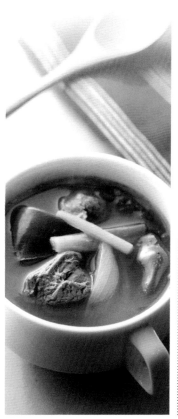
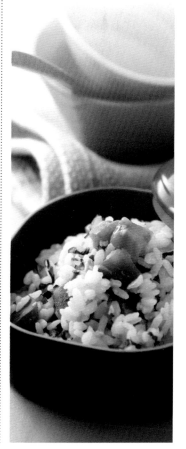

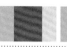
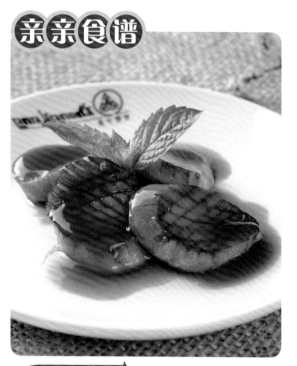

蜜汁杏鲍菇

◆**用料**◆ 杏鲍菇200克，料酒、香油、酱油、精盐、胡椒粉、蜂蜜、香草碎各适量。

◆ **做法** ◆

①杏鲍菇洗净，切厚片，剞花刀。②蜂蜜、料酒、香油、酱油、精盐和胡椒粉混合拌匀成调味酱汁。③将杏鲍菇码放在平底锅中，均匀地淋上酱汁，腌渍15分钟，然后撒上适量香草碎，小火将杏鲍菇煎熟，酱汁收干即可。

促进胎儿发育

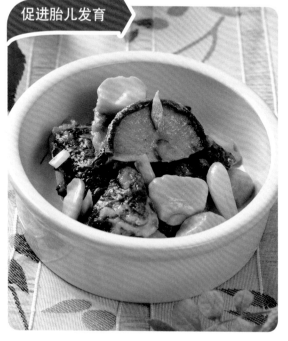

栗子冬菇

◆**用料**◆ 栗子250克，冬菇200克，葱段、蒜片、鸡精、白糖、酱油、淀粉、香油、植物油、清水各适量。

◆ **做法** ◆

①用刀在栗子上面横剞一刀(剞至栗肉的4/5处)，入沸水锅待壳裂开捞出，剥壳去膜；冬菇择洗干净，去蒂，一切两半。②锅置火上，倒植物油烧热，放入葱段、蒜片炒香，倒入栗子、冬菇翻炒，加酱油、白糖和少许水，大火烧沸，放入鸡精，用淀粉勾薄芡，淋上香油，起锅装盘即成。

香煎藕饼

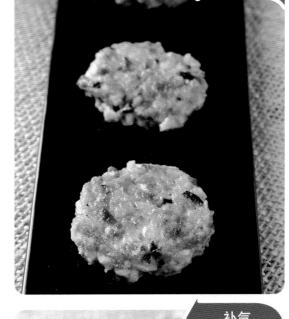

安胎

◆**用料** ◆ 猪瘦肉500克，莲藕300克，冬菇100克，瑶柱100克，鸡蛋液100克，淀粉、精盐、味精、淀粉、植物油各适量。

◆ **做法** ◆

①莲藕去皮切粒；猪瘦肉切粒剁碎；冬菇泡好后切粒，上述用料加入泡好的瑶柱、鸡蛋液、淀粉、精盐、味精搅拌成馅料。②锅中倒油烧至八成热，离火，将馅料每25克制成一个丸子，放入锅中，用锅铲压成饼形。③将锅上火，用小火煎至藕饼两面呈金黄色，装盘即成。

芝麻豆腐丸子

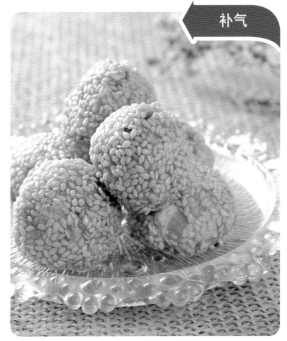

补气

◆**用料** ◆ 豆腐500克，猪肉馅300克，葱花、蒜末、芹菜碎、白芝麻、酱油、香油、淀粉、花椒盐、植物油各适量。

◆ **做法** ◆

①将豆腐捏碎，加入猪肉馅、葱花、蒜末、芹菜碎、酱油、香油、淀粉拌匀成肉馅，将肉馅捏成丸子，滚上白芝麻。②将丸子放进已预热的油锅，以中温油炸熟，待丸子呈金黄色捞起，用吸油纸吸干油分，撒少许花椒盐即可。

生活保健常识

💛强烈的噪声或振动，会引起胎儿的心跳加快和痉挛性胎动。因此，要保持环境安静，家里有噪声大、振动强的情况时，要尽量离得远一些，以免吓着未出世的小胎儿。

💛饮用大量的水虽然很重要，但妊娠期的孕妈妈尽可能不要饮用软饮料，因为它们含糖量很高。

💛如果能注意饮食营养，远离烟酒；能注意避免各种感染和用药；能保持平和心态、愉快的情绪，您就给了孩子一个极好的开端。

💛孕妈妈怀着平和的心情，在风和日丽时外出散步，能引起子宫规律的收缩，带给胎儿良好的刺激。

💛多接触琴、棋、书、画，多看画展、花展、科技展，阅读一些轻松愉快、文字优美的文学作品。学习插花、摄影和刺绣等，陶冶自己的情操，与胎儿进行心灵情感的交流。

✳ 知识链接

人们在很早以前就知道铅可以通过胎盘影响胎儿，现在人们发现，有600种以上的化学物质能经过母体，通过胎盘进入胎儿体内，在不同程度上对胎儿产生不良的影响，造成胎儿发育迟缓、功能发育不全、先天畸形或死胎。因为在妊娠期，孕妈妈子宫增大，体重增加，能量消耗加大，对氧的需求量增加，肺通气量加大，易吸入更多的有害物质。同时，由于循环血量增加，会促进对有毒物质的吸收。

妊娠早期反应期间，孕妈妈大多数偏爱柠檬黄及冷色系列中的淡绿、淡蓝和雪青色，而对强烈、鲜亮的红色和明朗、欢快、扩散性较强的黄色极为反感。有些孕妈妈还会对自己以前所钟爱的红色饰物、衣物感到讨厌。有人做过这样的试验，让孕妈妈在妊娠早期反应最严重的时候，到淡绿色或淡紫色的房间里休息。结果显示，能减轻早孕反应的程度，使孕妈妈感到静谧、安详，产生一种极为特殊的愉悦心情。淡绿、淡紫这两种色彩氛围，不但能使心烦意乱者和长期因失眠而引起脑神经衰弱的孕妈妈平静，安然休息，还能减轻生理性头痛和作呕的症状，改善不良心理状况，还有助于产后的身体恢复和心理改善。孕妈妈的色彩感觉培养，对于自身心理的健康发展和胎儿正常发育有一定的影响。同时也会对后代的色彩感觉的形成和发展起到重要的奠基作用。因此，妊娠期间对于服装、居室颜色的选择应当加以注意。

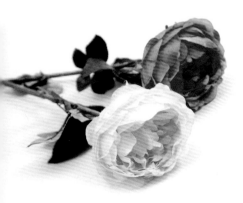

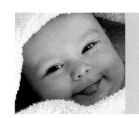

妊娠
第12周

妈妈/胎儿

💗 **妈妈**：妊娠第12周时，多数孕妈妈的早孕反应已经开始消失，双侧乳房开始变大，偶尔还会感到乳房胀痛。到本周末，母体子宫已经占据到盆腔内相当大的空间，下腹部的耻骨联合上可以清楚地触及子宫底部。孕前子宫只有10毫升容量，但到妊娠末期，可以达到5～10升。母亲的子宫内温暖舒适，有充足的氧气和营养供给，还能把胎儿不需要的废物及时清除出去，营造能供给胎儿居住、游玩、运动的小天地，为建造这个安乐窝，母亲每天要增加热能的供给，血浆容量约增加10%。

💗 **胎儿**：第12周时，胎儿多种器官基本形成，逐渐具有了接受能力；外生殖器官已分化。有时胎儿肾脏产生的尿液将被排泄到羊水里，胎儿的尿液是无毒的，并将跟随体液正常交换而排出。胚胎发育到本周时，胎盘才真正形成。胎盘功能最旺盛的时期是妊娠4～6个月时。这段时期里，胎盘能帮助胎儿的消化、呼吸、循环、泌尿系统工作，并制造多种激素和酶来促进胎儿体内的生化活动。男性胎儿睾丸、附睾、输精管已出现。胎儿的甲状腺、胰腺和胆囊已发育完毕。大部分骨骼已见骨化中心，并开始骨化。

此期胎盘已形成，胎儿可以从母体吸取足够的营养，通过脐带直接输送到胎儿身体。胎儿消化道壁的肌肉开始起作用，开始"练习"着把食物从食道的一边推向另一边。

现在当触摸到胎儿的脸部时，小家伙会把嘴张开。

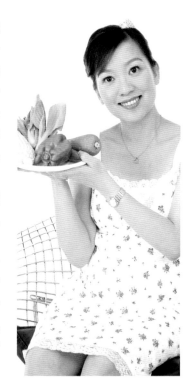

营养方案

孕期的饮食规则重要的一条：少食多餐，这意味着妊娠期餐桌上的食物样样都要经过精心选择。

那么都有哪些是吃了不会胖，又能满足营养需求，最好连孕期反应都能缓解的食物呢？

下面推荐几种食物，一定能满足您特殊时期挑剔的胃口。

麦片：为了让自己有一个充满活力的早晨，应该把早餐的烧饼、油条换成麦片粥。麦片不仅能让人保持一上午的精力充沛，还能降低体内胆固醇的水平。不要选择那些口味香甜、精加工过的麦片，最好是天然、没有任何糖类或添加成分在里面的麦片。可以按自己的口味在煮好的麦片粥里加一些果仁、葡萄干或蜂蜜。

脱脂牛奶：妊娠期，每天需要从食物中摄取的钙大约比平时多1倍。多数食物的含钙量有限，孕期喝更多的脱脂牛奶是聪明的选择。

瘦肉：铁元素，在人体血液转运氧气和红细胞合成的过程中作用不可替代，孕期血液总量增加，以保证能够通过血液供给胎儿足够的营养，对于铁的需求成倍地增加。体内储存的铁不足，会感到极易疲劳。通过饮食补充足够的铁就变得尤为重要。瘦肉中的铁是这项需求的主要来源之一，也最易于被吸收。

全麦饼干：小零食，多用途。可以在床上细细地咀嚼，能非常有效地缓解孕吐反应；上班路上，在车里吃几块，可打发无聊的时间；在办公室里突然有想吃东西的欲望时，携带方便而且不会引人注意。货真价实的迷你食品，能保证血糖平稳、精力充沛。

柑橘：尽管柑橘类的水果里90%都是水分，却富含维生素C、叶酸和大量的纤维素。能帮助人保持体力，防止因缺水造成的疲劳。

香蕉：能快速提供能量，抗击疲劳。在受到呕吐困扰的时候，容易被胃接受。切成片放进麦片粥里，也可和牛奶、全麦面包一起做早餐。

全麦面包：把精粉白面包换成全麦面包，就可以保证每天20～35克纤维的摄入量，全麦面包还能提供丰富的铁和锌。

绿叶蔬菜：菠菜含有丰富的叶酸和锌；甘蓝是很好的钙的来源。把沙拉的用料改革一下，加入莴苣，一定会提高这道菜的营养价值。因为颜色越深的蔬菜意味着维生素含量越高。可以随时在汤里或是饺子馅里加入新鲜的蔬菜。

坚果：怀孕前如果因为坚果脂肪含量高曾经对它敬而远之的女性，现在应该重新认识到，脂肪对于胎儿脑部的发育是很重要的。坚果可以让人饿得不那么快，但坚果的热量和脂肪含量较高，每天摄入量控制在28克左右。如果平时有过敏现象，则避免食用容易引起过敏的食物，如花生。

鸡蛋：不少孕妈妈看见

肉就觉得恶心，那么鸡蛋就成为孕期摄取蛋白质的最佳来源。鸡蛋中还含有人体所需的各种氨基酸。煎鸡蛋再配上新鲜蔬菜，既简单又丰盛。如果受不了煎鸡蛋的味道，就煮或蒸上两个鸡蛋吃。

花椰菜：营养丰富，健康美味，富含钙和叶酸，还有大量的纤维和抵抗疾病的抗氧化剂。内含的维生素C，可以帮助吸收其他绿色蔬菜中的铁。

豆制品：对于坚持素食的孕妈妈，豆制品是再好不过的健康食品。可以提供很多孕期所需的营养，例如蛋白质。

干果：干果是一种方便、美味的零食，可以随身携带，随时满足孕妈妈想吃甜食的欲望。可以选择像杏脯、干樱桃、酸角类干果，但不要吃香蕉干，经过加工的香蕉干脂肪含量高。

冰淇淋：完全没有必要因为怀孕而剥夺自己吃冰淇淋的权利。一些甜食，包括冰淇淋、酸奶或者是牛奶做成的布丁，成为饭后小点心，可以提供每天所需钙质的1/3。但不要让它喧宾夺主。

酸奶：酸奶富含钙和蛋白质，即便有些患有乳糖不耐受的孕妈妈，酸奶也易于吸收，还有助于胃肠保持健康的状态。

三餐两点

纯苹果汁（不加防腐剂）是孕期最佳饮料之一，一杯自己家里榨制的新鲜苹果汁中，含有丰富的铁、钾和镁。既富有营养，又能使孕妈妈开胃，吃得香一些，还能防止便秘。

中医认为，妊娠3个月时孕妈妈易喜怒，宜服雄鸡汤：取肥公鸡1只炖汤，加甘草、党参、茯苓、阿胶各6克，黄芩、白术各3克，麦冬9克，白芍12克，大枣12枚，生姜3片，能调肝养胎。

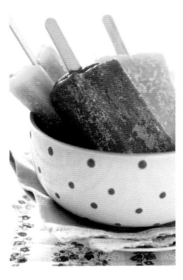

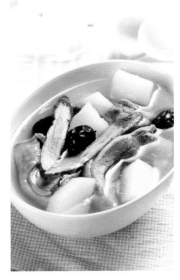

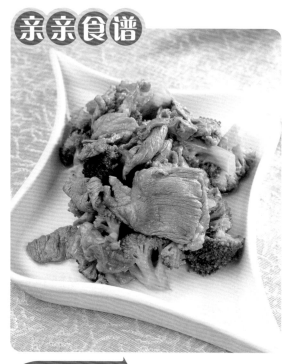

蓝花肉片

◆ **用料** ◆ 猪肉250克，西蓝花250克，植物油、精盐、鸡精、蒜片、料酒、香油各适量。

◆ **做法** ◆

①猪肉洗净，切成片；西蓝花洗净，掰成小朵，入沸水中焯烫片刻，投凉沥水。②净锅上火，倒入植物油烧热，加入蒜片炒香，放入猪肉片煸炒至熟，烹入料酒，加入西蓝花，调入精盐、鸡精，大火翻炒均匀，淋上香油，装盘即可。

促进胎儿发育

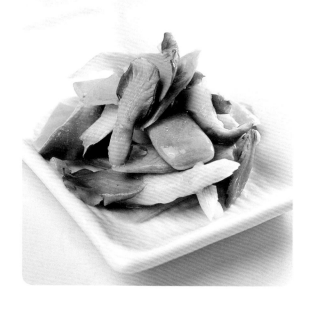

扁豆炒鲜蘑

◆ **用料** ◆ 扁豆250克，鲜蘑菇250克，鸡汤250毫升，植物油、料酒、精盐、白糖、鸡精、淀粉各适量。

◆ **做法** ◆

①扁豆洗净，掐掉两头的尖，撕去两边的筋，切段；鲜蘑菇洗净去根，撕条，入沸水中烫透，捞出控水。②炒锅加油烧热，投入扁豆炸透，捞出控油。③净锅上火，倒入鸡汤，加入鲜蘑菇、料酒、白糖、扁豆烧沸，撇掉浮沫，加入精盐、鸡精调味，用淀粉勾芡，收汁盛盘即可。

清炖肘子

安胎

◆ **用料** ◆ 猪肘子750克，油菜心250克，水发香菇250克，葱段、姜片、精盐、味精、料酒各适量。

◆ **做法** ◆
①猪肘子治净，入锅煮至断生，捞出，剔去骨头，在里侧剞十字形花刀(切块也可以)，汤留用；油菜心、水发香菇均洗净。②锅内加入猪肘子汤、葱段、姜片、精盐、味精、料酒，将肘子皮朝下放入，小火炖至猪肘子接近酥烂，翻过来使其皮朝上，放入油菜心和水发香菇，大火烧开即成。

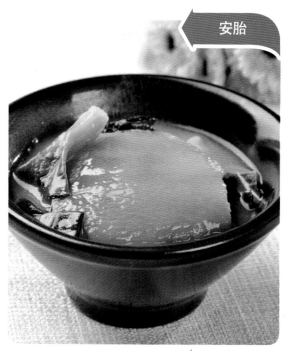

香油炒腰花

补气

◆ **用料** ◆ 猪腰子400克，青椒200克，香油、姜、酱油、料酒、精盐各适量。

◆ **做法** ◆
①猪腰子洗净，剖成两半，切去中间的白膜和臊腺，剞十字花刀，再切成斜片，放入沸水锅中氽烫后捞出来，放到冷水中反复浸泡，除去血水；青椒切丝；姜切丝备用。②炒锅烧热，加入香油，烧至六成热时下入姜丝，用小火炒至姜丝微焦，下入猪腰花，用大火翻炒至八成熟，加入青椒丝、料酒、精盐、酱油，翻炒片刻即可。

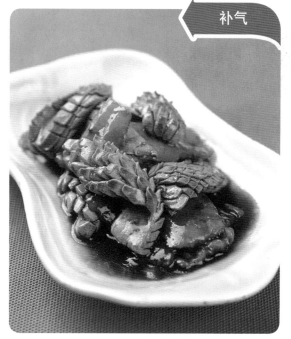

生活保健常识

💜市售的饮料要少喝或不喝，特别是糖或糖精、食品添加剂制作的饮料，对怀孕女性有害无益，果汁饮料中含糖较多，易引起发胖。可以自己在家动手榨制果汁饮用，现榨现喝，不要煮沸。

💜酷暑期间，孕产妇不宜吃产热高的高脂肪食物，饮食宜清淡，如大米绿豆粥、大米百合粥、清蒸鱼、豆皮或腐竹拌黄瓜等。应注意，孕产妇不宜多用冷饮，亦不宜用汽水等饮料解暑。

＊知识链接

孕妈妈一定知道，胎儿是经由胎盘吸收母体的养分，也把废物排出体外，即羊水中。如此一来，可能会觉得胎儿总是喝羊水，似乎不太干净。其实在胎儿的小肠中，有个称为"濑木的帽子"的过滤器，能把尿液完全过滤为干净无害的尿液。它在胎儿出生后就马上自然消失。过滤器本体的残渣，会形成黑色的"胎便"，通常在新生儿刚出生后排出。

弓形体是一种原虫，常存在于猫的粪便内。随着诊断方法的现代化，人们发现弓形体感染很常见。一般来说，在妊娠早期感染会造成流产及死胎；妊娠后期感染会导致胎儿全身感染，主要为视网膜脉络膜炎、脑积水、脑钙化。为了预防这种感染，孕妈妈不要吃生的或未煮熟的肉类；切生肉时不要用手触口和眼，切后应彻底洗手；不要玩猫及接触小动物。

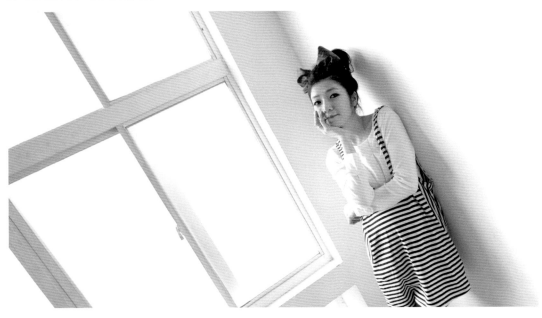

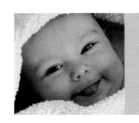

妊娠
第三个月概要

妊娠第三个月，是指从第9周开始的四周内。

到第10周，胚胎期结束，进入胎儿期。手指和脚趾已清晰可见，胎盘开始形成，脐带也逐渐长长。第11周末，孕妇的子宫已有拳头那么大，如果按压子宫周围，能够感觉到它的存在，此时胎儿的性器官形成。

胎儿的身体每天长1毫米，到第三个月末时有9毫米长。

第三个月早孕反应加剧，同时增大的子宫压迫膀胱底部，会引起排尿频繁，妊娠12周左右，子宫超出盆腔进入腹腔，对膀胱压力减轻，尿频现象会好转。本月仍然是胎儿最易致畸时期，孕妈妈们须谨防各种病毒和化学毒物的侵害。

健康建议：如果胃口不好，要吃得精，多吃蛋白质含量丰富的食物及新鲜水果、蔬菜等。制作上要清淡、爽口。

如果呕吐得厉害，要去医院检查，输液治疗很有效。

要保证充足的睡眠，每天中午最好睡1～2小时。

在体内大量雌激素的影响下，从本月起，口腔会出现一些变化，如牙龈充血、水肿以及牙龈乳头肥大增生，触之极易出血，医学上称为妊娠牙龈炎。孕期要坚持早、晚刷牙，漱口，防止细菌在口腔内繁殖。

温度适宜时每天应到公园、绿地散步一小时。

蚊虫叮咬后，切忌涂用清凉油。

叶酸的补充应持续到第三个月末。

本月末，应该到医院办理围产保健手册，以便今后定期进行产前检查。

食物属性与中医营养调理：

怀孕前期3个月，是胎儿器官形成时期，不能吃补品。

怀孕中期怀孕女性易燥热上火，可吃养血清热凉补的食品。如菊花茶、新鲜果汁及富含铁质与高钙的食物。偶尔也可进食一些养胎食物，依不同怀孕女性身体情况而有不同的食疗方（不宜听信偏方，自行购买食用）。

体虚的孕妈妈，夏季可以吃一些非凉性的蔬果，如樱桃、梨、木瓜、西瓜、哈密瓜、水梨、竹笋等凉性食物，可在盛夏中午食用，但是到了晚上就不适合吃这些属于凉性的食物，以免引起腹泻或痰多易咳。不要过度贪吃冰品或凉性食物，以免遗传胎儿虚寒体质。

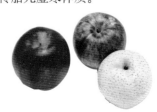

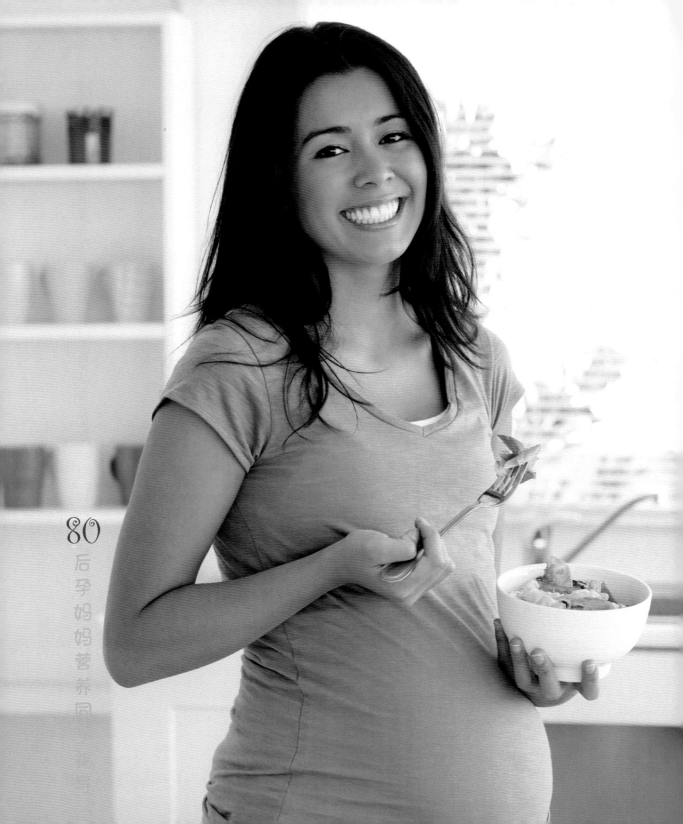

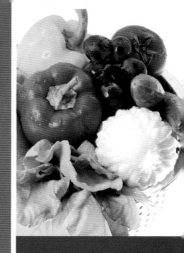

Part 2

妊娠中期营养

（13～28周）

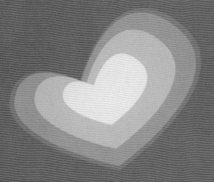

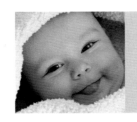

妊娠
第13周

妈妈/胎儿

💗 **妈妈**：进入孕中期，您的乳房正在迅速增大，由于腹部和乳房的皮下弹力纤维断裂，在这些部位会出现暗红色的妊娠纹。有的孕妈妈在臀部和腰部也会出现妊娠纹。这个阶段应当进行适当的活动锻炼，增加皮肤对牵拉的抗力。为了产后的美丽容颜和健康体形，怀孕期在补充营养的同时，要注意避免体重增加过多和过快。

💗 **宝宝**：宝宝现在看上去更像个漂亮的娃娃了。眼睛突出在额部，两眼之间的距离在缩小，耳朵也生长就位了。耳朵竖起，皮肤薄，胎脂出现。胎儿还不能发出声响或啼哭。因为声音是通过空气而不是液体来传播的。

宝宝的身体在迅速成熟，腹部与母体连接的脐带开始成形，可以进行正常的营养和新陈代谢物的交换工作。

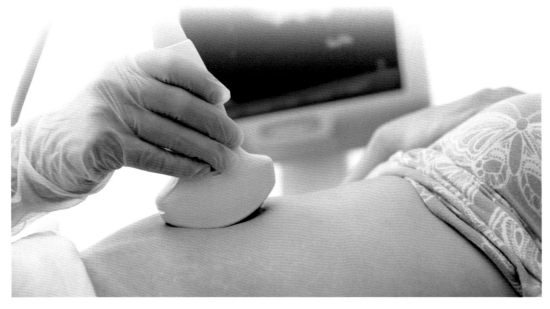

营养方案

"一人吃，两人补"，是民间通常的说法，也最容易诱导孕妈妈陷入误区。孕妈妈一般会怕腹中的胎儿营养不足，发育不良，因此，在吃饭问题上总是惦记着胎儿，总会拼命地吃。这样吃下去的结果，往往会造成孕期体重增加过多，不仅自己的体形严重变形走样，还可能引发一些病症，而且使临产时分娩难度提高。

怀孕期间，胎儿一切成长所需要的营养素皆来自于母体，因此，孕期营养的供给，一方面为维持孕妈妈本身正常需要，另一方面提供胎儿发育需求，并为日后生产与哺乳做准备。胎儿营养素的摄取，是由母体内血液经过脐带输送，而母亲血液中的营养素，直接由进食的食物来决定。所以，必须注意的不仅是孕妈妈的体重有没有增加，还要注意胎儿是否在正常生长。

孕期营养指标，可以参考体重考察。

胎儿长大、羊水增多、胎盘增大、乳房增重、血液和组织液增多、母体脂肪增加，是孕妈妈体重增加的原因。

母体体重的正常增加，是营养良好的重要指标。专家认为，怀孕期间总体重增加以13千克左右较为理想，孕前体重偏低的孕妈妈在孕期体重可以增加得多一点；反之，孕前体重偏高者则应当适度节制。总之，体重的增加应当是渐进式的，最初3个月增重在1～2千克，中后期大约每周增加0.5千克。

现代人营养的摄取较以前改善很多，也比较注意产前的照顾，相对体重也会增加得比较多。再加上很多女性为保持身材常常会节食，怀孕后如同解了禁，尽情满足口腹之欲的结果，体重增加13千克以上的现象非常普遍。另一个造成体重过量增加的原因，是母体内水分积蓄太多。因此容易引起一些合并症，诸如妊娠高血压、妊娠糖尿病（可能形成巨婴症，增加难产发生；而且婴儿出生时易因血糖突然降

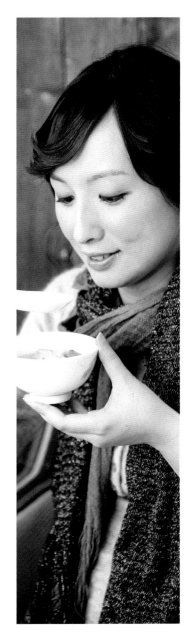

低，造成危险）。如果引发了妊娠高血压综合征，医生会要求孕妇卧床休息，避免血压升高，并摄取高蛋白食物。如果孕妇本身属肥胖体质或家族有糖尿病史，则要小心妊娠糖尿病的发生。在治疗过程中，仍然以饮食控制为先，这是最不容易伤害到胎儿的方案。

此外，很多孕妈妈在妊娠初期因为妊娠反应，产生恶心、呕吐、食欲缺乏等不适，吃不下东西，有体重减轻现象。对此，医生认为，

如果孕吐现象不太严重，孕妈妈则无须过于担心，因为胎儿还小，需要的营养量非常少。如果情况一直持续到妊娠中后期仍然没有改善，或者仍然孕吐严重，就要考虑母体的体质，必须尽早寻求医生的指导。

营养师建议，孕妈妈宜采用少量多餐的饮食原则，把固体和液体食物分开，最好先吃完固体食物半小时以后再吃液体食物，能减少孕吐。要更加注意均衡营养的摄入。有些孕妈妈甚至闻到食物的味道都会有呕吐感，这就属于心理因素在作祟了，应当调整自己的心情，没有胃口不要强迫自己非吃不可。当然，还有来自丈夫和家人的安慰和鼓励，也是帮助孕妈妈度过孕吐期的良方。

原则上，母体的体重不要增加得太多，胎儿能正常生长发育即可。怀孕期间体重增加很少的孕妈妈，也不宜于在妊娠晚期急速增加体重。要紧的是，您把自己的情况用妊娠日记做详细记录，及时与医生、营养师共同讨论，拟订出最适合自己的体重管理方案。

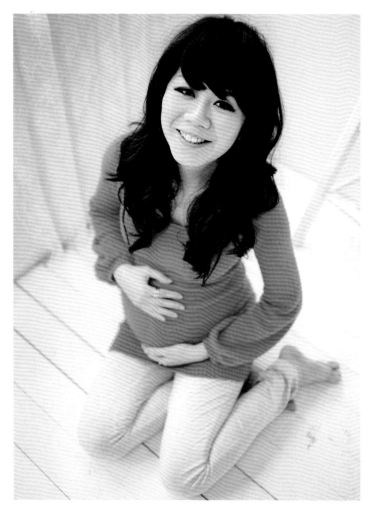

三餐两点

妊娠中期，可选择这些食物来烹制一天饮食：

面粉150克、大米150克、玉米面50克、豆制品50克、猪肉50克、熟猪肝10克、鸡蛋50克、酸奶150克、西红柿300克、绿叶菜500克、芝麻酱10克、植物油10克、西瓜500克、桃200克、核桃25克、牛奶巧克力20克。

用以上食物配制烹调膳食后，每日从中可摄入蛋白质85.9克、热量2740千卡、钙1567.3毫克、锌20.5毫克、铁31毫克、维生素A2259国际单位、维生素E16.2毫克。每周加服维生素A胶囊1粒。

妊娠反应在怀孕3个月以后自行缓解消失，这时胃口很好，食量大增，要注意增加营养，以满足孕妈妈和胎儿的需求。所谓注意营养，不是在量上，主要是在质上；重要的在于多种营养素的平衡摄入，而不在于高级与否。吃什么有利于孕妈妈和胎儿，做丈夫的可以找有关书籍认真学习。

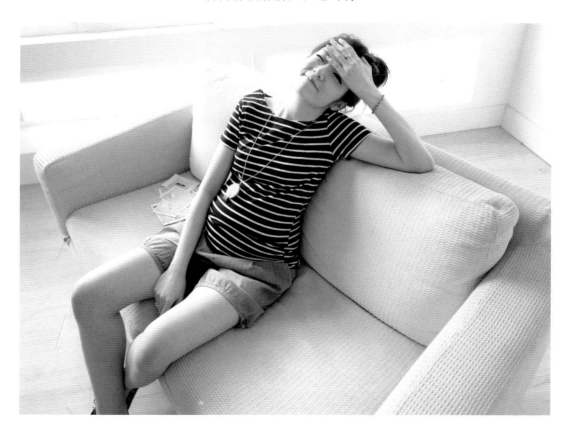

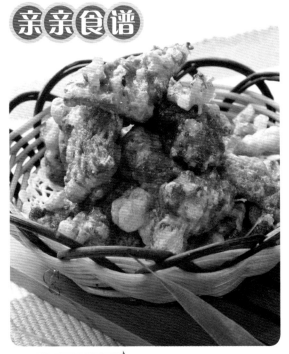
桃仁腰花

◆**用料**◆ 猪腰子500克，核桃仁70克，鸡蛋清50克，姜、葱各5克，淀粉50克，料酒1勺，香油、盐、植物油各适量。

◆**做法**◆

①将猪腰子洗净切花。②核桃仁用水泡胀，剥去外皮，切成桃仁丁；姜切片；葱切段。③腰花用料酒、盐、姜片、葱段拌匀；淀粉用鸡蛋清调匀备用。④锅上火，倒油，待油温至六成热时，将核桃仁丁摆在腰花上，裹上鸡蛋清、淀粉下锅炸成浅黄色捞出。⑤待全部炸完后，待油温上升至八成热时，再将腰花块全部放入油锅内炸成金黄色，沥去油，淋入香油即可。

缓解小腿抽筋

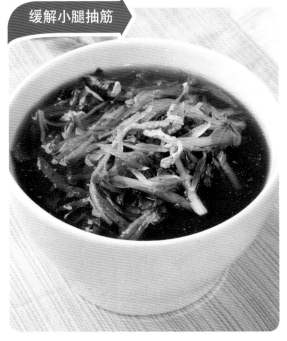

银鱼杜仲排骨汤

◆**用料**◆ 杜仲1克，苋菜250克，银鱼100克，猪肉丝25克，高汤1碗，水淀粉、盐各适量。

◆**做法**◆

①先将苋菜择好后洗干净，切小段备用。②将锅内加高汤烧开后，放入杜仲、苋菜、银鱼、猪肉丝一起煮滚。③最后加盐调味，并用水淀粉勾薄芡即可。

牛骨莲枣汤

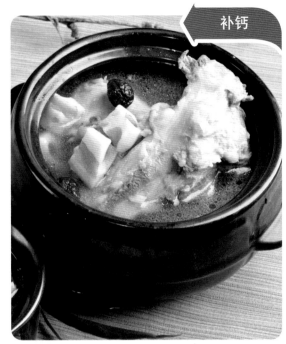

补钙

◆ **用料** ◆ 牛骨700克，莲藕300克，红枣100克，盐、清水各适量。

◆ **做法** ◆

①牛骨、莲藕均洗净，切块；红枣洗净。②锅置火上，放入适量清水，烧开后放红枣、莲藕、牛骨，再沸时撇去浮沫，用小火炖2小时。③最后用盐调味即可。

糖醋蛋

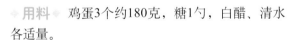

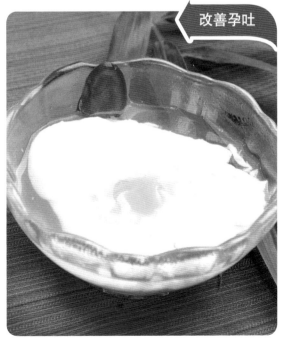

改善孕吐

◆ **用料** ◆ 鸡蛋3个约180克，糖1勺，白醋、清水各适量。

◆ **做法** ◆

①锅中倒入一碗水煮开，加入糖和白醋。②煮开后，将鸡蛋打入。③待蛋熟即可。

生活保健常识

💗调味品：虽然不必禁止，但切勿过量。辣椒会恶化痔疮，有病者忌食过热强调味品，如生姜、花椒等，也应少用。

💗预防接种：妊娠期间最好不接种任何疫苗，有些减毒活疫苗不是绝对的安全。如牛痘、麻疹、小儿麻痹等疫苗都是用活性滤过性病毒制成品，妊娠期间完全禁止使用。但在疾病流行期间，为避免感染，一些危险性小的疫苗可以考虑接种，但要按医嘱并减少用量。

💗X光检查：一般来说，在怀孕前半年及整个孕期均不宜X光检查。

＊知识链接

目前，胎教已渐渐受到社会重视，音乐胎教、语言胎教、抚摩胎教、饮食胎教、环境胎教等也渐渐被人们认识和运用。这些胎教有一个共同的特点，就是都包含了审美的因素，都有美的内容和形式。

胎儿对母亲的心音特别敏感。胎儿在母体中能听到各种声音，比如肠鸣音、胃的蠕动声和血流声。但是胎儿明显地更熟悉和喜欢听母亲的心音。因为富有节律的心脏搏动声，给胎儿一种安全感，使他情绪稳定。有人找遍古今名画发现，其中有母亲怀抱婴儿的画面，绝大多数母亲是将孩子托在左臂上的，孩子的头部正好紧贴母亲的左胸，不论古今中外，全无两样的母子图，间接证实胎儿对母亲的心音是有依恋的。

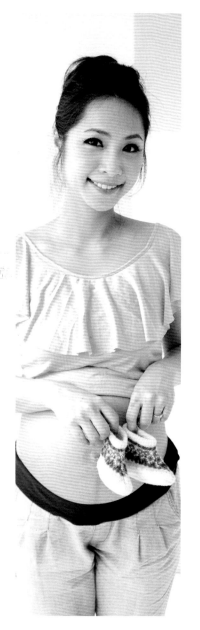

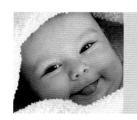

妊娠
第14周

妈妈/胎儿

💗 **妈妈**：由于心理上的原因，您会觉得身体开始笨拙，平时穿着很合适的衣服，现在好像显得太瘦。其实，怀孕14周时，绝大多数孕妈妈的身体还不至于显得笨拙。但是，怀孕会使女性体形发生某些改变，即使分娩后，体形也不会很快地恢复到孕前的样子。由于子宫增大，腹部肌肉的皮肤被牵拉，产后也不会完全复原。就会显得腹部松松垮垮，皮肤和肌肉不像以前那样紧凑而富有弹性，并且容易发胖。这种体形上的改变，会令孕妈妈非常烦恼。

本周您的乳房明显增大，应该随时保持乳头的清洁，如发现乳头凹陷，要特别注意卫生，必要时请医生处理，不要过分按摩乳房，以免诱发子宫收缩而流产。

💗 **宝宝**：怀孕14周时，胎龄12周，胎儿头至臀长度为8～11厘米，体重25克，有拳头一样大小。宝宝的耳朵已经从颈部移行到正常位置，双眼也进一步地向面部中央靠拢，颈部将继续增长，性器官继续发育，外生殖器形状更为成熟。喉也开始形成。胎儿的唾液腺开始发挥作用，能进行呼吸、吮吸及吞咽动作。

渐趋发育完善的胎盘，通过脐带把孕妈妈和胎儿紧密连成一体，形成支撑胎儿发育的系统，母体内各种营养物质均可透过胎盘移至胎儿体内。胎儿现在已相当活跃，只是实在太小；在鹅蛋大的地方就可以轻松地转动。处在羊水中的胎儿，由于基本不受重力影响，行动像太空人一般自由。胎儿的手脚不仅可以做不规则的活动，有时也会以一只手或双手来摸自己的脸，或头部上下摆动。胎儿的一串串动作，可以让孕妈妈真实感受到腹中孕育的小生命。

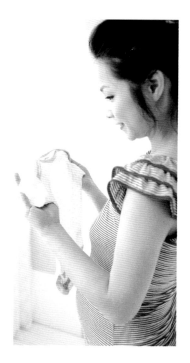

营养方案

脂质是脑神经元之间传递信息的桥梁物质，是脑组织的建筑材料，能增强大脑的记忆力。脂质的多少影响着胎儿脑细胞的数目和大脑皮质沟回的多少。此期间应选食富含脂质的食物，如粮谷类的小米、玉米等；干果类的核桃仁、芝麻、花生、瓜子、栗子等；蔬菜类的黄花、冬菇、香菇等；水产品的海螺、牡蛎、虾、海带、紫菜等；家禽类的鸭、鹌鹑等。

脂肪是合成髓鞘的要素，不饱和脂肪酸是神经元发育及髓鞘形成过程中的必需品。脂肪可促使小脑发育，是脑细胞的重要成分。

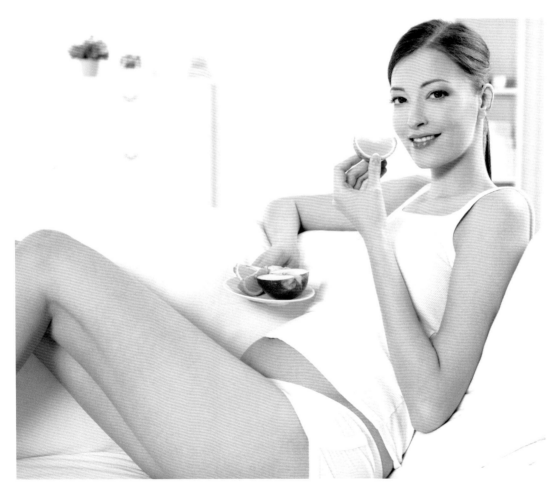

三餐两点

❤ **早餐**：可以吃一些糯米粥或者混熬的二米粥，加上热狗面包或煮蛋，佐以新鲜蔬菜，晨起吃粥的好处在于养胃。

❤ **加餐点心**：什锦沙拉和酸奶，加一点面包或饼干都不错。

❤ **正餐**：可以多吃一些鸡、鸭、鱼肉，海产品富含微量元素不可缺少，香菇、木耳配上时令新鲜蔬菜、水果，吃得杂一些，花样多一些，只要您自己不烦，尽可以敞开了胃口吃。

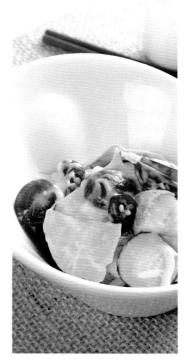

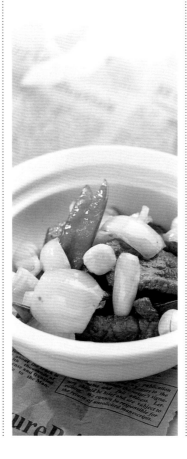

＊知识链接

妊娠四月时早孕反应消失，孕妈妈对妊娠早期出现的心理、生理变化已逐渐适应，心情好转，食欲增强。此时不要乱吃乱喝，注意休息。这时胎儿大脑发育很快，孕妈妈应积极给予胎儿各种良性刺激，如唱歌、朗诵等。有些胎教磁带，收录一些儿歌、小诗，很温馨，对母、胎都有益。

本月以后，渐渐能感到胎儿在腹中踢动，是因为胎儿感到不安或不愉快，由踢动传达给母亲。胎儿在愉快满足时也会踢动，只是两者信号不同，愉快时表现得温和有节奏。当然，只有母亲能享受这种特权。过14周以后，胎儿会产生快乐、不快乐、不安、生气等"感觉"，大约至30周时会逐渐有"心理"的雏形。母亲高兴时，胎儿的动作变得有节奏、有韵律且自由自在。怀孕8个月后，胎儿能充分了解母亲的喜悦或情感，所以孕妈妈要常把慈爱的感情投注于胎儿，促进培养胎儿"心理"的发育与形成。

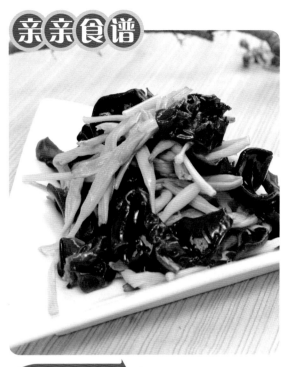

亲亲食谱

木耳炒黄花菜 ▌▌

◆ **用料** ◆　干木耳20克，干黄花菜80克，葱花10克，素鲜汤1碗，水淀粉1勺，鸡精少许，盐、植物油各适量。

◆ **做法** ◆

①将干木耳用温水泡发后去蒂洗净，撕成小朵。②将干黄花菜用冷水泡发，淘洗干净，沥干水后备用。③锅内加入油烧热，加入葱花爆香后放入木耳、黄花菜煸炒均匀，加入素鲜汤，烧至黄花菜熟后加入盐、鸡精，用水淀粉勾芡后即可。

补充蛋白质

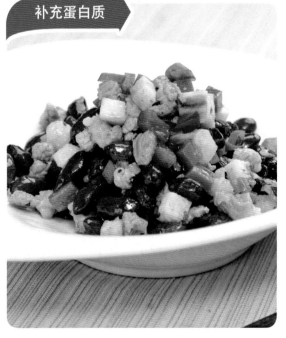

花生米肉丁 ▌▌

◆ **用料** ◆　油炸花生米100克，猪瘦肉200克，胡萝卜、红柿椒、山药各25克，葱花、姜丝各3克，糖、料酒各1勺，盐、味精、猪油、清水各适量。

◆ **做法** ◆

①将胡萝卜去顶，红柿椒去蒂、子，山药去皮，分别洗净，切成小丁块；猪瘦肉切丁。②锅上火，放猪油烧热，下葱花、姜丝煸香，投入猪瘦肉丁煸炒，烹入料酒，加入盐、糖和少量水。③炒至猪瘦肉丁入味时，投入胡萝卜、红柿椒、山药共同煸炒。④最后再加入油炸花生米、盐、味精，炒几下即可出锅装盘。

鲫鱼姜仁汤

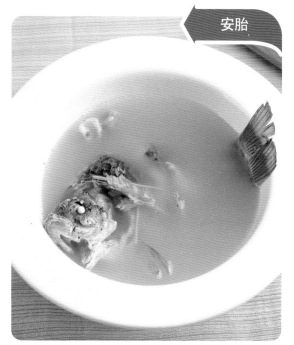

安胎

◆**用料**◆ 鲫鱼1条约600克，姜6克，春砂仁5克，猪油1勺，鸡精少许，盐适量。

◆**做法**◆
①鲫鱼去鳞、内脏，洗净；春砂仁洗净，沥干，研成末，放入鲫鱼肚；姜去皮，洗净，切丝，待用。②洗净炖盅，将鲫鱼放入，再放入姜丝，盖上盅盖，隔水炖2小时，加猪油、盐、鸡精调味，稍炖片刻，即可食用。

黄豆排骨蔬菜汤

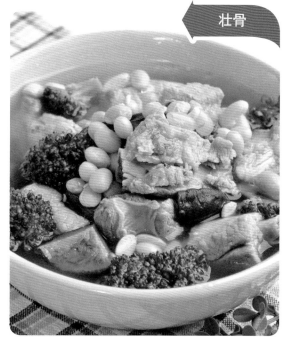

壮骨

◆**用料**◆ 黄豆、排骨、西蓝花、香菇、盐各适量。

◆**做法**◆
①将黄豆洗净，与排骨放入热水中汆烫。②香菇去蒂，洗净切半。西蓝花剁朵洗净。③将黄豆、排骨加水煮，大火烧开后转小火，约煮40分钟。④再放入香菇、西蓝花、盐，煮到翻滚后即可。

替您支招

* 应对孕期皮肤问题

皮肤油腻：怀孕女性新陈代谢缓慢，皮下脂肪大幅度增厚，汗腺、皮脂腺分泌增加，全身血液循环量增加，面部油脂分泌旺盛的情况会加重，皮肤变得格外油腻，"T"形区域更甚。

主要应当保持皮肤的清洁，不能用太强的洗涤剂，最好使用平时用惯的洗涤剂，每天多洗几遍脸；饮食上要多摄取含优质的动物蛋白和维生素A、维生素B_1、维生素B_2、维生素C的食物；颜色浓的菜、水果能使皮肤颜色更加漂亮；均衡摄入营养，平衡的食物能使孕妈妈的头发和皮肤及体内各器官得到很好的保护。

皮肤干燥：由于孕激素的关系，有些孕妈妈皮肤失去柔软感，略呈粗糙，甚至很干燥，有些部位出现脱皮现象，脸部的色素沉淀也增加。

干性皮肤的孕妈妈不要频繁地洗脸，因为皂碱会将皮肤上的天然油脂洗净，最好改用婴儿皂、甘油皂洗脸；使用能给皮肤增加水分的护肤品，涂抹在干燥区内并轻轻地加以按摩，婴儿润肤膏或润肤露品质纯正、温和，其特殊的滋润配方，能有效防止皮肤干燥，并能保持酸碱度平衡，更适合此时使用；沐浴时不应浸泡太久，否则容易造成皮肤脱水，使用不含皂质、pH值属中性的沐浴露或婴儿香皂；沐浴后，应在全身涂抹润肤油；要特别注意饮食营养平衡，增加镁、钙等矿物质的摄取，如肉类、鱼、蛋，还要增加必要的脂肪酸和维生素，如绿色蔬菜、水果、坚果、谷物、牛奶、鱼油、豆类等；在每天的饮食中，避免含兴奋剂饮料如咖啡、酒、茶，多喝水。

面部色斑：孕妈妈黑色素代谢缓慢，面部多会长黑斑，且孕后不易恢复。妊娠中后期皮肤变得敏感，对紫外线抵抗力减弱，皮肤容易被晒黑，面孔出现黄褐斑，额头和双颊出现蜘蛛斑。虽说在产后会不同程度减轻，但孕期还是要不间断采取一些必要的保护措施。

处理黄褐斑和蜘蛛斑的最好方法，是用妊娠纹霜加以掩饰，切忌去试着漂白，那样会破坏皮肤的分子结构，形成永久性伤害。多数孕妈妈的瘢痕会在产后3个月内自然减淡或消失，如果褪不掉，去请教医学专家，慢慢调理。由于妊娠期是较易发生皮肤炎症的时期，所

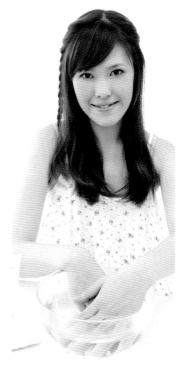

以，即使以前靠得住的产品，也要慎重使用。尽量避免刺激，不要化太浓的妆，散步时一定要涂上防晒油或带上遮阳伞、帽子。

色素沉淀增加：除了面部，孕期的身体肌肤也受到很大影响，本来就有色素沉淀的区域如乳晕、痣及雀斑，外阴部、大腿内侧及腋窝的颜色会加深，肚子正中央还会出现一条黑色妊娠线。

那条黑线是腹肌为了容纳扩大的子宫而放松的结果，生产后自然消退，不必过分担心；黑线及乳晕在产后色泽可能还很深，但过一段时间之后会逐渐淡化至消失。阳光会使原有色素部位颜色加深，直接曝晒紫外线易罹患皮肤癌，最好避免日光直晒，在炽热的阳光下尽量保护好原有色素的皮肤部位。

水肿：水肿发生的原因有很多，妊娠期子宫压迫下腔静脉，使静脉血液回流受阻；胎盘分泌的激素及肾上腺分泌的醛固酮增多，造成体内钠和水分潴留；母体合并较重的贫血，血浆蛋白低，水分从血管内渗出到周围的组织间隙等，都是怀孕女性产生水肿的原因。

通常只要保证良好的睡眠，次日清晨水肿就能消失。如果休息之后水肿仍不消失，甚至发展到大腿、腹壁、外阴或者全身，就是病态，应及时到医院做进一步检查，明确水肿原因并进行相应的治疗。

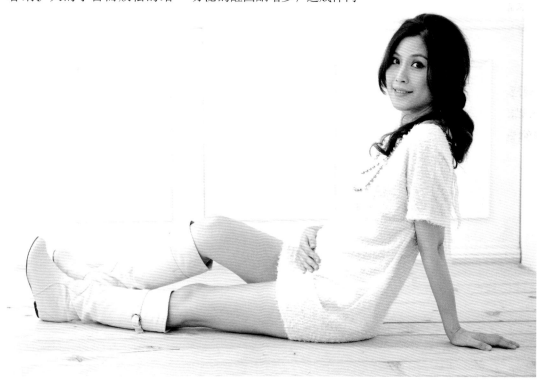

生活保健常识

💗电视机在工作时，由于电子流对荧光屏的不断轰击，荧光屏表面会不断地发出肉眼看不见的对人体有影响的静电荷和射线，这些射线有一部分射到显像管外边，对胎儿和孕妈妈是有害的，容易使孕妈妈流产或早产，还可能使胎儿致畸，特别是在妊娠1～3个月内。

💗如果看电视，距荧光屏的距离也应起码在2米以上，并注意开启门窗，看完电视后最好洗一下脸。

💗较长时间看电视时，要注意不断调整身体姿势。

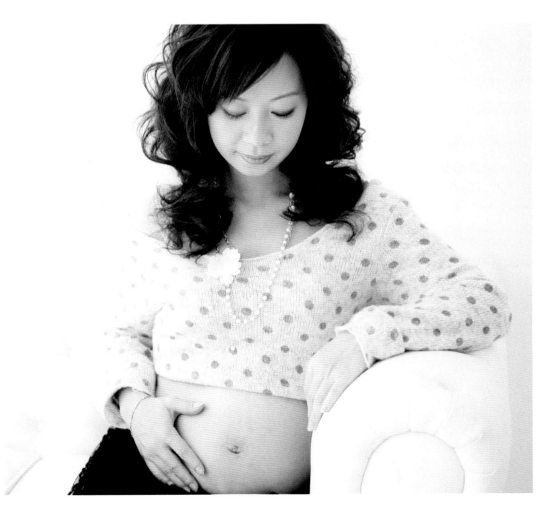

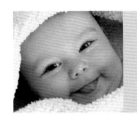

妊娠
第15周

妈妈/胎儿

💗 **妈妈**：现在只要看一看腹部，就能知道你怀孕了，穿衣服的尺寸也要随之改变。您能在肚脐下方7～10厘米的位置摸到自己的子宫。如果还没有感觉到胎动，也会快了。通常在16～20周感觉到胎动，因人而异，每个人怀孕的感觉也都不同。胎儿大小，活泼程度和活动量的不同，都会影响到孕妈妈的感觉。

💗 **宝宝**：胎儿现在的生长速度很快，远远超过了前几周。胎儿的身长已经达到10～12厘米，体重也达到50克。薄薄的皮肤上覆盖着一层细细的绒毛，全身看上去就像披着一层薄绒毯，这层绒毛通常会在出生时消失。中枢神经发育趋向完善，大脑产生最初的意识，面部五官端正，嘴形已完成，牙龈已出现雏形。胎儿的腿和脚都已经有了相当大的活动范围：会踢腿，把脚向里转又朝外转，弯一弯脚趾头或摇摇小腿。

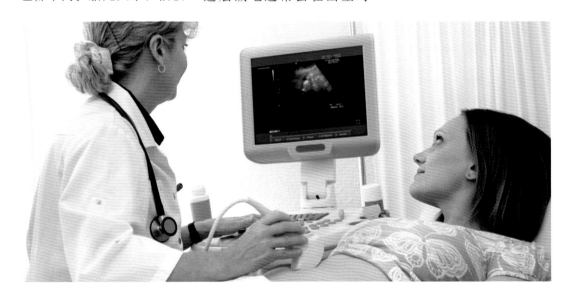

营养方案

单靠动物肉类补充铁有困难，因为动物肉中含铁量并不高，如牛肉100克才含2.2毫克铁，每天至少吃1千克牛肉才能达到需求量，猪肉100克含3毫克铁，每天至少要吃下1千克左右才能达到需求量，人怎么可能吃下这么多的肉呢？孕妈妈必须用含铁的奶粉补充一部分，或者在医生指导下，以药物来补充一部分，才能满足需求量。

水果中富含纤维和维生素，不仅对孕妈妈有益，而且可使胎儿皮肤好，生下的孩子白嫩。水果对母胎有益是没错的，但不能没有节制，多多益善。水果除富含维生素外，还含有大量的水和糖类，一个150～200克大小的苹果，就能产生100～120千卡的热量，相当于60～80克的米饭。果糖、葡萄糖等可在体内转化为脂肪，使孕妈妈体重增加。因此，孕妈妈每天食用水果200～250克就足够，不宜过多。

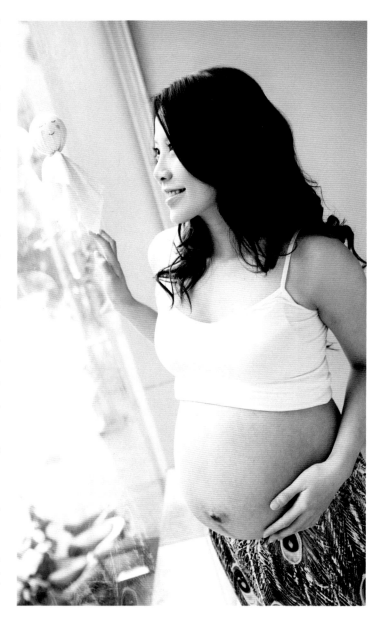

三餐两点

早期妊娠反应过去了，现在您肯定胃口大开，食欲旺盛。放开吃饱、吃好的同时，可要注意，含咖啡因的饮料和食物会影响到胎儿大脑、肝脏等器官的发育。辛辣的食物会引起便秘。高糖类食物会使体重超重，诱发妊娠糖尿病。一旦吃了含有食品添加剂和防腐剂的食物，可能会导致畸形胎儿或流产。

这些食物都会不同程度地影响母体胎儿的健康，需要孕妈妈注意。

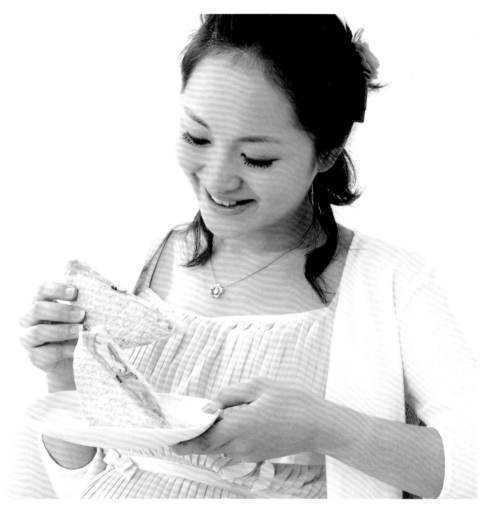

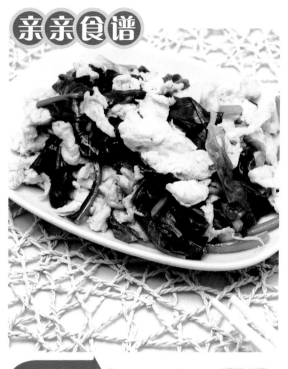

菠菜炒鸡蛋

◆**用料**◆ 菠菜100克，鸡蛋2个约120克，葱丝2克，盐、植物油各适量。

◆ **做法** ◆
①将菠菜洗净，切成3厘米长的段，用沸水氽烫一下，捞出沥干水分。②鸡蛋打散放入碗中。③锅内加入油烧热，倒入鸡蛋，炒熟盛入盘。④锅内重新加入油烧热，放入葱丝爆香，然后倒入菠菜，加盐翻炒均匀。⑤再将炒熟的鸡蛋倒入，翻炒均匀即可。

暖胃

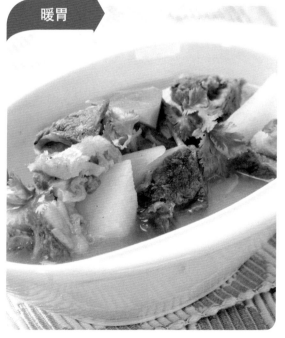

萝卜炖羊肉

◆**用料**◆ 羊肉500克，白萝卜、胡萝卜各150克，姜5克，香菜3克，醋1/2勺，盐、鸡精、清水各适量。

◆ **做法** ◆
①将羊肉洗净，切成2厘米见方的小块。②白萝卜洗净，切成3厘米见方的小块；胡萝卜洗净，切块。③将羊肉、姜、盐放入锅内，加入适量的水，大火烧开，改用中火熬煮1小时，再放入白胡萝卜块煮熟。④放入香菜、鸡精调味，食用时，加入少许醋即可。

芹菜拌腐竹

◆ **用料** ◆ 芹菜300克，水发腐竹200克，酱油1勺，味精、盐、香油各适量。

◆ **做法** ◆
①芹菜择洗干净，放入沸水锅焯一下，投凉沥水，装入盘内；腐竹切丝，码在芹菜上。②味精、酱油、盐一起调匀，浇在腐竹上，淋上香油拌匀即可。

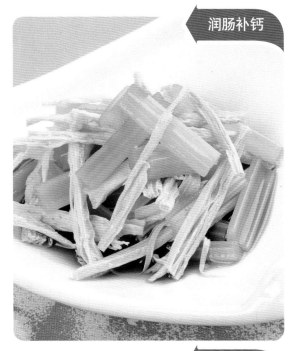

润肠补钙

榄菜酿柿椒

◆ **用料** ◆ 柿子椒100克，肥瘦肉馅150克，橄榄菜30克，葱末、姜末各2克，料酒、淀粉各1勺，盐、味精、植物油、清水各适量。

◆ **做法** ◆
①柿子椒竖划一刀，去蒂，去子，洗净。②瘦肉馅加盐、料酒、味精和匀，装入柿子椒内，拍匀淀粉。③锅倒油烧至七成热，放入柿子椒炸熟。④另起锅倒油烧热，放入葱末、姜末、橄榄菜爆香，加少许水烧开，放入柿子椒炒匀即可。

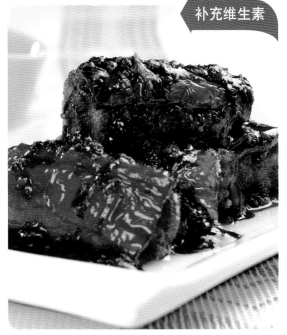

补充维生素

生活保健常识

孕妈妈外出要注意饮食营养及饮食卫生。在旅途中，营养不易平衡，特别是饮水、蔬菜往往无保障。因此，外出前应做好充分的准备。痢疾、肠炎而导致的高热、脱水对孕妈妈来说危害很大。外出时要处处注意饮食卫生，不吃包装不严格或过期食品，不随便饮用无厂家、无商标饮料。

优生科学家认为，母亲的情绪、态度会影响胎儿，在母体孕育过程中，个人性格、气质特点开始萌芽，包括爱、恨、忧伤、恐惧等不同情感。研究表明，胎儿在子宫里不仅有感觉，而且对母亲情绪的细微变化都能做出敏感的反应。

如果夫妻间不和，家庭人际关系紧张，甚至充满敌意和怨恨，或者母亲心里不喜欢这个孩子，时时感到厌烦。由于情绪变化影响内分泌激素改变，胎儿会感到痛苦，能体验到冷漠和仇视的气氛。将来性格发育会形成孤独寂寞、自卑多疑、懦弱、内向等性格，给胎儿的未来带来不利的影响。

＊知识链接

玉米的食疗作用：

玉米素来以富含镁元素、不饱和脂肪酸、粗蛋白、淀粉、矿物质、胡萝卜素等多种营养成分而备受人们青睐。

黄玉米：为黄色植物食品，富含镁元素，镁能使血管舒张，加强肠壁蠕动，增加胆汁分泌，促使人体内废物的排泄，有利于身体新陈代谢。还富含谷氨酸等多种人体所需的氨基酸，能够促进大脑细胞的新陈代谢，有利于排除脑组织中的氨，孕期宜常吃。

红玉米：以富含维生素B为主要特色。孕妈妈常吃可以预防及治疗口角炎、舌炎、口腔溃疡等核黄素缺乏症。

玉米油：以富含维生素E为主要特色。常吃不仅美容，还能降低血液中胆固醇的含量，可以防治动脉硬化及冠心病。

玉米须：取1～2个玉米的须子煎水当作茶喝，有利尿、降压、清热、消食、止血、止泻等功效，可以用来防治妊娠高血压综合征，肝胆炎症及消化不良等疾病。

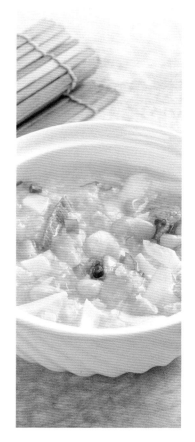

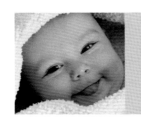

妊娠
第16周

妈妈/胎儿

💜 **妈妈**：妊娠16周时，胎龄14周，胎儿头至臀长为10～12厘米，体重约有80克。好动的小家伙开始在母体内活动，让您感受到初次胎动的惊喜。早期的胎动，像气泡感或颤动感。如果现在还没有感到胎动，请不要担心，多数孕妈妈在16～20周之间能觉察到。初次妊娠的您可能因为缺乏经验而不容易体会到，没关系，注意感觉和体会，您一定能感受到这份喜悦。

💜 **宝宝**：随着胎儿的生长发育，母体子宫和胎盘也在不断地增长，胎膜开始变得结实，羊水量从本周起开始急速增加，妊娠6周前子宫约140克，现在已经达到250克。胎儿能够自由转动头部、双臂和上半身，会以摆动身体和蹬腿的动作表示喜欢和厌恶。睾丸内间质细胞形成，开始分泌雄性激素。胎儿的脚指甲开始从指甲床里长出来。胎儿心脏的搏动更加活跃，内脏几乎已形成。胎盘与母体的连接更加紧密，改善了母体供给胎儿的营养，胎儿的生长速度加快。胎膜生长结实，羊水的数量也从这个时期开始急速增加。

4个月时，当母亲的手在腹部触摸到胎儿的脸时，胎儿就会做出皱眉、眯眼等动作。手在腹部稍微施加一些压力时，胎儿会立刻做出伸出手或脚回敬一下的动作。通过胎儿镜观察发现，当接触到胎儿的手心时，胎儿迅速紧握拳头做出反应，碰足底时脚趾会动，膝还会屈曲。触及上唇或舌头，能产生嘴的开闭活动。

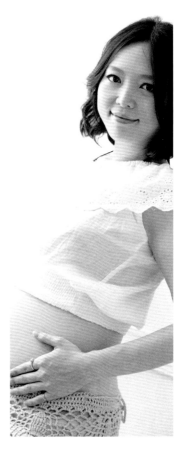

营养方案

* 孕妈妈扫斑食物

爱美的孕妈妈们，总是担心白皙的脸庞会被黄褐斑"入侵"。有研究表明，黄褐斑的形成与孕期饮食有着密切关系。如果孕妈妈的饮食中缺少一种名为谷胱甘肽的物质，皮肤内的酪氨酸酶活性就会增加，引起黄褐斑可能性就会增加。

推荐几种对防治黄褐斑有很好疗效的食物，爱美的孕妈妈不妨试试。

维生素C含量丰富的食物：

猕猴桃：猕猴桃被喻为"水果之王"。含有丰富的食物纤维、维生素C、维生素B、维生素D、钙、磷、钾等微量元素和矿物质。猕猴桃中的维生素C能有效抑制皮肤内多巴醌的氧化作用，使皮肤中深色氧化型色素转化为还原型浅色素，干扰黑色素的形成，预防色素沉淀，保持皮肤白皙。但须注意，脾胃虚寒的孕妈妈不可以多吃，容易腹泻。

西红柿：西红柿具有保养皮肤、消除雀斑的功效。丰富的番茄红素、维生素C是抑制黑色素形成的最好武器。常吃西红柿可以有效减少黑色素形成。提醒要注意的是，西红柿性寒，如果空腹食用容易造成腹痛。建议每天用1杯西红柿汁加微量鱼肝油饮用，能令孕妈妈面色红润；还可以先把面部清洗干净，然后用西红柿汁敷面，15～20分钟后再用清水洗净。对治疗黄褐斑有很好的疗效。

柠檬：柠檬也是抗斑美容的水果。柠檬中所含的枸橼酸能有效防止皮肤色素沉着。使用柠檬制成的沐浴剂洗澡能使皮肤滋润光滑。但要注意柠檬极酸，吃得过多会损伤牙齿。

各类新鲜时令蔬菜：各类新鲜蔬菜含有丰富维生素C，具有消褪色素的作用。如西红柿、土豆、卷心菜、花菜；瓜菜中的冬瓜、丝瓜，孕妈妈要多多享用，它们也具有非同一般的美白功效。

其他：豆制品和动物肝脏等这些食品对消除黄褐斑有一定的辅助作用。

含维生素E丰富的食物：

黄豆：大豆中所富含的维生素E能够破坏自由基的化学活性，不仅能抑制皮肤衰老，更能防止色素沉着于皮肤。推荐大豆甜汤：黄豆、绿豆、赤豆各100克洗净浸泡后混合捣汁，加入适量清水煮沸，用白糖调味做成饮服。每天3次，对消除黄褐斑有功效。

牛奶：牛奶有改善皮肤细胞活性，延缓皮肤衰老，增强皮肤张力，刺激皮肤新陈代谢、保持皮肤润泽细嫩的作用。

带谷皮类食物：随着体内过氧化物质逐渐增多，极易诱发黑色素沉淀。谷皮类食物中的维生素E，能有效抑制过氧化脂质产生，从而起到干扰黑色素沉淀的作用。

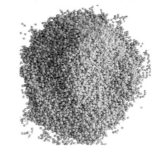

＊粗粮不可缺少

妊娠中期的膳食宜粗细搭配、荤素搭配，避免过精，造成某些营养元素吸收不够。

红薯：又称甘薯或者地瓜。红薯富含淀粉，其氨基酸、维生素A、维生素B、维生素C及纤维素的含量都高于大米与白面。还富含人体必需的铁、钙等矿物质，是营养全面的长寿食品。红薯含有类似雌性激素的物质，孕妈妈食用后能使皮肤白嫩细腻。红薯中含有黏蛋白，是一种多糖和蛋白质的混合物，属于胶原和黏多糖类物质。这种物质促进胆固醇的排泄，防止心血管的脂肪沉淀，维护动脉血管的弹性，从而能有效地保护心脏，预防心血管疾病。所以，红薯是怀孕女性的营养保健食品。

糙米：糙米十分适合孕妈妈食用。每100克糙米胚芽中含蛋白质3克、脂肪1.2克、维生素$B_1$2.5毫克、维生素$B_2$2.5毫克、维生素E1.8毫克、维生素C50毫克、维生素A50毫克、烟酸250毫克、叶酸250毫克、锌20毫克、镁15毫克、铁20毫克、磷15毫克。

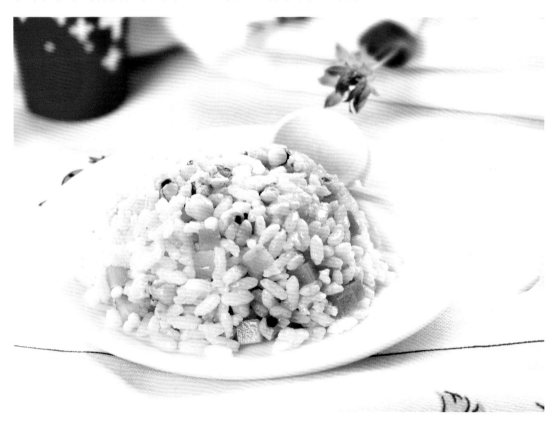

三餐两点

可以根据以下标准，安排每日的饮食：

大米或面食500克；鲜绿叶蔬菜500克；鸡蛋2个；鱼肉或动物肝脏100克；豆类或豆制品100克；另外可以适当增加一些水果和乳制品。

♥ **正餐**：虾皮、海带、紫菜、豆制品等含钙质丰富的食物，可以经常食用。

♥ **早餐**：紫米粥、虾仁粥含微量元素丰富，且有健脾胃、益气血的作用，常吃有益。

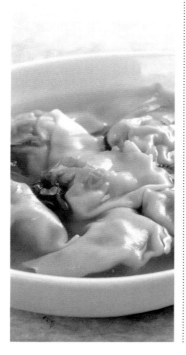
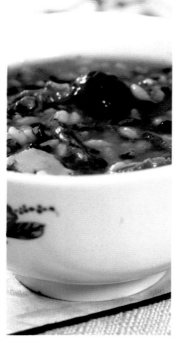

*知识链接

羊水穿刺：胎儿生活在母体子宫内，漂浮于羊水之中。胎儿皮肤、消化道、呼吸道和泌尿生殖系统的脱落细胞全都悬浮在羊水内。对羊水细胞进行体外培养，使其生长繁殖，可供分析诊断。羊水穿刺一般在妊娠16～20周进行，是由于此期子宫内羊水量较多，在胎儿周围形成较宽的羊水带，易于穿刺又不容易伤害胎儿。此外，这时期的羊水中有活力的细胞较多，易在体外培养。此时如果发现胎儿异常，也可以及时进行引产。

孕妈妈怎样吃鱼更健康：

①多吃深海鱼类，如鲑鱼、鲭鱼、鲨鱼等。

②烹调时尽量采用水煮的方法，清淡饮食比较好。

③对于鱼类过敏的孕妈妈，不妨改吃专用的营养配方食品，以减少婴幼儿过敏体质的产生。千万不要勉强摄取鱼类，以免造成身体不适。

④特别提醒孕妈妈要多吃鱼，但最好不要吃鱼油，因为鱼油会影响凝血机制，孕期吃多了可能会增加出血概率。

生活保健常识

如果您的妊娠期正好是哈密瓜和西瓜上市的季节，不妨多吃一点，因为它们都含有大量的维生素A和维生素C。

外表的装扮常常与人的内心互相起作用：打扮得美，往往可以改善情绪；情绪好又常常能让人看起来比往常更有魅力。

让自己处在和睦温馨、情意融融的环境气氛中，大方坦然，放松自我，平和地对待周围的一切消极因素，经常听一些优美抒情的音乐、幽默诙谐的语言，保持轻松愉快的心情。

怀孕期间保持适度活动和机体健康，孕妈妈比较有可能顺利分娩，产后身材也会恢复得更快。最好能经常做运动，而不要偶尔一次去做大量的运动。

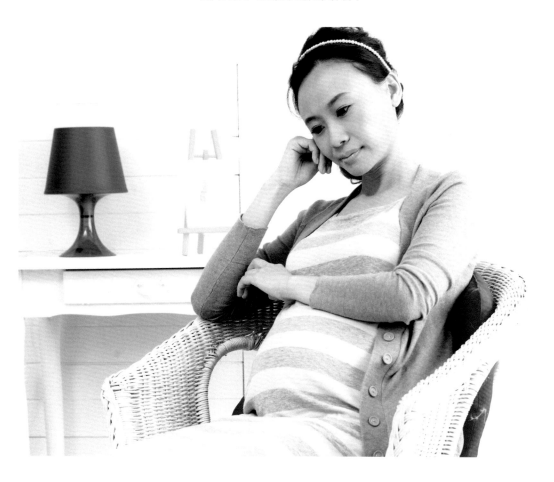

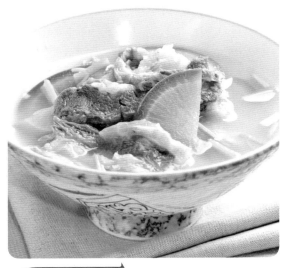

萝卜羊肉汤

◆ **用料** ◆ 羊肉300克，萝卜200克，姜片3克，香菜段5克，醋1勺，盐、味精、清水各适量。

◆ **做法** ◆

①羊肉洗净，切块；萝卜洗净，切块。②羊肉块、姜片、盐放入锅内，加适量水，大火烧开，改小火煮至羊肉熟，放入萝卜块煮熟。③再加入香菜段、盐、味精、醋，搅匀即可。

补充维生素

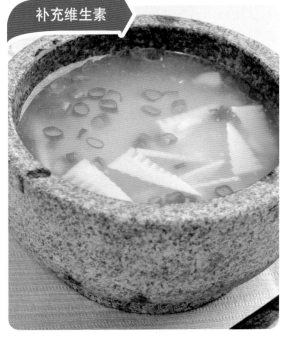

春笋清粥

◆ **用料** ◆ 江米1小碗，春笋100克，葱花、盐、鸡精各适量。

◆ **做法** ◆

①将春笋剥去外皮、洗净，切成薄片。②用江米熬粥，到米粒稍微绽开时放入春笋片。③等粥呈糊状时放入春笋片、盐和鸡精，搅拌均匀。④撒上葱花即可。

五彩蔬菜沙拉

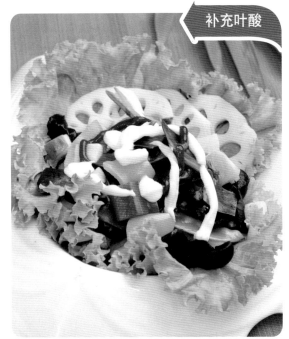

补充叶酸

◆**用料** 黄瓜、生菜、豌豆、红柿椒、黄柿椒、莲藕、紫甘蓝、水发木耳各50克，沙拉酱3勺，番茄酱1勺。

◆**做法** ◆
①黄瓜、紫甘蓝、红柿椒、黄柿椒均洗净，切丁。②豌豆、水发木耳焯熟；莲藕洗净，切片，焯熟后放到盘边。③生菜洗净后铺盘底，黄瓜、豌豆、红柿椒、黄柿椒、紫甘蓝、水发木耳分别码盘，挤上番茄酱和沙拉酱，吃时拌匀即可。

萝卜丝珍珠贝

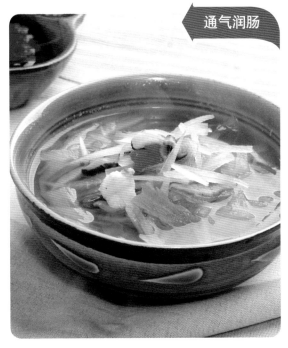

通气润肠

◆**用料** 白萝卜1根约300克，胡萝卜少许，香菇1朵，小油菜1棵，珍珠贝肉100克，盐适量，鸡精少许，高汤2碗。

◆**做法** ◆
①白萝卜、香菇洗净切丝；胡萝卜洗净切片；小油菜洗净掰开；珍珠贝肉洗净。②锅中倒入高汤烧沸，加入白萝卜丝、胡萝卜片，大火煮沸。③放入香菇丝、小油菜、珍珠贝肉，加入盐、鸡精，煮3分钟即可。

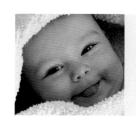

妊娠
第四月概要

进入第四个月，早孕反应消失。您需要增加营养，要保证食物的质量，使营养平衡。从各种食物中吸收均衡营养素。对生成胎儿的血、肉、骨骼起着重要作用。蛋白质、钙、铁等成分这个阶段的需求量比平时大得多。由于维生素与钙的作用，促进骨骼生长的维生素D比平常的需求量多出4倍。热量只需增加5%～10%。

第四个月是胎儿长牙胚的时期，要多吃含钙丰富的食物，让孩子在胎儿期就长上坚固的牙胚。注意少吃含白砂糖多的食物，因为白砂糖对吸收钙起副作用，且易引起发胖。可以选用红糖，红糖中钙的含量比同量的白糖多两倍，铁质比白糖多一倍，还有人体所需的多种营养物质。有益气、补中、化食和健脾暖胃等作用。

要少吃含盐多的食品，盐分吸收太多，会在后期引起水肿和妊娠高血压综合征。

节制冷饮。夏季不要长时间地使用电风扇，在有空调的屋子里不要待得太久。

饭量增加后，容易便秘。预防便秘应多吃粗粮及粗纤维果蔬，多饮水，多活动。还可以饮些酸牛奶和蜂蜜，起到润肠通便的作用。

切不可滥用泻药，有可能引起子宫收缩而导致流产、早产。

最好每天可以洗澡。洗澡不要过冷或过热，以38～40℃为宜，要选择淋浴或擦浴。

内衣要选择通气性、吸水性好的纯棉织品，每天换洗。有实验证明，孕期戴化纤乳罩是酿成产后乳汁不足的重要原因之一。

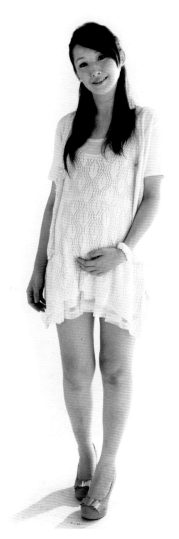

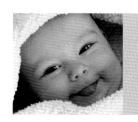

妊娠
第17周

妈妈/胎儿

💗 **妈妈：** 母体开始能明显感到胎儿的活动，胎儿会在子宫内伸手、踢腿、冲击子宫壁，这就是胎动。胎动的次数多少，快慢强弱等常表示胎儿的安危，只要胎动规律、有节奏、变化不大，则证明胎儿发育正常。胎动正常，表示胎盘功能良好，输送给胎儿的氧气充足，胎儿在子宫内生长发育健全，在很愉快地活动。

孕妈妈血红蛋白下降，此时宫底高度已平脐。会因为下腹部膨隆，感觉下坠，时常会伴有心慌、气短的感觉，有时还会发生便秘。妊娠中期，随着早孕反应的消失，孕妈妈渐渐适应了妊娠期的变化，怀孕的事实被接受，家人的体贴与爱抚使心情趋于平静。此时心里会充满憧憬，应当是整个妊娠期中最舒服的阶段。

💗 **宝宝：** 5个月的胎儿长出头发，嘴开始张合，眼睛会眨动。胎儿拥有自身的循环，心脏将血液泵向全身，胎儿在母体内练习吮吸、吞咽和眨眼3种反射行为。

胎儿全身长出细毛，眉毛、指甲等也出齐。胎儿已出现的器官不断增大，日趋成熟，但是不会再有新的器官出现。胎毛到胎儿出生时大部分都会消失。如果胎儿是个女婴，卵巢里已经存在着卵子，女孩卵巢中所有的卵子与生俱来。

胎儿舌头上的味蕾已经发育完全，能感受到6‰浓度的蔗糖溶液中的甜味。5个月大的胎儿，在宫内的环境适应能力之一就是因为胎儿有味觉，能辨别出羊水的味道，从而决定吞咽与否，或吞咽多

少。尽管羊水稍具咸味，胎儿也能津津有味地品尝。

孕妈妈观测胎动，最好每天早晨、中午、晚上各测一次，每次连续计数1小时，再把3次计数的和乘以4，便可以推算12小时的胎动次数。

测胎动时最好取左侧卧位，全神贯注，平心静气地体会胎动次数。每动一下就在纸上画上一道，胎动可能只动一下，也可能连续动数十下，均只算胎动一次。

正常情况下，应当每小时3～5次，12小时不少于20次。在产前检查时，可以把胎动记录带在身上，提供给医生参考。注意观测胎动，能监护胎儿安危，发现异常后能得到及时、合理治疗。

运动胎教在漫长的孕期当中必不可少。

营养方案

中医营养学特别强调孕妈妈要"因时择食",即指女性怀孕后,一要注意根据妊娠的月份不同,随时更换食谱;二要留意季节的变化,在饮食上因时令有差异。

夏天常会使人食欲减退,孕妈妈应当多吃清凉爽口的食物,多吃新鲜蔬菜和水果,少吃如辛辣刺激的食物。多饮白开水,不要贪吃冷饮,避免过冷伤胃。不宜饮啤酒和汽水。注意饮食卫生,不吃变质食物及剩菜、剩饭,不吃摊商食品,以防痢疾、肠炎和食物中毒。

妊娠5个月时,容易出现妊娠期贫血,每天应当补充铁元素28毫克,可以从食物中补给,尽量利用动物肉中的血红素铁,以便于吸收和利用。肉类中的铁能吸收22%,血类的铁能吸收12%,鱼肉的铁能吸收11%,黄豆类的铁能吸收7%,蛋黄类的铁只能吸收3%,蔬菜中的铁只能吸收1%,因此,孕妈妈最好多吃各种瘦肉。

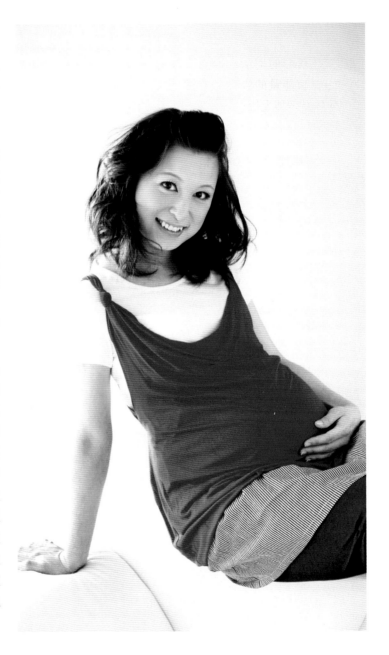

三餐两点

💗 **早餐**：可以把早餐当作正餐来吃，以重视早餐的质量和营养的均衡。既能增加营养和能量的供给，又不会使体重增加太快。

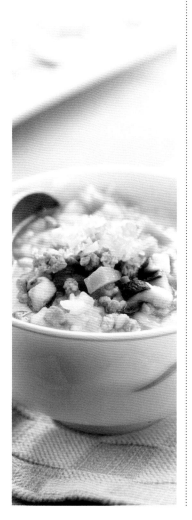

💗 **中餐**：白领上班族怀孕女性下午很可能很忙，没有给自己加餐的机会，那么，中午一定要吃饱、吃好，最好要吃一些肉类食物。还有不妨在下午上班中嚼一点小食品来补充。

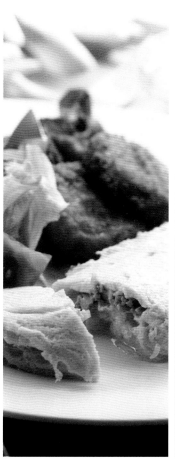

💗 **晚餐**：可以适度减少谷物类等含糖较高的食物和脂肪类食品，合理安排蛋白质和碳水化合物的摄入量。这样做，既能补充足够的营养素，又不至于让体重增加过快。

常吃绿豆粥、赤豆粥、百合粥等食物，于机体新陈代谢有益。

* 一日多餐食谱例举

早餐：米饭150克，豆腐海带汤1碗，鸡蛋2个。

加餐：上午10时，水果200克。

午餐：肉丝面条150克，生菜豆腐汤1碗。

加餐：下午15时，牛奶或酸奶25毫升，饼干或面包150克。

晚餐：米饭150克，炖羊肉1盘，虾仁烩豌豆1盘，松仁海带汤1碗。

如果食欲不佳，向您再推荐两款食疗药膳：

木耳红枣汤：黑木耳、红枣用水炖熟后加入适量红糖，每天吃两次。

枣豆糯米粥：红枣加赤豆和糯米熬粥，每天吃两次可以治疗食欲缺乏。

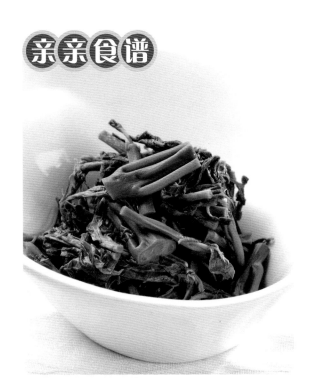

开胃香椿

◆ **用料** 鲜香椿250克，精盐、白糖、陈醋、酱油、香油、清水各适量。

◆ **做法** ◆

①鲜香椿洗净，切成小段。②锅中加适量清水烧开，将鲜香椿入锅中氽水，捞出放凉后装盘，加入适量精盐、白糖、陈醋、酱油、香油，拌匀即可。

促进胎儿发育

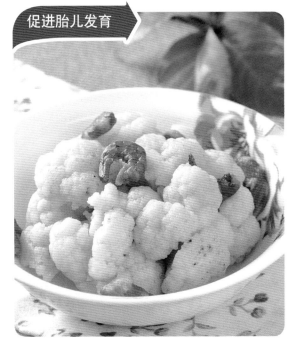

海米烧菜花

◆ **用料** 菜花200克，海米300克，葱段、淀粉、料酒、精盐、鸡精、植物油、清水各适量。

◆ **做法** ◆

①把菜花洗净，掰成小块，放入开水锅中烫至断生，捞出用凉水过凉，捞出沥干水分备用。②炒锅置中火上，倒油烧热，放入葱段炸至金黄色捞出不要，烹入料酒，加入适量水和少许鸡精，放入海米、菜花、精盐，炒至入味，用淀粉勾芡，出锅即成。

海带炖肉

◆ **用料** ◆ 带皮五花肉500克，水发海带200克，葱段、姜片各5克，花椒、八角茴香各1克，酱油1勺，糖1/2勺，鲜汤1碗，味精、盐、植物油各适量。

◆ **做法** ◆

①带皮五花肉刮洗干净，切块；水发海带洗净，切片。②锅内加油烧热，放入带皮五花肉块煸炒至变色。③放入酱油、糖、葱段、姜片、花椒、八角茴香、鲜汤烧沸，转小火炖至八成熟，放入水发海带片炖20分钟，调入盐、味精即可。

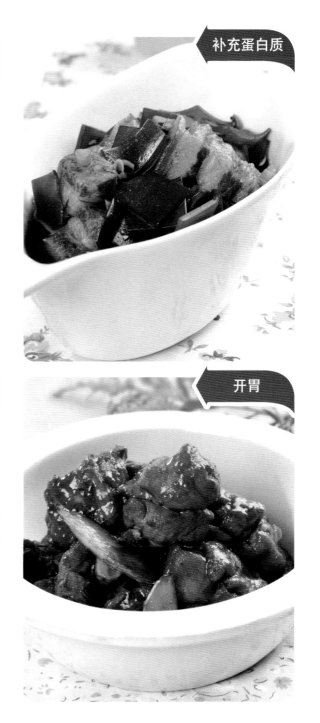

补充蛋白质

开胃

三杯鸡

◆ **用料** ◆ 嫩鸡1只约500克，姜块、蒜片各5克，料酒、酱油、香油各1杯，糖1/2勺，盐、清水各适量。

◆ **做法** ◆

①嫩鸡洗净，切块，入锅余烫片刻，捞出，沥干。②锅内倒入香油烧至六成热，放入姜块煸香。③下入嫩鸡块、蒜片翻炒，加入料酒、酱油、糖、盐和少许水，盖上锅盖。④焖至汤汁收干即可。

生活保健常识

● 身体开始显得笨拙，为了翻身方便，也为了缓解腰痛，睡床不宜太软。

● 外出时应当戴上遮阳帽，避免阳光直接照射和刺激，以减少面部出现妊娠斑。

● 可以经常一边抚摸腹部，一边用徐缓和平和的节奏，跟腹中的胎儿说话，会使胎儿感到亲切和安全，也是与胎儿交流的最佳方式。从现在起，每天听到妈妈的声音带给胎儿的亲和力与安全感，可以在胎儿记忆中保存到出生后。即使将来孩子出生后，在受到惊扰或者夜间哭闹时，您的亲切抚摸与平和声音，也能迅速使胎儿安静下来。

● 清早起床，晚上临睡前，都可以轻轻地按摩一下腹部，和胎儿说一声："宝贝，妈妈爱你！""今天的天气真好，胎儿好开心啊！""妈妈要睡觉了，晚安！"还可以请准爸爸临睡前也来和胎儿打个招呼，有利于从早期开始密切亲子关系，同享天伦之乐。

● 近期胃口好了，食量会增加，却不宜每一顿都吃得太多，以免体重增加太快。

＊知识链接

到妊娠4～5个月之间，孕妈妈妊娠反应消失，身体处于最佳状态，会显得容光焕发。这时腹部已经逐渐隆起，已经能明显看出怀孕了。此时，有的孕妈妈会有一种羞怯感，不愿意见熟人，遇到要好的朋友时会感到很难为情。还有些孕妈妈不喜欢自己的腰宽、体胖，且为脸上出现的"蝴蝶斑"而恼火。其实，您可能不知道，孕妈妈也有一种孕体美，安详、沉静、大方，母性之美逐渐展现出来，这种美并不是谁都能随时拥有的。

人体各类生理活动需要能量，蛋白质、碳水化合物和脂肪是主要的供能物质。孕期要在低盐、低糖、低脂的膳食原则下，保证能量供应。

家庭里可以准备一台体重计，每星期称一次体重。因为体重的变化最能反映孕妈妈

的营养状态和胎儿的生长发育情况。通过"总量控制"，使胎儿保持一个适当的出生体重，也可以预防孕妈妈出现妊娠糖尿病或高血压、水肿、蛋白尿等中毒症状。

大米、面食及其他富含淀粉的食物可以提供碳水化合物、蛋白质、微量元素和维生素。孕期每日要增加主食75克左右。

少量多餐，每天吃5～6餐，可以防止吃得过多，也有利于营养的吸收。

孕中期大多数孕妈妈会胃口大开。此时胎儿也在迅速长大，丰富的营养会通过您吃的食物源源不断地供给新生命，不要因为害怕体重增加而控制饮食。

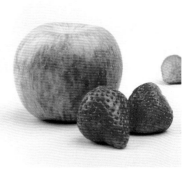

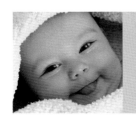

妊娠
第18周

妈妈/胎儿

妈妈：本周孕妈妈的子宫在脐下两指处可以触摸到。如果体重增长过快或者过慢，都应该到医院检查。体重增长过快会给分娩带来困难，增长过慢说明胎儿、胎盘和子宫生长缓慢或孕妈妈营养不良，或者是患有某种疾病。

孕期一般不主张减肥和节食，也不赞成无限制地增加能量。孕妈妈应当合理地安排饮食，保持各种营养成分的平衡，并把食物的总能量限制在适当的范围内。

胎儿：胎儿听力在本月形成，能听到妈妈心脏跳动的声音，最爱听的是妈妈温柔的说话声和歌声。

胎儿已经可以练习呼吸、吞咽及吮吸动作，为以后离开子宫后的生活做准备。部分羊水会被吸入胎儿体内。胎儿的皮肤颜色发红，光滑透明，能透过皮肤看到血管，在胎儿皮肤颜色加红的同时皮肤增厚，有了一定的防御能力，有利于保护胎儿的内脏器官。

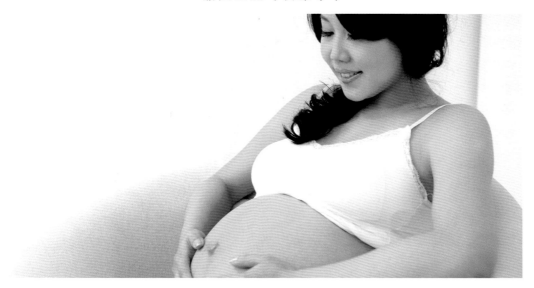

营养方案

由于我国居民的膳食是以植物性蛋白质为主,蛋白质净利用率按50%计算。孕妈妈本身的体重增长也需消耗蛋白质。我国营养学会推荐的蛋白质供给量为1.2克/千克体重,推荐在孕中期每天增加15克,孕后期每天增加25克。

钙是孕妈妈最容易缺乏的营养素之一。新生儿体内含钙约30克,主要在妊娠7～9个月时储存,平均每天的钙沉积量为280毫克,按钙的吸收率50%计算,孕中期需要每日补充220毫克,

孕后期需要每日补充700毫克。这个数量一般食物不容易提供,据估计胎儿的钙约有30%来自孕妈妈的骨钙,为防止发生骨质软化,需要在孕前和孕期膳食中供给充分的钙,使孕妈妈有充分的钙储备,以备孕后期母子的需求。

孕中期是胎儿生长发育最迅速、最重要的几个月,胎儿的骨骼、器官、形体正在全面地发展,大脑也正在发育,直接影响胎儿出生后的体重、智能等。此时应注重高蛋白、多脂肪的营养食品。搭配

食用动物性食品如鸡、鱼、瘦肉、蛋类、牛奶及动物心、肝等。植物类食物五谷杂粮、瓜、果、蔬菜、坚果及海生植物等。

孕期增加营养应当根据自身素质、胎儿发育特点来搭配饮食。如补充一些维生素,多吃一些水果,多补充水分,会消除体内循环所排出的毒素、防止便秘。在出现不适时,应及时就医,防止影响胎儿的生长发育所需要吸收的营养。

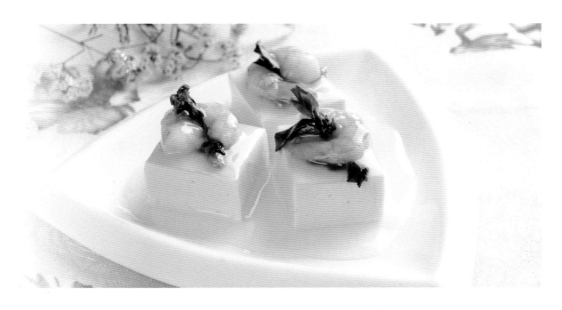

三餐两点

按照妊娠中期营养需求，每天可以合理搭配食物比例，根据个人自身特点安排每日的三餐两点。

一天大约需求量参考：鸡蛋1~2个，瘦肉或动物内脏及鱼虾类食物100克，豆类食物包括干豆和豆制品类食物100~150克，时令新鲜蔬菜500~750克，谷物类主食包括米饭、馒头、面条、粟米、薯类等食物400~500克，牛奶或奶制品250~500毫升，海藻类海产品包括海带、紫菜、发菜等适量，时鲜水果250~500克，动植物油、食盐和糖适量。

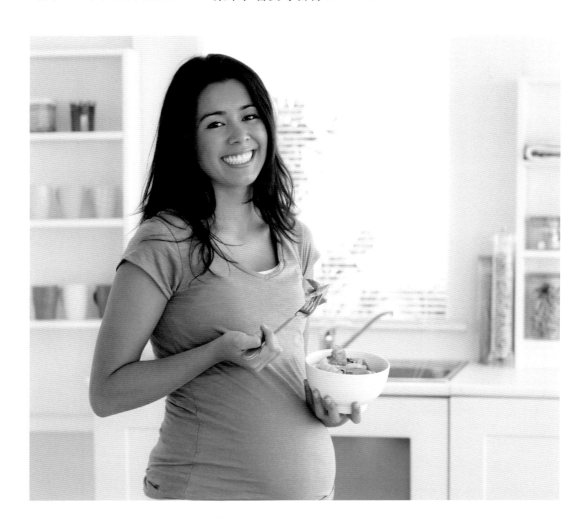

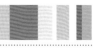

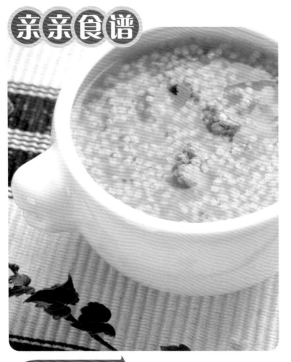

鸡肝小米粥

◆ **用料** 鸡肝50克，小米100克，豆豉3克，姜少许，盐、味精各适量。

◆ **做法** ◆

①将鸡肝洗净，切片或块。②先煮小米，加入豆豉及姜，后加入鸡肝。快熟时放入盐、味精调味，稍煮即可。

补钙壮骨

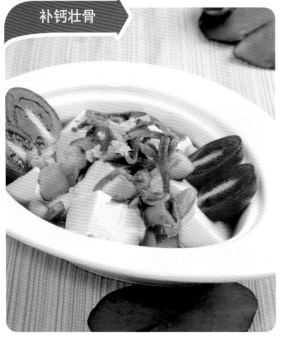

凉拌豆腐

◆ **用料** 内酯豆腐1块约200克，樱桃番茄4个，茄子1个，小白鱼干15克，毛豆50克，姜泥少许，蒜1瓣，酱油1/2勺，盐适量。

◆ **做法** ◆

①将内酯豆腐切成大块摆在盘子内控干水分。②把蒜切成薄片；茄子切成1厘米见方的小丁，用盐轻轻揉搓，入锅焯熟捞出备用。③毛豆焯过后将其取出，樱桃番茄切成两瓣，与蒜、小白鱼干、茄子一同盛到切好的豆腐上，撒上姜泥和酱油即可。

山药蛋黄粥

补气

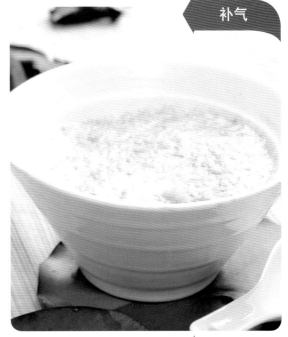

◆ 用料 ◆ 生山药30克，熟鸡蛋黄3个，清水适量。

◆ 做法 ◆

①将生山药切块，研成细粉，用凉开水调成山药浆。②熟鸡蛋黄碾碎。③将山药浆倒入锅内，放置于小火上，不断用筷子搅拌，煮2~3分钟，加入熟鸡蛋黄，继续煮熟即可。

奶汁白菜

开胃

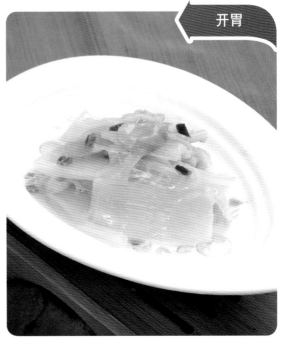

◆ 用料 ◆ 大白菜250克，火腿15克，高汤1/2碗，鲜牛奶2勺，盐、鸡精、水淀粉、香油、植物油各适量。

◆ 做法 ◆

①大白菜洗净，切段；火腿切成碎末备用。②锅内加入油烧热，放入大白菜段，用小火缓慢加热至大白菜段变干，放入高汤、鲜牛奶、盐烧沸腾，倒入大白菜段烧3分钟左右。③用水淀粉勾芡，撒入火腿末，加入鸡精后淋少许香油装盘即可。

生活保健常识

自然界气候的变化，时时会影响着人体的生理、病理状况，孕妈妈更容易受影响。因此，随着胎儿在孕妈妈体内的生长发育，营养需求不同，孕妈妈的饮食不应当千篇一律，应根据胎儿和胎盘的成长适应其生理性、代谢性需求，随时调整成适宜的饮食。

市场上五花八门的冷饮，如雪糕、冰淇淋、棒冰、可乐、汽水等，都是高热量食品，不适宜多吃，这些冷饮只能暂时解渴，含糖量较高，其中色素及添加剂对健康无益，所以如果能花点工夫，自制些简单饮品，对全家人身体都较有益。

妊娠5个月以后，孕妈妈常会在夜间发生小腿抽筋，引起小腿痉挛的原因主要是缺钙。发生这种症状后，应注意多食用含钙丰富的食品，如牛奶、豆制品、鱼类、海带、虾皮等。同时还要注意加强户外活动，多晒太阳，促使维生素D的形成，增加钙的吸收。如果缺钙较重，要在医生指导下补充钙剂。

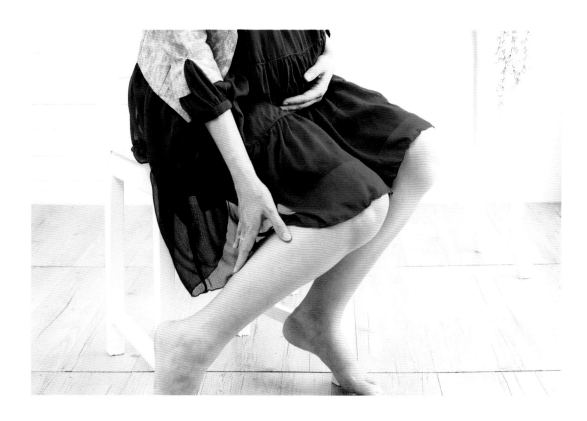

* 知识链接

（1）人们习惯称动物的肾脏为"腰子"，猪肾入菜称"猪腰花"，有滋肾利尿的作用，适宜孕期间隔食用。

清洗猪的肾脏时，可以看到白色纤维膜内有一个浅褐色腺体，就是肾上腺，它含有皮质激素和髓质激素。如果误食肾上腺，皮质激素会使人体内血钠增高，排水减少而诱发妊娠水肿。髓质激素会促进糖原分解，使心跳加快，诱发妊娠高血压或高血糖等疾患。同时会出现恶心、呕吐、手足麻木、肌肉无力等中毒症状。因此，吃腰花时一定要把肾上腺剔除干净。

（2）夏季天气热，易流汗、盐分流失较多，比较适宜清补。孕妈妈体质一般较燥热，神经内分泌增加，容易食欲缺乏，或吃的食物虽精致却不均衡，会有营养不良的状况发生，在食补中宜把握清淡原则。新鲜果汁如橙汁、苹果汁、柠檬汁、西红柿汁、葡萄汁、菠萝汁等，含有极丰富的营养物质如维生素、矿物质；此外，冬瓜、红枣、荷叶、茯苓、扁豆、莲子也是很好的食材，非常适合夏季食补，可以制作成红枣茶、冰糖莲子、冬瓜蛤蛎、荷叶排骨来食用。

（3）夏季，最好穿无袖无领的衣裙，把脖子露出来，把头发剪短一点会显得利索精神一些。穿颜色协调一致的衣服会使身体显得修长，要避免颜色灰暗的衣服，衣服的款式也不宜皱褶过多，简洁明快最好。

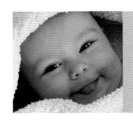

妈妈/胎儿

💙 **妈妈**：孕妈妈下腹部继续膨胀，感觉到下坠，时常会伴有心慌、气短的感觉，有时会发生便秘，本周子宫的高度已经与脐部相平齐。随着身体变得越来越笨重，应当调整心理尽快适应。在母亲兴奋激动时，体内的激素分泌发生变化，会透过血液、胎盘传给胎儿。

💙 **宝宝**：本周胎儿的胎龄为17周，胎儿头臀长约13～15厘米，体重200克。值得注意的是胎儿的神经系统进一步发育，特别是大脑的发育会有惊人的进展。胎儿体内基本构造已经到了最后完成的阶段。延髓的呼吸中枢也开始活动，肺泡上皮开始分化。

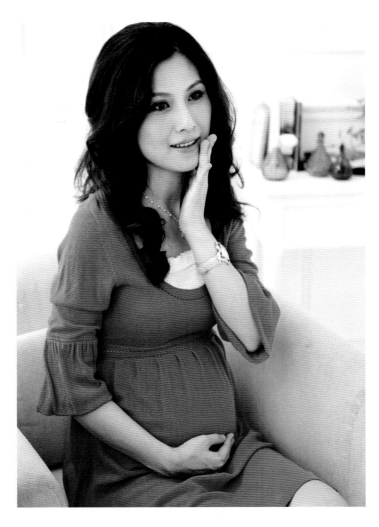

营养方案

胎儿骨骼的生长和牙齿的发育需要钙。

补钙的过程中应注意：

摄取含钙量丰富的食品。牛奶、奶制品、海产品、大豆及豆制品、深绿色菜。每天保证喝两袋牛奶或牛奶、豆浆各一袋。

增加户外活动，接受紫外线的照射，使体内产生促进钙吸收的维生素D。

适当增加运动，通过骨骼肌肉的运动，使钙能沉积在骨骼上，有利于钙质的有效利用。在阳光明媚的路上散步，每天坚持30～40分钟；在宽敞的室外做一做保健操。

据估计，整个妊娠期需要1000毫克铁，其中350毫克用于满足胎儿和胎盘的需求，450毫克用于增加血容量的需求，其余200毫克会储存起来，以便作为分娩时血容量减少的铁库。妊娠期孕妈妈对铁的吸收率可能增加2～3倍，月经停止能减少一些铁的损失。建议孕妈妈从怀孕12周开始，每天补充30毫克铁。

补锌的最好办法是多吃含锌丰富的食物。动物性食物含锌量高于植物性食物，而且生物利用率也高，如肉类、动物内脏、鲜蛋、牛奶及鱼虾类、海带、银耳、豆制品、花生米等含锌量也很高。蔬菜中锌的含量普遍比较低，其中含锌量较高的有油菜、萝卜、韭菜、黄花、大白菜等。

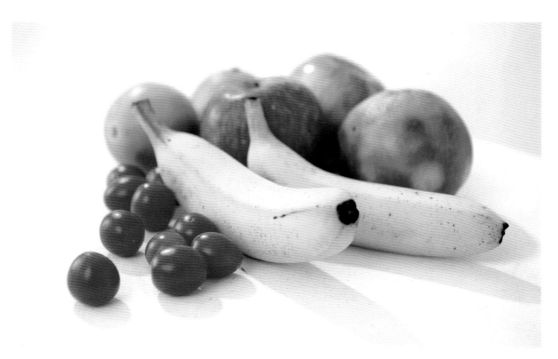

三餐两点

　　妊娠期从第4个月起，体重增长迅速，母体开始储存脂肪及部分蛋白质。胎儿迅速发育，各器官逐步完善，免疫系统组织器官也随之发育，胎儿组织中钙、磷、铁、锌、钾等矿物质都在不断地储备，孕妈妈的一日三餐安排应当注意：

　　在保证营养均衡全面的前提下，增加各种营养素的摄入量。每日热能增加200千卡，蛋白质增加15克，铁增加至28毫克，钙增加至1500毫克，其他营养素也都相应增加。

　　尽量在日常膳食中满足各种营养素的供给，尤其增加动物性食物及蔬菜水果。

　　膳食宜少量多餐，每餐不可过饱，如感到饥饿时，可适量增加50克或100克馒头片或面条汤，并保证水分摄入量。

＊孕中期食谱例举

　💙 **早餐**：牛奶300毫升，花卷100克。

　💙 **加餐点心**：鸡蛋1个，米粥1碗(大米或小米50克)，腌生菜适量。

　💙 **中餐**：米饭200克，炒菜(瘦肉50克，鸡蛋1个，新鲜蔬菜200克)。

　💙 **加餐点心**：牛奶200～250毫升。

　💙 **晚餐**：馒头200克，炒菜(豆腐100克，菠菜200克，黄瓜200克，紫菜汤1碗)。

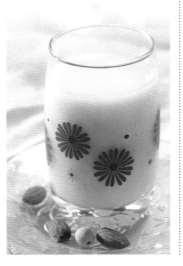
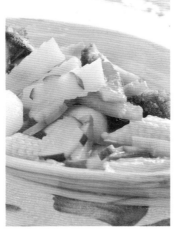
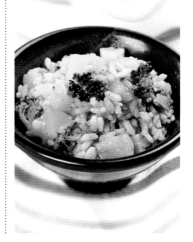

生活保健常识

♥如果要进行运动锻炼，必须事先检查身体，得到医生的指导。那种以为只要进行运动锻炼就能平安分娩的想法是片面的，因为运动并非适合每一位孕妈妈。

♥居家周围要有良好的生活环境。如果自己家的环境不好，妊娠期可以暂时住到别处，因为强烈的噪声和震动都会引起胎儿心跳加快和痉挛性胎动。如果说居家周围属污染区，污染空气中有害物质较多，则应当毫不犹豫地迁居。

♥可以适当地玩一玩牌，打一打麻将，但每次时间不宜超过一小时，更不要赌博，玩牌时间过长或精神过于紧张都有害。

♥孕妈妈最好不要骑自行车上班，骑自行车会有较大颠簸，也不大安全。

♥外出旅行要选择有较好医疗条件的地区，而不要去医疗水平落后的地区，以免发生意外情况。外出前要对将去的地区进行了解，避免前往传染病流行地区。孕妈妈患传染病，往往对胎儿发育影响极大。

＊知识链接

多数孕妈妈会对性生活缺乏兴趣。一方面是因为关注的重点转移到胎儿身上，另一方面是妊娠期的妇女体内分泌的孕激素大量增多，会使怀孕妈妈对异性的兴趣降低，有的甚至会不喜欢异性的接近，严重的还会对异性有反感和敌视心理。因为性生活的压迫，会加重孕妈妈腹部的压力，使胎儿受压，还会使怀孕妈妈呼吸急促，血流不均，造成胎儿暂时性氧气不足。

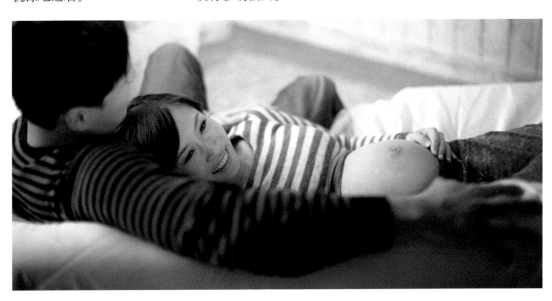

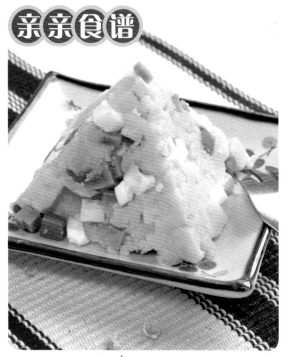

什锦沙拉

◆**用料**◆　胡萝卜约150克、黄瓜1根约150克，土豆60克、鸡蛋1个约60克，火腿3片，沙拉酱2勺，糖1勺，胡椒粉、盐各适量。

◆ **做法** ◆

①将胡萝卜洗净，投入沸水中氽烫至熟，切粒备用；黄瓜洗净切粒，用少许盐腌制10分钟；火腿切成细粒备用。②将鸡蛋煮熟，蛋白切粒，蛋黄压碎备用；将土豆去皮洗净切片，放入锅中煮10分钟后捞出压成泥备用。③将土豆泥拌入胡萝卜粒、黄瓜粒、火腿粒及蛋白粒，加入胡椒粉、糖、盐、沙拉酱拌匀，撒上碎蛋黄即可。

清洁肠道

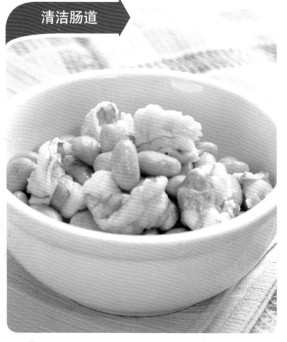

毛豆炒虾仁

◆**用料**◆　虾仁250克，嫩毛豆100克，鸡汤、料酒各2勺，水淀粉1勺，鸡精少许，香油、盐、植物油各适量。

◆ **做法** ◆

①将嫩毛豆洗净，投入沸水锅中氽烫一下，捞出来沥干水备用；虾仁洗净备用。②锅内加入油，烧至三成热，倒入虾仁，用竹筷快速划散，稍炸片刻捞出，控干油备用。③锅中留少许底油烧热，倒入毛豆，大火翻炒均匀，烹入料酒，加入鸡汤、盐稍炒，放入虾仁，用水淀粉勾芡，加入鸡精调味，淋上香油即可。

雪菜竹笋

◆**用料**◆ 鲜净罗汉笋200克，雪菜100克，鲜汤1/2碗，水淀粉1勺，鸡精、香油、盐、植物油各适量。

◆**做法**◆

①鲜净罗汉笋切成块。②雪菜洗净，切末，用盐稍腌片刻，去掉水分。③锅内倒油烧热，先放鲜净罗汉笋略加煸炒。④再放雪菜末、盐、鲜汤大火烧开。⑤大火收汁，下鸡精调味，水淀粉勾芡，淋上香油即可。

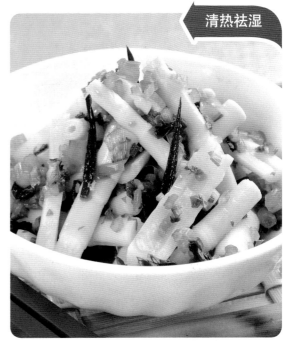

清热祛湿

山药砂锅牛肉

◆**用料**◆ 黄牛肉500克，山药200克，葱段、姜片各5克，花椒1克，料酒1勺，清水、芹菜、盐、味精各适量。

◆**做法**◆

①黄牛肉洗净，切块，入沸水锅氽烫5分钟，捞出沥水。②山药去皮，洗净，切块。③砂锅中放入清水、黄牛肉、芹菜、葱段、姜片、料酒，置中火上烧开。④加入花椒，小火炖至牛肉半熟，放入山药，炖至黄牛肉酥烂。⑤拣出葱段、姜片，放入盐、味精调味即可。

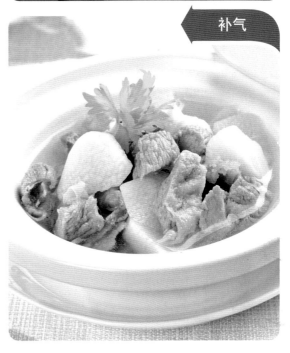

补气

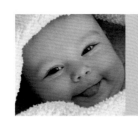

妊娠
第20周

妈妈/胎儿

妈妈：妊娠20周时，母体子宫增长比较平稳，大约与脐带相平齐。此前，子宫生长不规则，从本周起，子宫大约每周增长1厘米。

子宫的生长状况，标志着妊娠的顺利与否。正确测量子宫，有助于了解子宫内部的状况。测量方法一是以脐为参照点，测量脐部到子宫顶端的实际距离；还有一种方法是以耻骨联合为参照点，测量耻骨联合到子宫的实际距离。测量应当根据每个人的实际情况记录，被测量子宫过大时，有可能是预产期计算有误，也有可能是双胞胎妊娠，或者是羊水过多。而子宫过小，也有可能是预产期计算有误，或者是胎儿发育迟缓。无论是什么情况，都应当检查清楚。

早孕反应结束，母体身心皆进入安定时期。食欲旺盛，体重增加，由于心脏被子宫挤到上面去了，饭后有时会感到胃里的东西不易消化；另外，本阶段胎儿最容易吸收母体的营养，也是母体最容易患贫血的时期。

宝宝：妊娠20周时，胎龄18周，胎儿头臀长约14～16厘米，体重约260克。胎儿的皮肤有很大的变化，胎儿的皮肤起源于胚胎表面的单层细胞，以后逐渐分化成为表皮和真皮两层。胎毛根植于真皮，透过表皮生长，在胎儿出生后，逐渐被较硬的毛发替代。胎儿出生时，身体表层常会被一层牙膏一样的白色物质覆盖着，通常称作胎脂。而胎脂就是从妊娠20周起由皮肤分泌形成的，主要作用是保护皮肤，避免羊水中不良物质对胎儿的皮肤形成刺激。

在B超下观察，胎儿已能做细小动作。两手在脸部前面相握，手指的动作，做抓的动作，跳跃动作，踢脚动作，偶尔会踢到子宫壁，会频繁地在羊水腔内改变身体姿势。

胎儿从本周开始有了嗅觉，能感觉母亲的气味。这些味觉的酸甜苦辣、嗅觉的香味等，对胎儿都是一种刺激，好的感觉让胎儿愉快，不好的会给胎儿不愉快的感受。

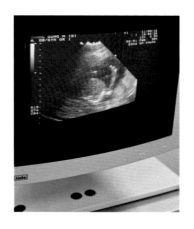

营养方案

孕妈妈在不同时期有不同的特点，故应因人而异，灵活掌握，但要记住，平衡膳食是"金"。孕中期的膳食安排，可从以下几方面进行：

膳食构成：每天应当有谷类主食350～500克，如米、面、玉米、小米等；动物性食物牛、羊、猪、鸡、鱼肉或蛋等100～150克；动物内脏50克，每周至少1～2次；水果100～200克；蔬菜500～750克；奶或奶制品250～500克；豆类或豆制品50克，如豆腐、豆浆、赤豆、绿豆、黄豆等；油脂类25克，如烹调油等。

注意粗、细粮的搭配，孕期吃精白米和精白面类精制食品，会缺乏B族维生素，粗粮中含有丰富的B族维生素可相互弥补，能使营养摄入更全面。

注意荤素菜搭配，动物性食物可以提供胎儿生长发育所需要的蛋白质、脂肪等营养素，但缺乏素菜中的维生素和膳食纤维，需要进行食物互补。

调整进餐次数，随着胎儿的增长，腹部胀大，各种营养物质需求增加，胃部受到挤压，容量减少，应当选择体积小、营养价值高的食品。每天少食多餐，可以把全天所需的食物分成5～6餐进食，可以在两次正餐之间安排加餐，补充需要增加的食品和营养。另外，机体缺乏某种营养时可以在加餐中重点补充。

肾脏功能差的孕妈妈要多吃蛋白质和糖类。低胆固醇、低脂肪、高维生素的饮食都是益肾饮食。碱性食物有益于肾脏的健康，可以适当多吃一些。日常生活中，对肾脏有保健作用的食物有冬瓜、西瓜、赤豆、绿豆、鲤鱼等。高盐饮食因影响水液代谢，不宜多吃，还要少吃一点油脂含量高的食物。

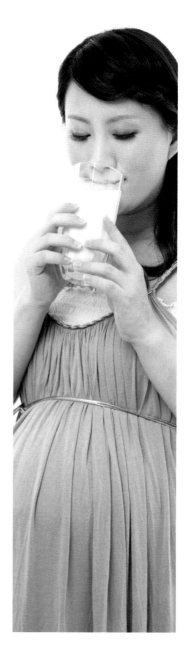

三餐两点

*推荐参考食谱：

💚 **早餐**：鸡蛋1个（提供蛋白质、卵磷脂），全麦面包（提供B族维生素和维生素E、纤维素和铁），酸乳酪250毫升（富含钙），鲜橙汁200毫升（维生素C和水分）。

💚 **加餐点心**：全麦消化饼2块（富含B族维生素和纤维素），牛奶250毫升，香蕉1个（提供适量的钾，有助于铁的吸收，且有稳定情绪作用）。

💚 **中餐**：青菜（提供叶酸、钙），米饭（提供纤维素和碳水化合物），鱼肉（提供优质蛋白质和钙、维生素D）。

💚 **加餐点心**：水果沙拉（提供维生素和矿物质）。

💚 **晚餐**：土豆（富含纤维素和碳水化合物），鸡肉（提供优质蛋白质），蔬菜（提供纤维素和维生素），新鲜水果。

💚 **消夜**：牛奶、干酪和全麦饼干。

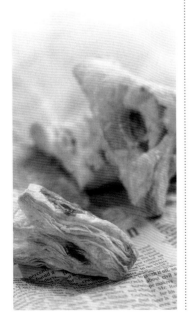

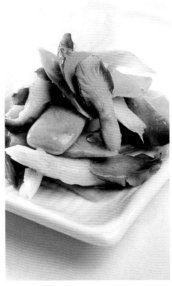

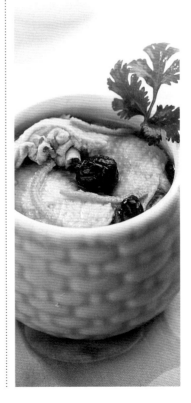

生活保健常识

♥1杯脱脂牛奶和1片饼干有助于减轻孕妈妈的不适感。

♥不要吃生的或半生不熟的肉，特别是羊肉或半熟的牛排，以防感染弓形虫或其他疾病。

♥喝1杯热牛奶、读书、听音乐或看电视，哪一种方式有利于睡眠，可以都尝试一段时间，对适合自己的"助睡"方式自然就会做到心中有数。

♥临睡前洗个热水澡有助于放松情绪，心情平静地进入梦乡。但要注意洗澡的水温一定不能超过38℃。因为太高的水温就像发烧一样，会引起胎儿异常。

♥洗澡的时候尽量不用香皂。如果能擦一些沐浴用的润肤油会更好，一定要注意洗涤和润肤用品成分对胎儿的绝对安全。

♥孕妈妈在户外参加体育锻炼时，能够呼吸新鲜空气，经受阳光中的紫外线照射，从而把皮肤里的脱氢胆固醇转变为成维生素D，以促进身体对钙、磷的吸收。这样既有利于胎儿的骨骼与牙齿的发育，又可以预防孕妈妈患骨软化病。

＊知识链接

日常生活中防治背痛：

注意如果要提东西，不宜太重，要运用腿力而不是腰力提起来。

弯下膝盖，保持背部挺直，抓起物件，然后伸直双腿站起来。

如果能养成用腿力提动东西的习惯，那么无论是不是怀孕都能保护背部不会受伤或扭伤。

不要在胳膊上携挂重东西。胳膊上的重量只会增加身体前方以外的重量，应该把东西放在身体两侧下方，还可以利用行李车或手推车。

坐下时把双腿抬高，或者把脚放在脚凳上，双腿弯曲。避免长时间站立。如果必须要站着时尽可能换着腿歇一会儿，可以把一只脚抬高放在脚凳上。

为适应孕育胎儿的需求，母体基础代谢增加，子宫、乳房、胎盘发育迅速，需要适量增加蛋白质和能量。因为胎儿开始形成骨骼、牙齿、五官和四肢，同时大脑也开始发育，因此，保证营养素的足量摄入至关重要。

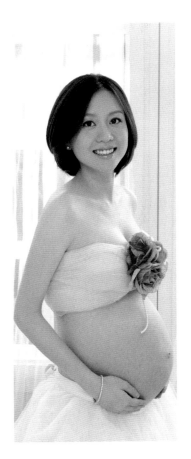

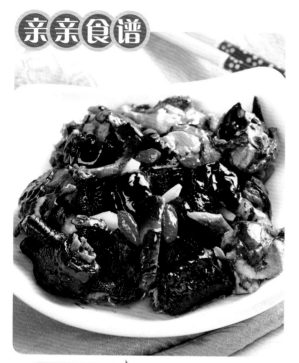

蜜枣蒸乌鸡

◆ **用料** ◆ 乌鸡750克,香菇200克,大枣200克,枸杞子100克,姜块、精盐、白糖、料酒各适量。

◆ **做法** ◆

①乌鸡洗净,切块,放入瓦煲中,加入料酒、白糖、精盐、姜块拌匀,腌渍20分钟。②大枣、枸杞子均洗净,放入瓦煲中;香菇洗净,放入瓦煲中。③瓦煲中倒入适量水,放入沸水蒸锅中,蒸45分钟即成。

清洁肠道

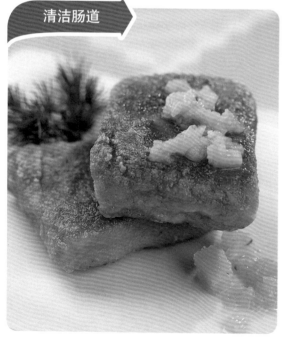

小菜鲑鱼排

◆ **用料** ◆ 鲑鱼片500克,菠萝100克,葱段、姜片、精盐、淀粉、植物油各适量。

◆ **做法** ◆

①将菠萝去皮,切成小块;鲑鱼片洗净擦干,两面皆抹上精盐与淀粉。②锅内倒油烧热,放入鲑鱼片,大火煎至两面微焦,盛起。③锅内余油倒出,利用锅的余温放入菠萝块、葱段、姜片,以中火煮至菠萝出水,再加入煎好的鲑鱼,以小火慢熬至菠萝汁渗入鱼片中即可。

香葱软炸虾

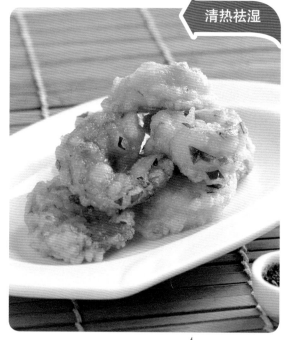

清热祛湿

◆ **用料** ◆ 虾仁500克，蛋清200克，面粉100克，香葱末、淀粉、花椒盐、精盐、味精、料酒、植物油、清水各适量。

◆ **做法** ◆
①虾仁放入碗中，加香葱末、精盐、味精、料酒腌2分钟；盆中加蛋清、面粉、淀粉和少许水调成糊。②锅中倒油烧热，将虾仁裹匀蛋糊，逐个入油中炸 至九成熟，捞出沥油，等油温升高，把虾仁放入重炸一 次，迅速捞出装盘，食用时蘸少许花椒盐即可。

意式蔬菜汤

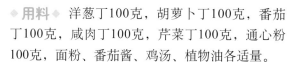

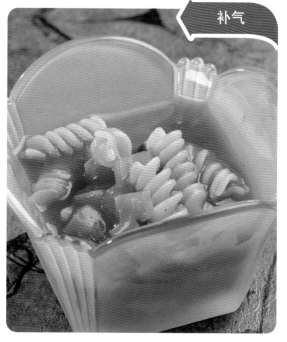

补气

◆ **用料** ◆ 洋葱丁100克，胡萝卜丁100克，番茄丁100克，咸肉丁100克，芹菜丁100克，通心粉100克，面粉、番茄酱、鸡汤、植物油各适量。

◆ **做法** ◆
①通心粉入锅煮至七成熟。②炒锅倒入油烧热，放入洋葱丁、胡萝卜丁、番茄丁、咸肉丁、芹菜丁炒香，加入番茄酱翻炒3分钟，加入少许面粉，倒入熟通心粉、鸡汤煮至浓稠即成。

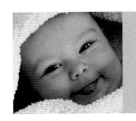

妊娠
第21周

妈妈/胎儿

💙 **妈妈**：子宫底高18～21厘米，下腹明显隆起，体重增长较快，容易感到疲劳，腰部疼痛，乳房也有明显变化，偶尔会有淡初乳溢出。另外，由于母体的钙质被胎儿摄取利用，有时孕妈妈会患上轻微的牙病。

这个阶段，您可能常常会觉得呼吸急促，喘不过气来。特别是上楼梯的时候，走不了几级台阶就会气喘吁吁的，这是因为日益增大的子宫向上压迫了肺部。而且，随着妊娠日期的增加，子宫继续增大，这种状况将会更加明显。在日常生活中，要特别注意安全。特别是体育锻炼时或上下楼梯时，都要格外小心。

💙 **宝宝**：胎儿的脑细胞形成，会吮手指，出现听觉。中耳骨（人体最小的三块骨头：锤骨、砧骨和镫骨）开始硬化，使声音能够被传导和接收到。妊娠8周时听觉神经就会开始发育，5～7个月之间听力完全形成，能分辨出各种声音，在母体内做出相应的反应。利用这一特点，每逢胎动时，孕妈妈可以和胎儿做拍腹游戏，引导胎儿做出有意识的反应。

羊水是帮助胎儿活动的最佳物质。胎儿在羊水里可以任意移动：时而转动，时而弯曲，时而转身，时而翻跟头。羊水可以保持胎儿轻盈、温暖和清洁。包围着胎儿的羊水每3～4小时就会通过母体彻底地更换一次，因此，母体饮用大量的水可以帮助羊水新陈代谢。

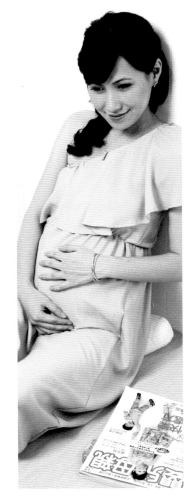

营养方案

妊娠期贫血多属缺铁性贫血。一般妊娠后期母体内血液量将增加1/3，所需铁要靠膳食来补充，但人的胃肠只能吸收膳食含铁量的1/10。例如100克猪肝中含有25毫克铁，全部吃下去以后，只有2.5毫克铁被吸收。因此，要注意合理地安排饮食，有计划地增加富含铁质的物质。如果没有发生贫血，每日所吃的食物应当含有20毫克以上的铁；如果已发生贫血，则需，在医生指导下服用铁剂。

多吃红色肉类如猪、牛、羊肉，是获得铁质的最快捷的途径。

绿色蔬菜、豆类、添加铁质的牛奶和谷物也能提供铁质。

补充铁质的同时，要多吃富含维生素C的蔬菜和水果，以帮助铁质的吸收。

要避免餐前和餐后一小时喝茶，因为茶里含有会妨碍铁质吸收的物质。

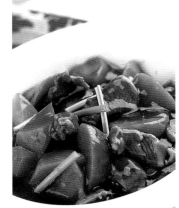

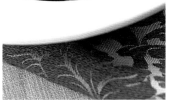

三餐两点

不妨用一些猪肉、水发海参、虾、水发木耳，加入香油、酱油、料酒、盐、鸡精、葱花、姜末等调制成肉馅，做一些三鲜水饺，当作早餐。水饺可以冻存在冰箱里，随吃随煮。

中餐和晚餐可以多吃一些猪肝、蚕豆、菠菜、茄子等时鲜蔬菜自制的菜肴。

苹果，是妊娠期孕妈妈最佳的食物之一。本周，特地向您推荐系列苹果食谱，现代水果储藏保鲜技术提高，无论一年四季什么时候，都能吃到品质极佳的鲜苹果。多种以苹果为用料的食谱风味各异，孕妈妈可以试着做一做。当然，最佳食用苹果的时间，还是应当在正常上市的时间。

本周，还特地为上班一族孕妈妈备了几款快餐食谱，方便于头一天在家做好，带着上班作为午餐吃，届时，只需要在微波炉里稍稍加热即可。

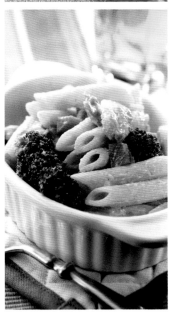

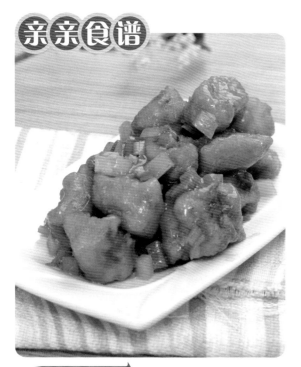

香橙煨鸡胸

◆ **用料** ◆ 鸡胸1个约150克，洋葱50克，胡萝卜、芹菜各10克，蒜末10克，橙汁1杯，鸡汤1/2杯，面粉、盐、植物油各适量。

◆ **做法** ◆
①将鸡胸洗净，切成小块备用；将洋葱、胡萝卜、芹菜洗净，切成丁备用。②锅内加入油烧热，将鸡胸块蘸上面粉，放到油锅里炸至金黄色，捞出控油。③锅中留少许底油烧热，倒入洋葱丁、胡萝卜丁、芹菜丁和蒜末，翻炒均匀。④加入盐，倒入橙汁、鸡汤和鸡胸肉，用小火煨至熟烂即可。

促进肌肉生长

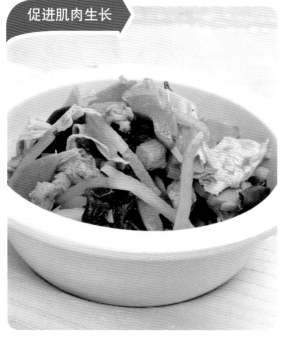

椒油莴苣腐竹

◆ **用料** ◆ 莴苣200克，腐竹、瘦猪肉各100克，水发木耳50克，胡萝卜20克，酱油、水淀粉各1勺，花椒油、鸡精、盐、植物油各适量。

◆ **做法** ◆
①将腐竹用温水泡发，洗净，切成3厘米长的段；将莴苣去皮洗净，切成细丝；将瘦猪肉洗净，切成小丁，放入碗中，加入水淀粉拌匀，腌制10分钟左右；将胡萝卜刮去皮洗净，从中间切开，再斜刀切成薄片；水发木耳洗净，去掉老根，撕成小朵。②锅中倒油烧热，放入瘦猪肉丁、酱油，翻炒均匀。③倒入腐竹段、莴苣丝、胡萝卜片、木耳，加入盐，翻炒均匀。④浇上花椒油，调入鸡精，炒匀即可。

乳香鸡翅中

补气

◆ **用料** ◆ 鸡翅中8个约500克，鸡蛋1个约60克，腐乳汁、蒜汁、料酒各1勺，淀粉、面包糠各适量。

◆ **做法** ◆
①鸡翅中洗净，加蒜汁、料酒、腐乳汁腌制2小时。②将腌好的鸡翅拍淀粉、拖蛋液、滚匀面包糠。③鸡翅放入加热至160℃的油锅中炸至定型，关火。④鸡翅熟后捞出，油入锅再次加热，放入鸡翅复炸至金黄即可。

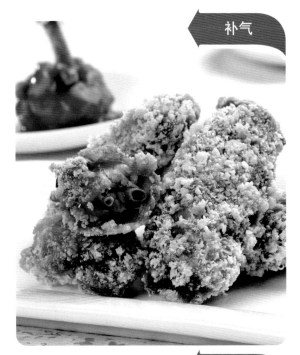

豆芽炒腐皮

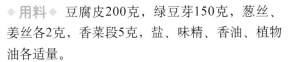

开胃

◆ **用料** ◆ 豆腐皮200克，绿豆芽150克，葱丝、姜丝各2克，香菜段5克，盐、味精、香油、植物油各适量。

◆ **做法** ◆
①绿豆芽洗净，控水；豆腐皮切丝。②净锅置火上，倒油烧热，下入葱丝、姜丝煸香。③放入豆腐皮、绿豆芽翻炒至绿豆芽熟。④下入香菜段、盐、味精、香油调味即可。

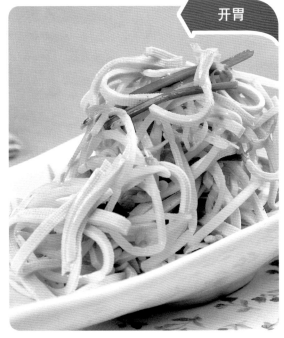

生活保健常识

● 孕期女性胃肠道功能下降，胃酸减少，胃肠蠕动减弱，对冷热的刺激十分敏感。多吃冷饮会引起食欲缺乏、消化不良、胃痉挛、胃肠炎等。因此在夏季或感到燥热时，也不宜吃过多冷饮。

● 孕期尽量不要在外面吃饭，不要用别人的餐具。要注意增加优质蛋白质的摄入，多吃新鲜蔬菜和水果。

● 含钙和含维生素D的食品一起食用，可以增加钙的吸收率。如鱼头烧豆腐，蜂蜜加牛奶等。

● 含草酸较高的蔬菜如菠菜、苋菜、竹笋类食物会降低钙的吸收，要注意分开食用。

● 奶类含有较多的钙，而且吸收率也最好。每天保证喝两袋牛奶或牛奶、豆浆各1袋，并坚持户外活动，多晒太阳，是最简便的补钙方式。

＊ 知识链接

女性子宫的肌肉分内、中、外三层，外层肌纤维纵向排列，中层是交错排列，内层是环状排列。由于子宫肌层呈交叉网状，扩张收缩力都很强，可以有力地保护胎儿，随着胎儿的增大而增大，在需要娩出胎儿时，能成为娩出的动力。

在妊娠期，子宫会发生奇异的变化。子宫从7.5厘米×4.5厘米×2.5厘米增大到32厘米×24厘米×22厘米左右；容量增大至3000～4000毫升以上；重量从40克增加至1000克左右，是原来的25倍。子宫的增大，主要靠子宫壁的伸展，子宫的每个肌纤维都比原来增加许多，宽度约增加2.7倍，长度约增加10～12倍，另外肌纤维的数目也有所增加。妊娠前的子宫呈扁梨形，妊娠以后子宫会变成圆形，到妊娠晚期则会变成卵圆形。

待到妊娠晚期瓜熟蒂落时，在母体神经和内分泌系统的指挥下，开始分娩。分娩时，子宫的肌肉会有规律地收缩，上段肌肉先收缩，这部分子宫壁增厚变硬。同时，子宫下段肌肉不收缩反而舒张放松，形成上紧下松、上压下放的情况。然后，肌肉收缩的范围从上段向下扩展，把胎儿推向下方。一次一次收缩，一阵一阵推力反复，娩出胎儿和胎盘。然后，子宫会继续收缩，以止住创口出血。

正常情况下，受孕后胎盘便会逐渐开始生长发育，附着于子宫体上部的前壁或两侧壁。如果胎盘附着在子宫的下部，把子宫内口全部或部分遮盖住，就叫作前置胎盘。前置胎盘是引起晚期妊娠出血的主要原因，也是妊娠期严重并发症的一种。如果不能及时处理或处理不当，往往威胁母体和胎儿的安全。

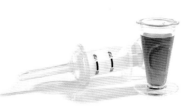

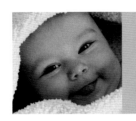

妊娠
第22周

妈妈/胎儿

💗 **妈妈**：现在的孕妈妈会感觉到身体舒服了许多，应当属于整个妊娠期里最为轻松的时段。有不少孕妈妈在这一阶段会出现牙龈出血，这是因为孕激素的作用，使牙龈变得肿胀充血，即使平时刷牙很注意、动作很轻，也有可能出血。

由于下腹部的隆起开始渐渐地明显，为防止腹部发冷及松弛，可以使用腹带，以改善和预防由于姿势的失常而引起的腰痛，支撑并固定膨胀起来的腹部，保持正确的姿势，使行动较轻快。

💗 **宝宝**：胎儿长约30厘米，重约650克。胎儿已经长出浓浓的头发、眉毛和睫毛等，骨骼已相当的结实。在X光下，胎儿的头盖骨、脊椎、肋骨、四肢的骨骼都能清楚地显示出来，骨关节也开始发育，身体逐渐匀称，皮下脂肪少，皮肤呈黄色。现在，胎儿已经能够听到妈妈的声音，平时与胎儿聊聊天，听一听音乐，都能够给胎儿留下记忆。胎儿会被外界的声音或活动所惊醒：突然的噪声，喧闹的音乐，甚至汽车或洗衣机的震动都会吵醒胎儿。

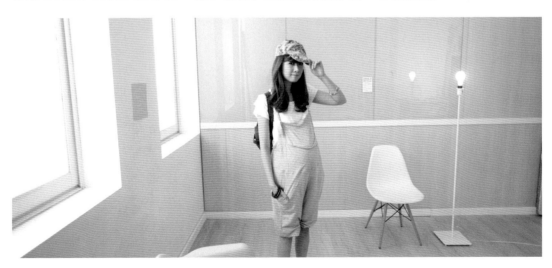

营养方案

孕中期的膳食营养特点是：增加各种营养素的摄入量，尽量满足胎儿生长发育和母体营养储存需求，避免营养不良或缺乏，以免给母体健康和胎儿生长发育带来不利影响。

柠檬，是孕妈妈度过妊娠期的良友。早孕反应严重时，含一片可以减轻恶心、呕吐等不适症状。孕中期，每餐用餐后喝一点柠檬水或用来漱口，可以使口腔保持湿润，还能刺激唾液分泌，减少因为鼻塞、口干或口腔内残留食物引起的口臭。家庭自制柠檬水很方便，只需要在日常饮用的温开水中，加入一片新鲜柠檬片就成。

蔬菜和水果中富含的维生素，能帮助牙龈恢复健康，消除牙龈出血，排除口腔中过多的黏膜分泌物和残留物。因此，近期还是要多吃新鲜蔬菜和水果，时令新鲜蔬菜水果都应当是每天摄取食物的主要内容。

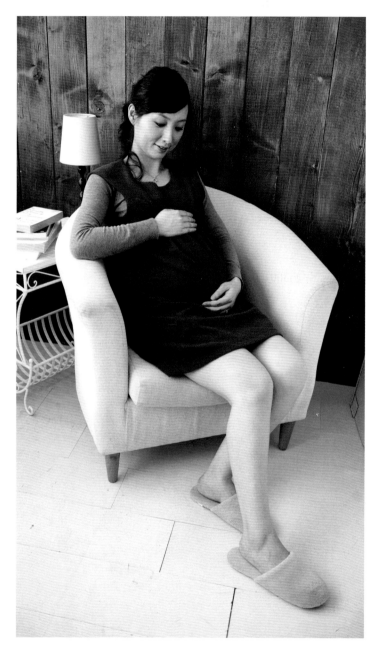

三餐两点

最好能每天安排进食4~5次为佳，这样更有利于营养素的摄取，有利于胎儿的发育和母体的健康。如果条件不允许，就要尽可能地提高早餐的质量和分量，减少晚餐中碳水化合物类食物的分量，增加一定蛋白质类食物。

* 食谱例举

♥ **主食**：面粉350克，大米250克，小米或玉米面50~100克。

♥ **蛋白质食物**：瘦肉、鱼、肝、豆制品50~100克，每天选择两种以上，鸡蛋1~2个，牛奶300~500毫升。

♥ **蔬菜**：黄绿色菜100克，其他蔬菜200~300克，海带、紫菜等海产品10~20克。

♥ **水果**：各种瓜果100~200克。

♥ **油脂**：烹调用油30克。

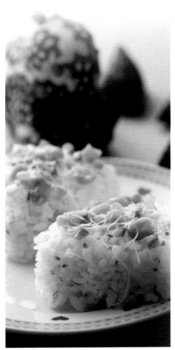
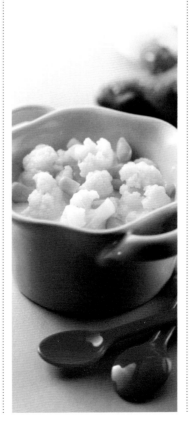
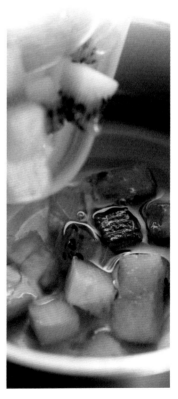

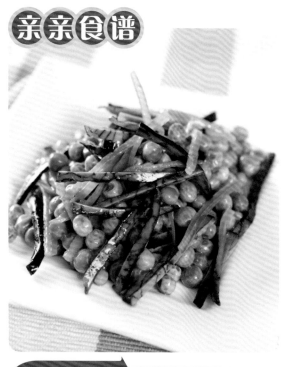

青椒炒豌豆

◆ **用料** ◆ 青椒200克，香干100克，豌豆250克，香油、精盐、清水、植物油各适量。

◆ **做法** ◆
①青椒去蒂、去子，洗净切丝；香干切丝；豌豆入沸水锅稍煮，捞出沥水。②锅内放植物油烧热，投入青椒丝、豌豆，炒至豌豆将熟，放入香干丝，加精盐和少许水，再煸炒片刻，淋入香油即可出锅。

促进胎儿发育 ➤

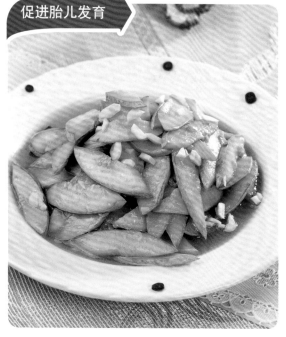

蒜蓉西葫芦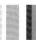

◆ **用料** ◆ 西葫芦250克，植物油、精盐、鸡精、蒜蓉、香油各适量。

◆ **做法** ◆
①西葫芦洗净切片。②净锅上火，倒入植物油烧热，放入蒜蓉炝香，加入西葫芦，炒至八成熟，调入精盐、鸡精，炒至熟，淋入香油，装盘即可。

铁盘羊肉

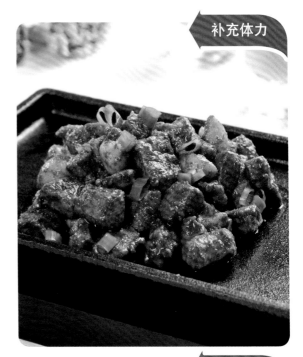

补充体力

◆**用料**◆ 羊肉300克，葱花10克，蒜瓣50克，香叶1克，水淀粉、蚝油各1勺，鸡精、糖、孜然粒各1/2勺，盐、植物油各适量，五香粉少许。

◆**做法**◆
①羊肉洗净，切丁，入冷水锅，加香叶煮熟，捞出凉凉。②羊肉加水淀粉、蚝油、盐、鸡精、糖拌匀，腌制入味。③锅倒入油烧热，下蒜瓣炒香，放入羊肉丁炒熟。④撒少许孜然粒、五香粉调味，以葱花点缀，盛于铁盘中即可。

炸芝麻里脊

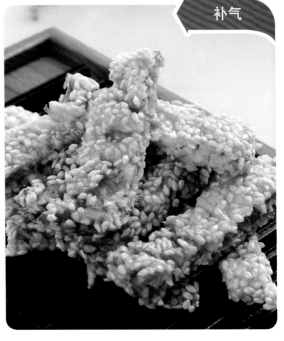

补气

◆**用料**◆ 猪里脊肉250克，芝麻20克，鸡蛋清50克，水淀粉、料酒、酱油各1勺，鸡精、盐、植物油各适量。

◆**做法**◆
①将猪里脊肉切成1厘米厚的片，两边均匀地剞上十字花刀，再切成长条，放入碗中，加盐、鸡精、料酒、酱油腌渍入味。②另取一个碗，放入鸡蛋清、水淀粉，搅匀呈糊状。③锅内放油，烧至五成热，将猪里脊肉逐片挂上蛋糊，再滚满芝麻，放入油中炸透捞出。④待油温升高到九成热时，再倒入肉片，炸至呈金黄色时捞出，改刀装盘即可。

生活保健常识

♥准备1台榨汁机，为自己制作新鲜而富有营养的果汁和蔬菜汁，而且将来喂婴儿时也用途极大。

♥清晨起床后喝1杯新鲜的白开水，是非常好的习惯，有利于机体排毒，还能防止便秘。

♥定时饮水，不要等到口渴时再喝。上班后、下班前，先给自己倒1杯水；外出办事时也别忘了带水。

♥过多地食用巧克力会使人产生饱腹感，因而影响食欲，结果会使身体发胖，而必需的营养却缺乏。

♥孕期较喜欢吃酸东西，山楂成为首选果品。但山楂对子宫有兴奋作用，孕期食用会使子宫收缩，增加流产的可能，因此要少吃。

♥夏季暑热湿气易乘虚而入，孕妈妈食欲降低，消化力也减弱。因此，宜少吃辛甘燥烈食品，多吃甘酸清润食物，如绿豆、西瓜、乌梅等，不宜饮冷无度。

♥微量元素在体内含量虽小，却有很重要的生理功能。大部分微量元素在妊娠期的需求都有所提高，但并非"多多益善"。绝大多数孕妈妈只要保持平衡合理的饮食习惯，不挑食，不偏食，就可以在食物中得到所需要的量。

＊知识链接

"音乐浴"对于解除疲乏、心胸郁闷、头昏、头痛有立竿见影的效果。

具体做法：坐在带靠背的沙发、椅子或躺椅上，双腿放在面前比座椅稍高的凳子上，双手自然放在双腿两边，闭上眼睛，全身放松。音箱放在一定距离的地方，音量开到适中，音乐以自己平时比较喜爱的为主，节奏较明快为好，太快、太慢都会影响效果。先舒缓，后明快也可以，要连续播放10分钟左右。

享受音乐：随着音乐的奏起，全身自然放松，首先感受到音乐如波浪般一次一次有节奏地冲来，冲走疲乏，冲醒头脑，血液在全身正随着音乐的节奏流动。时间控制在3分钟左右，或以一首乐曲为限。其次，想象音乐如温热的水流自头顶向下流动，血液也在从头到脚来回有节奏地流动，时间约5分钟或一首乐曲为限。然后睁开眼，随着音乐的节奏，手、脚有节奏地晃动，约两分钟听一首乐曲。音乐停止以后，起身适当地走动走动。

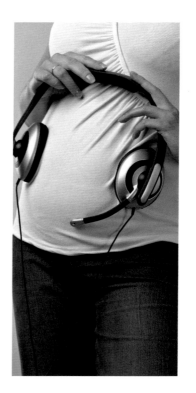

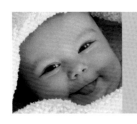

妊娠
第23周

妈妈/胎儿

妈妈：近阶段是胎儿和孕妈妈双双都安定的时期，较适宜做一些运动。如柔和的体操、缓慢的深呼吸，有利于全身血液的循环，促进消化和营养的吸收，对母体和胎儿都十分有益。实验证明，在妊娠期适当运动的孕妈妈，生下来的新生儿心脏会比一般婴儿功能好一些。此外，适当注意多运动的孕妈妈，能促进腰部及下肢血液循环，减轻腰腿酸痛及下肢水肿，有助于促进身体对钙、磷的吸收。

宝宝：23周开始出现呼吸样的运动、会啼哭。脑神经发育，脑沟回明显增多。胎儿平均320毫米，渐渐长大，子宫里的空间变得越来越挤，胎动也越来越频繁。

胎儿在母体内经常处于睡眠状态，睡觉姿势已经与出生后相似，或下巴贴着胸膛或脑袋向后仰。手足活动逐渐增多，身体的位置常在羊水中变化。这时候如果出现臀位不必害怕，因为胎位还没有固定。胎儿有了情绪，就会踢孕妈妈的肚子，高兴时踢，不高兴时也会踢，高兴时踢得较温和而有节奏。

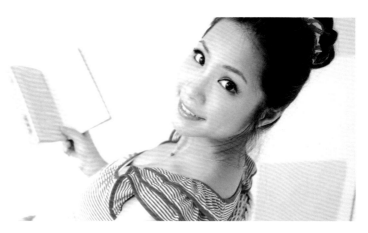

营养方案

中医理论认为应当根据季节选择饮食。春天，人体的阳气亦随之升发。此时应养阳，在饮食上要选择一些能助阳的食品，如葱、荽、豉等。应当由冬季的膏粱厚味转变为清温平淡，要多吃一些蔬菜。食味宜减酸益甜，以养脾气。

整个孕期，准母亲的体重要增加13千克左右，因此，怀孕后的食物摄入量要比平时增加10%～20%。可以多餐少食，饮食宜清淡，可以吃一些酸枣、橘柑等酸味水果，不宜吃腌菜之类的。

食物要容易消化吸收，各种营养物质搭配要齐全、均衡，品种要多样化，纠正偏食及素食的习惯，粗细搭配，营养全面均衡。

虽说原则上不用忌口，但也应当注意调味品的食用。如果吃得太咸，随后喝水太多，易出现水肿。每天食盐摄入量应当控制在6克以内。如果酸甜食物进食太多，也会影响食欲，对牙齿不利。有痔疮的孕妈妈不要多吃芥末、姜、胡椒、辣椒等，以免加重痛苦。

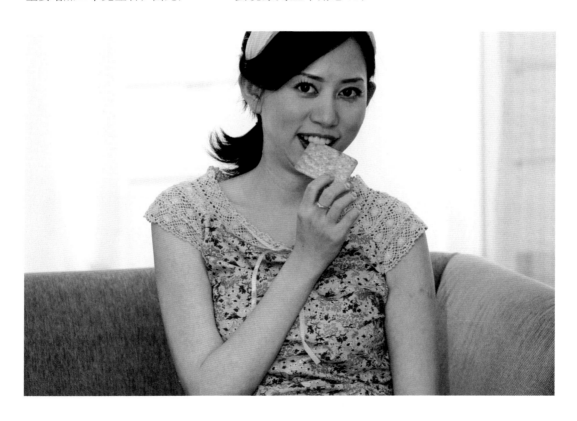

三餐两点

　　早餐和加餐可以适量喝一些酸奶或新鲜牛奶。

　　中餐和晚餐要吃饱，多选用一些豆类或豆制品。一般来说，摄取100克左右豆制品，就能摄入100毫克钙。同时，多选择乳酪、海米、芝麻或芝麻酱，蔬菜中的西蓝花、苋菜、香菜、黄花菜、香菇和海带、紫菜、黑木耳都是含钙较高的食物。要保证从食物中摄取钙质的量达到每天1000毫克。

　　❤ **早餐**：三鲜水饺，酸奶，玉米。

　　❤ **加餐点心**：牛奶1杯、蛋黄派1个。

　　❤ **中餐**：米饭，木耳猪血汤，翡翠烩白玉，番茄拌豆腐。

　　❤ **加餐点心**：苹果1个、全麦面包3片。

　　❤ **晚餐**：芝麻蜂蜜粥，蛋丝拌黄瓜，鲍鱼冬菇海参汤。

　　❤ **加餐点心**：牛奶1杯，饼干2块。

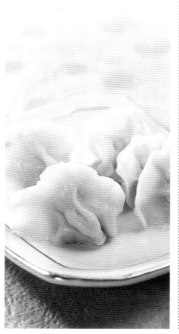
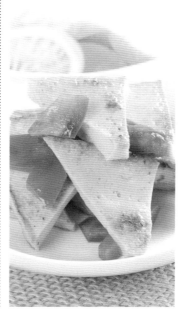
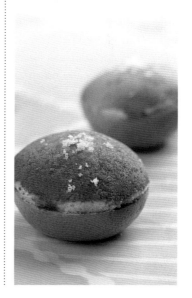

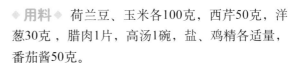
荷兰豆煮玉米

◆ **用料** ◆ 荷兰豆、玉米各100克，西芹50克，洋葱30克，腊肉1片，高汤1碗，盐、鸡精各适量，番茄酱50克。

◆ **做法** ◆
①将西芹、洋葱、腊肉切成细条。②用中火翻炒腊肉和西芹、洋葱，然后加入高汤和番茄酱。③煮开后撇去沫子，加入玉米和荷兰豆，用盐、鸡精调味即可。

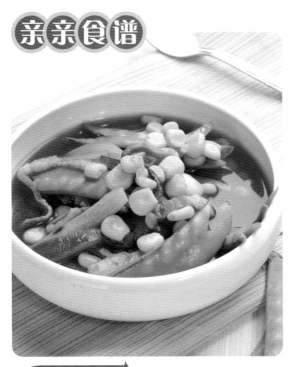

缓解小腿抽筋

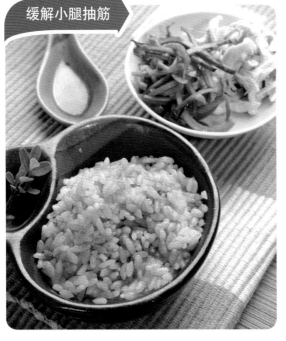

墨鱼鸡肉饭

◆ **用料** ◆ 母鸡1只约1000克，带骨墨鱼干1条约200克，糙糯米150克，盐适量。

◆ **做法** ◆
①将母鸡洗净，连带骨墨鱼干一同放入砂锅，炖熟。②把母鸡肉、墨鱼捞出，用浓汤煮糙糯米。③最后加入盐调味，用鸡肉、墨鱼佐餐即可。

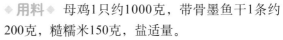

青菜红烧肉

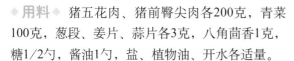

◆**用料**◆ 猪五花肉、猪前臀尖肉各200克，青菜100克，葱段、姜片、蒜片各3克，八角茴香1克，糖1/2勺，酱油1勺，盐、植物油、开水各适量。

◆ **做法** ◆
①猪五花肉、猪前臀尖肉分别洗净，切大块；青菜洗净，入沸水锅焯烫片刻，捞出沥干，摆在盘边。②锅内的油烧热，放入糖炒至化，下蒜片炒香，加入肉块翻炒至变色，淋入酱油，翻炒至每块肉都沾上酱油。③倒入开水，没过肉块，加入葱段、姜片、八角茴香和盐，大火烧开，转小火炖2小时即可。

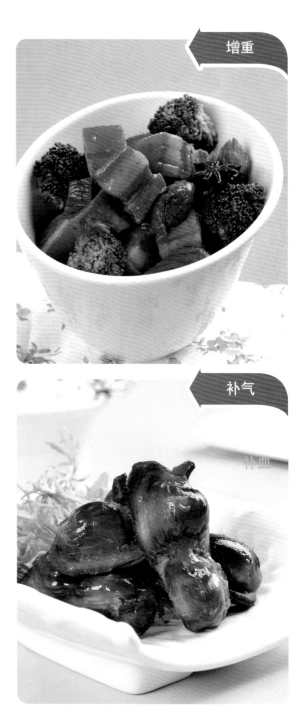

增重

补气

熏鸡胗

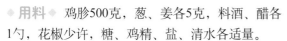

◆**用料**◆ 鸡胗500克，葱、姜各5克，料酒、醋各1勺，花椒少许，糖、鸡精、盐、清水各适量。

◆ **做法** ◆
①将鸡胗的硬皮去掉，装入盆内，加盐、醋搓洗干净。②锅中放入清水烧沸，放入鸡胗烫1分钟捞出冲凉。③汤桶坐火上加清汤、盐、鸡精、葱、姜、料酒、花椒，烧沸，下鸡胗慢火煮20分钟捞出。④熏锅坐火上加糖，将鸡胗放熏架上，盖盖儿，熏10秒钟。

生活保健常识

❤妊娠中期，孕妈妈的状况好转，感受能力提高，这一时期听的音乐内容可以广一些，也可以自己学唱一些歌曲，如《摇篮曲》。

❤妊娠中期，孕妈妈的皮肤会变得干燥、粗糙，可以使用日常用的乳液或面霜，来适当保养皮肤。

❤由于身体内分泌的改变，黑色素沉淀增加，会出现黄褐斑或雀斑，一些爱美的孕妈妈常会用化妆品来掩饰这些斑迹。孕妈妈化妆应以清淡为宜，因为此时皮肤比较敏感。如果使用过多化妆品，反而刺激皮肤，可能引起过敏，弄巧成拙。

❤改变和调整饮食结构，增加含钙、铁较高食物的摄入。

❤抬高腿坐着，少站立，穿有支托的长袜，能预防小腿痉挛。

❤铁是胎儿和母体造血系统必需的用料，胎儿还要在肝脏内储存适量的铁，以满足出生后4～6个月的需求。孕中期要多吃一些含铁丰富的食物，动物的肝脏、瘦肉和血中含有丰富的铁，人体易于吸引和利用。芝麻、红枣、紫米、赤豆等也含有较多的铁，但植物来源的铁吸收率较低。最好每周或隔周吃一次动物肝脏。

❤动物性食物中的锌比植物性食物中的锌易于被人体吸收。生蚝、牡蛎、猪肝、口蘑中含锌量较高。

＊知识链接

应对妊娠期种种不适的小窍门：

笑迎清晨：大可不必闹钟一响，就从床上爬起来。不妨尽情地在床上赖一会儿床再起来，然后伸一伸懒腰，舒展一下，逐渐让身体生物钟调整到白天。如果能养成睡醒后侧身高抬腿的习惯，会有利于腹部肌肉。

起床后伸展双臂，深呼吸几次，然后用一个微笑问候清晨，给自己新的一天良好开端。

摇摆腰胯：挑选优美的音乐，对着镜子自娱自乐地轻轻摇摆。看上去费事不大，但这种小动作可以让机体保持弹性，保持活力。

学会求助：别再像过去一样风风火火地忙碌，现在，只做自己愿意做的事。要学会向老公、亲戚、朋友和同事求助。从现在开始学习怎样接受帮助，孩子出生以后，您会发现这个新能力有多重要。

松弛颈部：颈部僵硬、酸痛时，坐在椅子靠前处，挺直后背，把头用力向上伸，假设有无形的绳子向上牵引。再把下巴向胸部靠，同时肩膀尽量向上提，缓缓地做画圈运动。两肩胛骨应尽可能靠近，好像要吻自己肩膀一样。重复做10次，机体能获得全新的感觉。

放松身体：放松练习可以尽快摆脱郁闷心情：双脚分开与肩同宽，后背挺直，放松全身肌肉。肩膀放松，手臂向身体两侧伸展，然后在胸前握拳用力互相顶，数到10后再松开，重复6次。心情不好常常与身体不适有关，经脉的畅通有助人心情舒畅。

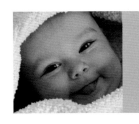

妊娠
第24周

妈妈/胎儿

❤ **妈妈**：此阶段子宫底与脐平，高约19～20厘米。母体感觉到的胎儿心音和胎动更加清楚，自己在腹部能摸到胎儿的位置。包括初孕者在内，几乎所有的孕妈妈都能感觉到真真切切的胎动。对大多数孕妈妈而言，胎动是一件很有意义的事情，标志着孕妈妈第一次感受到和新生命有了直接的接触和交流。

现在孕妈妈体重明显增加，腹部膨大得已经很引人注目了，乳房也明显增大、隆起，行走和活动已经开始显得很不方便，身体的重心有些前移，很容易跌倒，特别在上下楼梯、走过光滑的地面和登高取物时，要特别注意。

❤ **宝宝**：妊娠第6月末，胎儿身长约28～34厘米，体重600～800克，身体逐渐匀称，皮下脂肪的沉着不多，还很瘦。胎儿的骨骼已经相当结实，关节开始发育。如果拍射X线照片，能清楚地看到头盖骨、脊椎、肋骨及四肢的骨骼。妊娠24周时，约有一半胎儿为臀位。但到了妊娠34周时，臀位约只占1/6～1/4，多数胎儿会自然转成头位。临产时，约有99%的胎儿为纵产式，横产式仅占0.5%～1%。

胎儿的心音越来越强，把耳朵贴到孕妈妈的腹部就能听到胎心音。

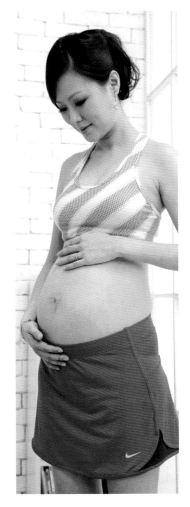

营养方案

便秘和妊娠水肿是这个阶段比较普遍的问题。通过调整食谱，能解决这两个难题。

便秘调整要点：发生便秘时，孕妈妈因为排便困难，便会用力屏气，使腹压增加，压迫子宫内的胎儿，易造成胎儿不安、羊水早破、自然流产、早产等不良后果。

清早起来，喝一两杯白开水，有预防便秘功效。从自己的食谱中剔除辛辣味重的调味品，包括辣椒、花椒、胡椒、小茴香、八角、桂皮、五香粉等，这些食物容易消耗肠道水分而使胃腺体分泌减少，造成胃痛、肠道干燥、痔疮、便秘或粪便梗阻。

多吃一些薯类、海藻类及含粗纤维较多的蔬菜。

茭白，又称菱笋，是人们普遍爱吃的蔬菜，富含蛋白质、碳水化合物、维生素B_1、维生素B_2、维生素C及钙、磷、铁、锌及粗纤维素等营养成分，有清热利尿、活血通乳等功效。用茭白煎水代茶饮，能防治妊娠水肿。用菱白炒芹菜食用，能防治妊娠高血压及大便秘结。

＊水肿的饮食调理要点

进食足够量的蛋白质。每天一定要保证食入、肉、鱼、虾、蛋、奶等动物类食物和豆类食物，进食足够量的蔬菜、水果。蔬菜和水果中含有人体必需的多种维生素和微量元素，可以提高肌体的抵抗力，加强新陈代谢，还具有解毒利尿等作用。

不要吃过咸的食物。水肿时要吃清淡的食物，特别不要多吃咸菜，以防止水肿加重。水肿较严重者，适当控制水分的摄入。

少吃或不吃难消化和易胀气的食物，如油炸的糯米糕、白薯、洋葱、土豆等。以免引起腹胀，使血液回流不畅，加重水肿。

＊几款妊娠水肿的食疗方

鲤鱼片100克，入麦片粥内烫熟，加盐、味精、葱、姜末少许。

赤豆30克，与麦片30克同煮粥，加饴糖一匙。

冬瓜250克，煎汤，每天服两次。

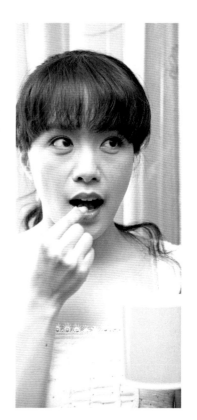

三餐两点

从孕中期开始，随着胎儿和母体的快速生长，每天的蛋白质需求量从60克增加到75~90克，相当于孕中期每天增加1杯牛奶和1个鸡蛋或75克瘦肉。

奶、蛋、鱼虾、禽肉中的蛋白质是优质蛋白，易于被人体吸收。

有些人习惯于素食，不喜欢吃肉类荤腥，可以用豆制品、豆类蔬菜、菌类蔬菜及谷物中的植物蛋白来代替动物蛋白。

食物所含蛋白质近似值交换：

200克豆浆≈50克豆腐≈1袋牛奶≈25克瘦肉≈半个鸡蛋≈50克鱼虾≈5克蛋白质。

妊娠3~6个月和7~9个月，是胎儿脑细胞迅速增加的两个阶段。尤其要注意补充脂肪酸。每天吃2个核桃、20粒花生米、一把葵花子、适量芝麻或松子仁，约相当于1个鸡蛋黄的脂肪量，会非常有益。

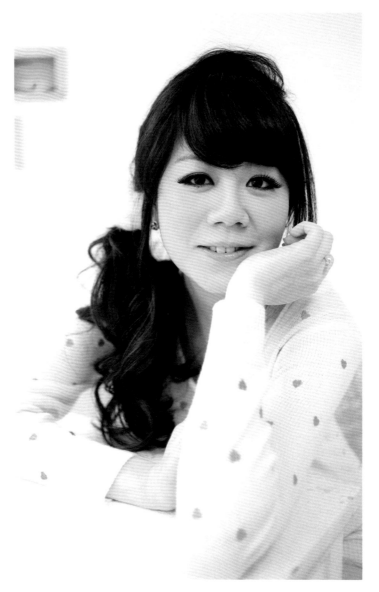

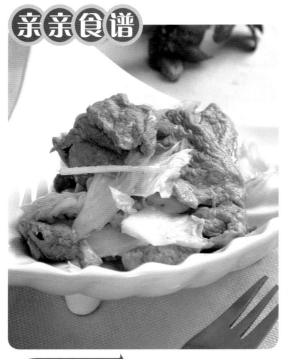

白菜炒鸭片

◆ **用料** ◆ 大白菜250克，鸭肉100克，姜丝、蒜片各10克，香油1勺，料酒3勺，水淀粉、盐、植物油各适量。

◆ **做法** ◆

①将大白菜洗净，切成片；鸭肉切成片，用料酒腌好。②锅内烧油至七成热的时候，放入鸭肉片泡至八分熟时倒出。③锅内留油，加入姜丝、蒜片、大白菜片，用中火炒至快熟时放入鸭肉片，加入盐炒透，再加入水淀粉勾芡，淋入香油，翻炒几次即可。

改善尿频 ▶

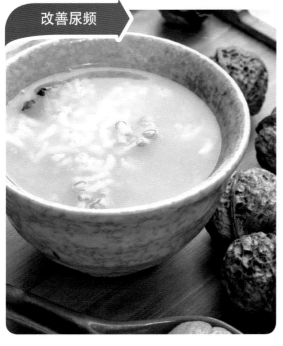

板栗核桃粥

◆ **用料** ◆ 板栗、核桃各50克，白米100克。

◆ **做法** ◆

①将核桃去壳。②板栗去皮。③两者与白米一起煮。

美味健康心情

　　这道粥品对怀孕初期因脾肾不足所导致的阴道出血、头晕耳鸣、小便频数等症状有很好的食疗作用。

煎里脊肉

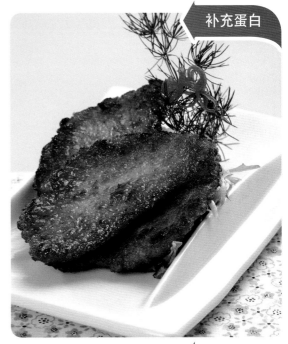

补充蛋白

◆**用料**◆ 猪里脊肉300克，葱、姜各2克，料酒1勺，鸡精少许，盐、植物油各适量。

◆ **做法** ◆

①猪里脊肉洗净，切片，斩断筋，加料酒、盐、鸡精、葱、姜和水抓匀。②锅内油烧热，逐片下入猪里脊肉片。③将肉片两面煎熟，取出装盘即可。

美味健康心情

　　猪里脊肉富含各种营养，尤其是蛋白质，可补充孕妈妈身体所需营养和钙质，缓解腰腿酸软、浑身乏力的症状。

家常豆腐

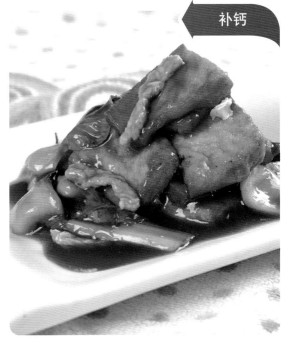

补钙

◆**用料**◆ 豆腐300克，猪里脊肉100克，油菜50克，酱油1勺，糖、水淀粉各1/2勺，盐、香油、味精、豆瓣酱、植物油、清水、木耳各适量。

◆ **做法** ◆

①豆腐洗净，切片。猪里脊肉洗净，切片。油菜洗净，切段。②锅中放油烧至七成熟，放入豆腐片，煎成金黄色捞出。③锅中留少许油，下猪里脊肉片炒香。④加豆瓣酱、适量水，放入豆腐片、木耳，加入酱油、味精、盐、糖、水淀粉搅拌均匀，淋香油，加入油菜段，将汤收浓即可。

生活保健常识

要远离烟雾弥漫的环境，这种地方不仅对胎儿不好，还会增加孕妈妈的疲劳感。

如果出现妊娠水肿，可以试用小麦芽、大豆粉、糯米糖各等份，加适量红糖做蒸饼吃。也可以吃赤豆炖鲤鱼汤，对妊娠水肿有较好的作用。

如果准爸爸吸烟，会使胎儿畸形发生概率增加，影响精子的质量，遗传病发病率高，早产和低出生体重儿增加。

食物补钙时，要注意每天少量、多次服用，吸收效率要比一次大量食用高得多。

为预防水肿，到了晚上要少喝水，但全天水的供应量还是要保证。对付孕期水肿，控制食盐量比控制饮水更重要。此外，喝冬瓜汤、鲤鱼汤都有利尿消肿的作用。

自从确定怀有身孕开始，家庭的长辈亲戚"三姑六婆"们都会纷纷告诫说，这不能吃，那些要忌食。这些孕期传统禁忌有多少是正确的。有哪些食物是妊娠期真正应当敬而远之的呢？

* 谬误的说法

不要吃生冷、寒冷的食物，如凉粉、西瓜、雪糕，否则会造成早产，甚至小产。

没有科学根据，吃它们对胎儿绝对无影响。但如果吃了以后不舒服，出现肠胃不适或腹泻，则最好暂停吃这些冷食。

多喝鲜奶，生出来的婴儿皮肤会很白。

胎儿的皮肤颜色受父母遗传基因的影响，妊娠开始的一刻就已经决定，与孕期饮食无关。

吃虾蟹会使胎儿的皮肤不好和形成敏感皮肤。

如果孕妈妈本身对虾蟹类食物敏感，在妊娠期应当避免进食，防止把对虾蟹敏感的情况遗传给胎儿。非过敏体质的孕妈妈，吃多少也不会影响到胎儿的皮肤和形成敏感皮肤。

* 有科学根据的饮食禁忌

要限制饮用含咖啡因的饮品：摄取过多咖啡因会影响胎儿的骨骼成长，可能会出现手指、脚趾畸形，会增加流产、早产、新生儿体重过轻的情况。最好避免饮用含有咖啡因的饮品，如果非喝不可，每天不超过2杯咖啡或3杯半浓茶。

避免高糖、高脂肪食物：吃太多高糖、高脂肪食物如可乐、糖、薯片，会令孕妈妈过胖，从而增加妊娠性糖尿病、妊娠性高血压的威胁，分娩也会更困难。

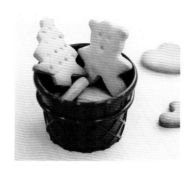

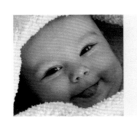

妊娠
第六月概要

* 胎儿情况

身长28～34厘米，体重600～800克，皮下脂肪开始发育，皮肤有皱纹。此时胎儿面目清楚，骨骼健全，经常改变位置。6个月的胎儿肌肉发育较快，体力增强，越来越频繁的胎动表现出活动能力。大脑继续复杂化，眉毛已长出，鼻子更挺起，脖子更长。恒牙的牙胚也开始发育。胎儿已经有了睡眠和觉醒的差别，睡觉时，两只胳膊弯曲抱在胸前，膝上提到腹部。

* 母体情况

孕妈妈体重持续增加，每周约增加250克。乳腺可能分泌少量乳汁，子宫底在脐上一二横指处。因为日益增大的子宫压迫到肺部，会使孕妈妈变得呼吸急促，上下楼梯会气喘吁吁。突起的腹部重荷会使人重心前移，为保持平衡不得不挺着肚子走路。身体显得笨重和迟缓。由于孕激素的作用，手指和脚趾和全身关节韧带会变得松弛，令人觉得不舒服。

* 监测胎心音

准爸爸应学会听胎心音，最简便的方法是用耳朵直接贴在孕妈妈的腹壁上听取。在妊娠24周之前，胎心音多在脐与耻骨联合之间。24周之后，胎心随胎位而不同，可能在孕妈妈脐左下或右下方。听胎心，不是一下子就能掌握的，要学会分辨胎心音与肠鸣音、母体腹主动脉音和母体心音。胎心音是规律的，肠鸣音不规律；胎心跳动快，母体的心律慢。

每次听胎心音必须至少一分钟，正常胎心率为每分钟140次左右。正常范围在每分钟120～160次之间。如果每分钟超过160次，表示胎儿轻度缺氧；如果每分钟少于120次，则显示胎儿重度缺氧；如果少于120次并伴有胎心跳动不规律，则情况更严重，应立即请医生诊治。胎心计数应该记录，妊娠28周以后应每天记录。

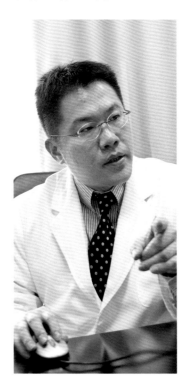

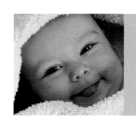

妊娠
第25周

妈妈/胎儿

💗 **妈妈**：母体腹部变得更大，下腹部与上腹部都变得更为膨隆。子宫底上升至脐上三横指处，子宫底的高度为21～24厘米。子宫越来越大，会压迫到下腔静脉的回流，出现静脉曲张。子宫的不断增大，7个月以后会压迫到大腿的血管，导致静脉瘤的产生。一般解决办法是穿弹性袜，以弹性加强血液回流，来治疗静脉瘤。如果能以托腹带托住腹部，可以减少子宫对大腿的压迫，对减缓静脉曲张的情形能有所帮助。

有些孕妈妈还会出现便秘和痔疮、腰酸、背痛等症状。也可能会出现自主神经功能不稳定状态，如头晕、恶心、呕吐，甚至突然晕倒，也容易发生肌肉痉挛、神经痛或麻木感。发生便秘和痔疮的情况也会增多。

💗 **胎儿**：7个月时，胎儿会出现打嗝似的规律性悸动，眼球开始转动，眼睑的轮廓较清楚，眼睛能睁开，出现了味觉。

出生前数月内，胎儿的行为渐趋复杂、成熟，迅速增强的记忆储存促进了自我形象，开始引导胎儿行为的发展。本周胎儿传音系统发育完成，神经系统发育到相当程度，声音、光线及母亲的触摸都能引起胎儿的反应。胎儿已经有了疼痛感、刺痒感，喜欢被摇动，能分辨出母亲和熟悉者的声音。

如果胎儿此时出生，能啼哭、能吞咽，但生存能力很弱，必须在良好的条件和特殊护理下才能存活。

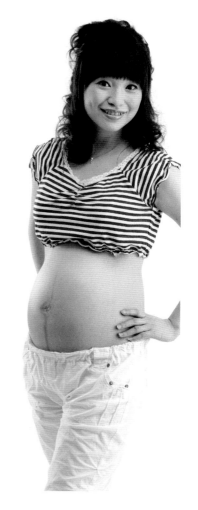

营养方案

现在的孕妈妈大多数吃得太多，但营养不均衡、选择过多高热量食物自己却没有察觉。一般没有必要额外进补太多，只需要在饮食的内容上正确选择，在分量上适量摄取，或者改成自行烹煮简单菜肴。

宜少吃寒凉饮食，可以多吃一些粳米粥，也可饮用麦冬汤。以麦冬10克，白术、芍药、黄芩、甘草各6克，干地黄9克，阿胶12克，生姜18片，大枣15枚组成，煎汤饮用。再选雌乌鸡一只加入上列药物炖汤，有较好的补益作用，能使肌肉、皮肤致密，外邪不易入侵。

三餐两点

＊一日饮食

面粉200克、大米100克、玉米面50克、鱼100克、牛奶250克、鸡蛋50克、瘦肉150克、豆腐50克、蔬菜500克、木耳10克、植物油10克、水果500克、葵花子20克。

用以上食物配制烹调膳食后，每天从中可以摄入蛋白质96克、热量2600千卡、钙1650毫克、锌13.7毫克、铁48毫克、维生素A1070国际单位、维生素E14.2毫克。

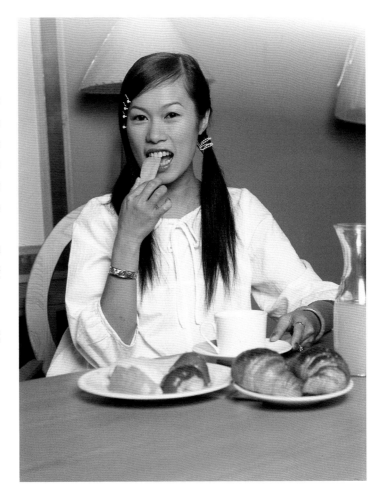

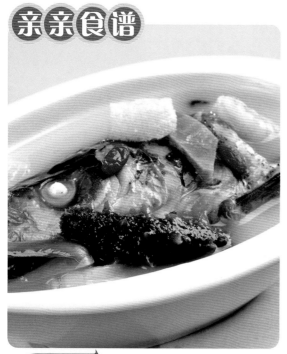

亲亲食谱

八宝鱼头

◆ **用料** ◆　鲢鱼头1个约500克，水发香菇、火腿、虾仁、水发海参、水发竹荪、油菜、枸杞子各20克，葱花、姜片3各克，鸡精、糖、料酒各1勺，鲜汤、盐、植物油各适量。

◆ **做法** ◆

①鲢鱼头和其他用料分别洗净，改刀切大小一致的块。②锅倒油烧热，下葱花、姜片爆香，放入鲢鱼头煎一下。③加入鲜汤和其他用料，慢火炖熟，烹入盐、鸡精、糖、料酒调味，拣去葱花、姜片即可。

增重

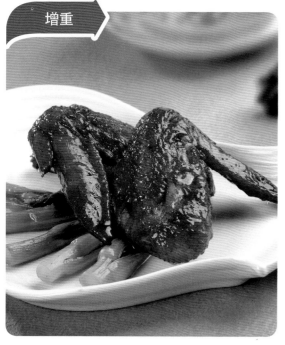

生煎鸡翅

◆ **用料** ◆　鸡翅12只约750克，小青菜100克，蒜泥10克，料酒、酱油各2勺，糖1勺，鸡精、盐、植物油各适量。

◆ **做法** ◆

①将鸡翅两面轻轻剞上十字花刀，用料酒、酱油、糖、鸡精、蒜泥抹匀腌渍片刻。②小青菜择洗干净。③锅烧热加油，待油温升至五成热时，将鸡翅放入锅内煎3分钟，翻面再煎3分钟。④用料酒、酱油、糖、盐、鸡精调成汁，分2次淋在锅中的鸡翅上，起锅颠翻，装入盘中。⑤另锅油烧热，将青菜炒熟即可。

西葫芦素炒滑子菇

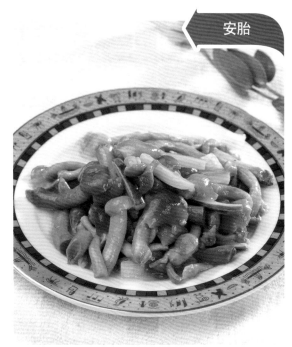

安胎

◆ **用料** ◆ 西葫芦200克，滑子菇200克，水淀粉、葱花、精盐、鸡精、植物油各适量。

◆ **做法** ◆

①西葫芦洗净，切片；滑子菇泡发，洗净(留少许泡发的水)。②炒锅点火，倒油烧热，放葱花爆香，放入西葫芦翻炒片刻，然后放入滑子菇，继续翻炒片刻，接着倒入少许泡滑子菇的水，加精盐烧煮至汁干，放入鸡精，淋入适量水淀粉，勾薄芡即可。

火炒五色蔬

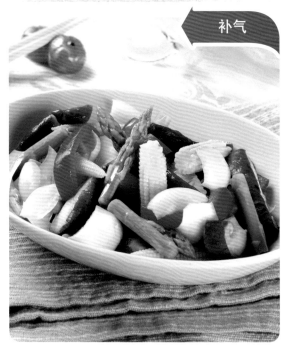

补气

◆ **用料** ◆ 玉米笋100克，芦笋100克，鲜香菇100克，百合100克，彩椒、植物油、精盐各适量。

◆ **做法** ◆

①玉米笋洗净切段；百合洗净剥瓣；芦笋洗净切段；彩椒去子切条；鲜香菇洗净，去蒂切条。②5种材料入沸水锅焯烫2分钟，捞出沥水。③炒锅点火，倒植物油烧热，放入以上5种材料，大火翻炒5分钟，加精盐调味，翻炒片刻，出锅装盘即可。

生活保健常识

🖤妊娠期除了听音乐之外，还可以学习画画，观看艺术表演，以提高艺术修养。

🖤发生滞产的一个比较主要的原因，是孕妈妈在孕期，特别是妊娠中后期经常卧床，缺乏必要的活动，腰、腹及盆腔肌肉变得松弛无力，胎儿发育过大导致。

🖤聪明健康的胎儿需要用心地塑造培养，从饮食入手，提供丰富均衡的营养，为胎儿营造一份安宁、祥和的环境，胎儿就一定会聪明、健康。

🖤即使母体摄入的营养物质不足，胎儿照样要吸收母亲体内的钙、铁、蛋白质等营养物质，这就会使母体出大于入，容易发生缺钙、缺铁、缺蛋白质等营养不良。

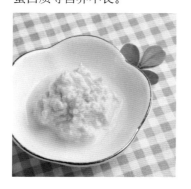

* 知识链接

注意嘴唇的卫生：

空气中不仅有大量的尘埃，还混杂着不少的有毒物质，如铅、氮、硫等元素。落在身上、脸上的同时，也会落在嘴唇上，很多人去外面时，通常很注意不随便地用手拿东西吃，从外面一回到家，就会马上去洗手。但很少有人会想到嘴唇也同样应该做卫生，会经常在没有清洁嘴唇的情况下喝水、吃东西，或时不时地舔嘴唇，这样做很有害处。因为空气飘浮的尘埃中有很多化学有害物质和病原微生物，会落在孕妈妈的嘴唇上，一旦进入体内，要比对一般人更有害。因为孕妈妈体内还有一个对有害物质十分敏感的胎儿，会使其无辜受害，引发胎儿组织器官畸形，因此，孕妈妈不可以忽略了嘴唇的卫生，从外面回家要注意清洁唇部。

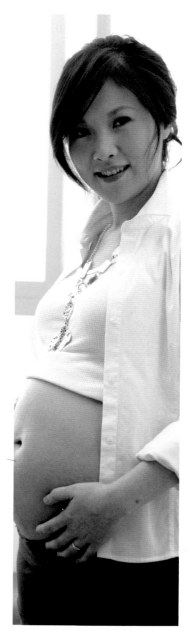

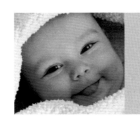

妊娠
第26周

妈妈/胎儿

💜 **妈妈**：腹部和乳房上的妊娠纹会更加明显，腹腔内随着子宫的增大而使横膈上升，心脏会被推向上方，靠近胸部并略向左移；心脏的工作量增加，心率加速和心搏量加大。由于腹部越来越沉重，为保持行走的平衡，需要腰部肌肉持续向后用力，因此会引起腰痛和腿痛，也会使人感觉到疲惫。如果眼睛发生怕光、发干、发涩的情况，属于正常的反应，可以使用一点保健眼药水来缓解不适感。

💜 **宝宝**：胎儿的味觉神经在妊娠期第26周形成，从第34周开始喜欢带甜味的羊水，在妈妈体内胎儿还用不上嗅觉，但一出生马上就会用。随着胎儿骨骼和肌肉系统的发育成熟，胎动增强。大脑更加的发达，神经系统进一步完善，胎动更加协调，而且多样，不仅会手舞足蹈，而且还能转身。胎儿的肌肉发育较快，体力增强，越来越频繁的胎动表现出活动能力。由于子宫内胎儿经常活动，因此胎位常会有变化。

到妊娠7个月底，开始储积脂肪，胎儿会吸吮拇指、打嗝、哭泣，能尝出甜或酸味，对刺激会有反应，包括疼痛、亮光和声音。胎盘的功能开始减少，羊水量也变少，此时胎儿已经占满子宫，如果现在出生，已能有较高的存活率。

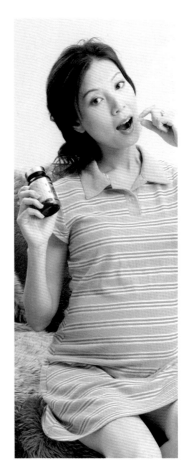

营养方案

根据季节选择饮食的原则：

春天，万物复苏，人体阳气升发，此时应当养阳，在饮食上要选择一些能助阳的食品，如大葱、香菜、韭菜、豆豉等。中医还主张："当春之时，食味宜减酸益甘，以养脾气，饮酒不可过多，米面团饼不可多食，致伤脾胃，难以消化。"

夏季酷热多雨，暑湿之气易乘虚而入，人们普遍食欲降低，消化力减弱。膳食调配宜少吃辛辣燥烈食品，以免过分伤阴，多吃甘酸清润之品，如绿豆、西瓜、乌梅等，不宜饮冷无度，对孕妈妈尤其重要。

秋天，气温凉爽、干燥，食欲逐渐恢复，加上各种瓜果大量上市，可选择的新鲜蔬菜和水果丰盛，能够大快朵颐。要特别注意"秋瓜坏肚"，立秋之后不论西瓜还是香瓜、菜瓜，都不宜多吃，以免损伤脾胃。在饮食的调理上，要注意少用辛辣的食品，如辣椒、生葱蒜等。宜食用芝麻、糯米、粳米、蜂蜜、枇杷、甘蔗、菠萝、乳品等性味柔润的食物。

冬天，气候寒冷宜热食，但注意燥热之物不可过量食用，以免气郁而化热。饭菜口味可以适当浓重一些，保持一定的脂肪类食物摄入。因为绿叶蔬菜较少，应当注意摄取一定量的黄绿色蔬菜如胡萝卜、油菜、菠菜、豆芽等，避免发生维生素缺乏症。为防御风寒，调味品可以多用一些辛辣，如辣椒、胡椒、葱、姜、蒜等。炖肉、熬鱼、火锅亦可多吃一些。冬季要切忌贪食黏硬、生冷类食物，免伤脾胃。对孕妈妈来说，冬季是食物进补的最好时机。

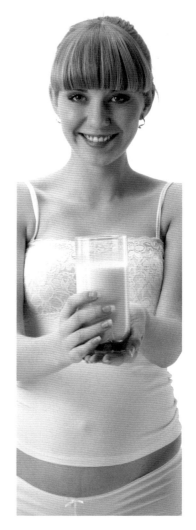

三餐两点

　　早餐如果能够习惯于当成正餐来吃，吃得更丰盛一些，营养更多样化一些，几大营养素的含量高一些，会有利于营养的吸收，也有利于全天饱满的精神状态。

　　正餐的食物种类宜多样化，变化搭配、丰盛可口，一句话，要自己喜欢，吃得饱、吃得好。

　　前面介绍过的菜谱和食谱当中，想必您已经有了多道拿手菜，不必拘泥，可以随时做来品尝，既锻炼了厨艺，又能一饱口福，还兼顾到自己和胎儿的营养，一举多得，何乐而不为呢！

＊典型食谱例举

　　7：00早餐：牛奶250毫升、麦片25克，煮鸡蛋50克，主食面包50克，小菜一碟。

　　10：00加餐：红枣银耳汤，苏打饼干25克（红枣25克，银耳25克）

　　12：00午餐：米饭100克，玉米面粥50克，红烧排骨炖海带（排骨100克、海带25克），豆腐干炒芹菜（豆腐干50克、芹菜200克）

　　15：00加餐：西红柿150克生吃，核桃3个

　　18：00晚餐：清蒸鱼150克，香菇炒青菜（香菇50克、青菜200克），米饭100克，豌豆苗汤（豆苗50克）。

　　20：00加餐：苹果150克。

　　食谱中的鱼、肉类、米、面主食类、蔬菜可以按需等份适当做调整和更换。

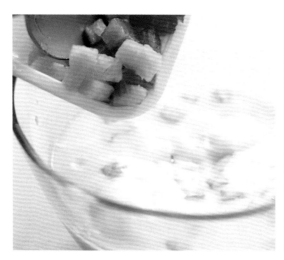
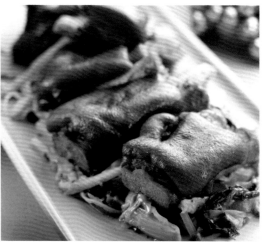

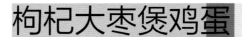

亲亲食谱

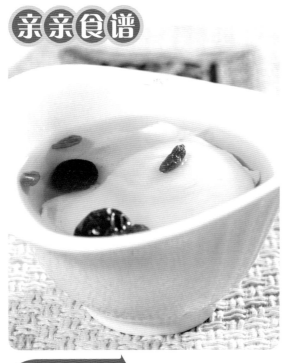

枸杞大枣煲鸡蛋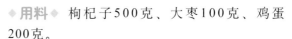

◆**用料**◆ 枸杞子500克、大枣100克、鸡蛋200克。

◆**做法**◆

①枸杞子、大枣分别洗净。②净锅倒适量水，水沸后加入大枣，滚水煮20分钟，磕入鸡蛋，放入枸杞子,荷包蛋煮熟,即可食用。

促进胎儿发育

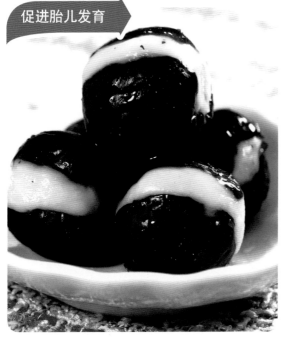

大枣蒸糯米

◆**用料**◆ 无核大枣100克、糯米粉200克、冰糖适量。

◆**做法**◆

①大枣用水浸泡1小时；冰糖用温水浸泡；溶化成冰糖水；糯米粉加温水温熟，搅拌后揉成团，再搓成小条。②用小刀将大枣在中间纵向切一刀，然后夹入搓好的糯米小条，再洒上冰糖水。③蒸锅放入适量水，把大枣放入碗内，大火蒸10分钟后,小火继续蒸50分钟即可。

蛋黄卧冰

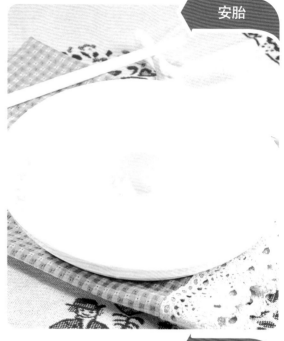

安胎

◆ **用料** ◆ 咸鸭蛋100克，新鲜鸭蛋100克，香油、开水各适量。

◆ **做法** ◆

①将咸鸭蛋白和新鲜鸭蛋混合搅匀，加入大半碗开水和少许香油，用打蛋器搅打均匀，倒入盘中，中间打入咸蛋黄。②将整盘放入蒸锅内，小火将蛋液蒸熟即可。

芦笋蛋饼

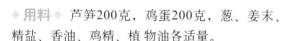

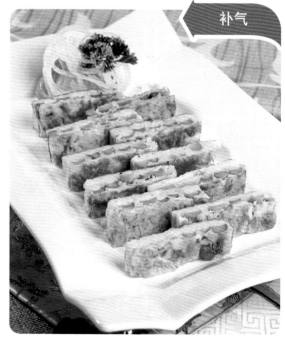

补气

◆ **用料** ◆ 芦笋200克，鸡蛋200克，葱、姜末、精盐、香油、鸡精、植物油各适量。

◆ **做法** ◆

①芦笋洗净，入沸水锅略焯，捞出控水；鸡蛋打入碗中，加精盐、鸡精、葱、姜末搅匀。②平底锅点火，倒油烧热，倒入鸡蛋液，待蛋液凝固前，把芦笋整齐地排列在蛋液上，待蛋液全部与芦笋凝固时，在锅边四周淋入少许植物油，将蛋饼翻转过来，煎至两面金黄色出锅，将芦笋蛋饼切条，放入盘中，淋上香油即成。

生活保健常识

脂肪是人体能量的主要来源，能提供人体不能合成的必需脂肪酸。植物油供应的必需脂肪酸比动物油好，不仅消化率在95%以上，亚油酸含量丰富，而且含有大量维生素E。

母体膳食中如果缺乏脂肪，会导致胎儿体重停止增加，影响大脑和神经系统地发育。孕期每天需要60克脂肪，包括烧菜用的植物油25克和其他食物中含的脂肪。

维生素对维持人体正常的生理功能有极重要的作用，大部分维生素在人体内不能合成，或合成量不足，必须通过食物补充。其中脂溶性维生素，包括维生素A、维生素D、维生素E、维生素K等营养素吸收后能在体内储存，过量蓄积则容易中毒。

水是人体内重要的溶剂，各类营养素在体内的吸收和转运都离不开水。孕期内，母体体内的血液总容量将增加40%～50%，因此更要保证水的供给充足。每天喝水6～8杯，再加上食物中含的水，共计2000毫升。

钙是人体骨骼、牙齿的重要组成成分，孕妈妈每天需要1000毫克钙，孕晚期则需要1200毫克。在胎儿骨骼发育阶段，如果钙供给不足，胎儿就会抢夺母体内储存的钙，使孕妈妈出现腰腿痛、抽筋等症状。严重时胎儿容易得软骨病。相反，如果摄入过量也会造成分娩困难。

适度的活动和体育锻炼、多晒太阳，可以促进钙的吸收和储备。

✻ 知识链接

孕妈妈打呼噜不能忽视：

打呼噜就是打鼾，是气流通过狭窄的咽部时，咽腔软组织颤动而发出的，打鼾可分为良性和恶性两大类。

①良性打鼾：

入睡后鼾声较轻且均匀，或偶尔出现的打鼾。

这类打鼾对身体并没什么害处。

②恶性打鼾：

入睡后不仅鼾声很大，而且不均匀，总是打着打着就停止了呼吸，或被憋醒，一夜反复多次发作，早晨起来感觉头昏脑涨。这类打鼾往往会带来严重的后果，影响到胎宝宝的正常发育，需要及时到医院治疗。

打鼾可能造成的危害：

①可能对胎宝宝的危害：

可能出现呼吸暂停现象，导致血压上升，阻止血液从胎盘流向胎宝宝。

可能导致胎宝宝缺氧。

②可能对孕妈妈的危害：

可能会有中风或心脏病发作的危险。

打鼾引起的缺氧会促发或加重妊娠期并发症，同时影响胎宝宝发育。

在怀孕后期，随着胎宝宝增大，腹压增加，膈肌上抬，孕妈妈呼吸道阻力增加，肺含气容积减少，体重不断增加等因素，都会使呼吸负荷和耗氧量增加，从而加剧打鼾和孕妈妈对氧的供需矛盾，因此，孕妈妈要注意预防恶性打鼾。

预防恶性打鼾的方法

❤控制体重，肥胖是引起打鼾的重要原因之一。

在饮食上，必须注意膳食结构合理均衡，常吃富含维生素A、维生素C及叶酸的蔬菜水果，尽量少吃或不吃高脂高糖类食物。

❤在医生指导下进行适度的运动，既有利于维持正常体重，又有利于母婴健康。

❤尽量不要采取仰卧睡姿，应采取左侧卧姿势比较适宜。

＊专家指导

要特别提醒的是，烟酒和安眠药会使得打鼾加重，并且会严重影响胎宝宝的正常发育，如果通过努力仍无法防止打鼾，尤其是在孕晚期，正确的做法是请医生诊治。

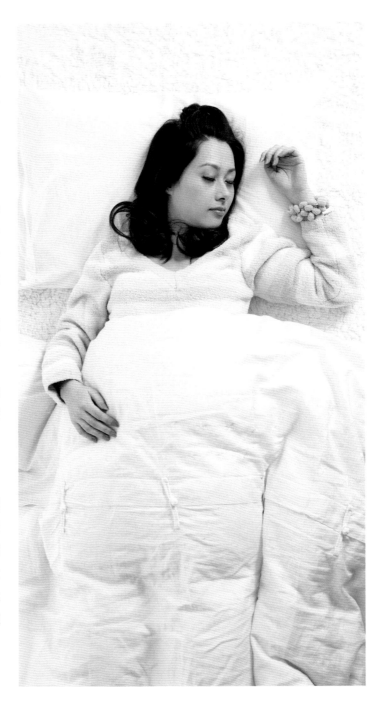

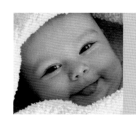

妊娠
第27周

妈妈/胎儿

💗 **妈妈**：随着胎儿越长越大，可能会感到有些气喘。因为日渐长大的子宫压迫膈膜，母体的肺完全吸入和呼出空气显得吃力起来。

漫长的妊娠期对孕妈妈来说是一段艰难的历程，要始终忍受着躯体变化的负担和种种心理压力，直至分娩。妊娠4个月以后，有时会感觉到子宫有收缩（子宫壁变硬，约半分钟以后恢复变软），收缩不规律、无疼痛感，常常在走路和活动时出现，这种不规律子宫收缩属于正常情况。如果子宫收缩频繁，每小时4~5次，并有轻微腹痛，应当去医院就诊，及时保胎。妊娠期每天要适当休息，减少外来刺激因素，不吸烟、不饮酒。

💗 **宝宝**：妊娠第6个月末，胎儿至少有230毫米长，779克重。胎儿在为出生时呼吸空气做准备。从第15周一直到第28周，羊水每周平均增加50毫升。眼睑重新睁开，外耳道开通，视网膜分化完成，有轻度视觉能力。

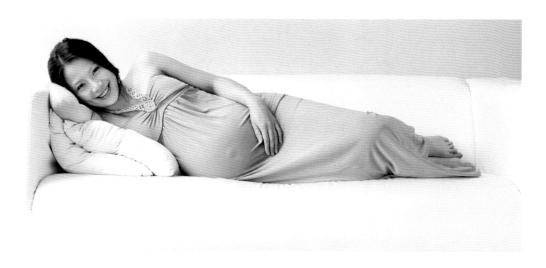

营养方案

孕中期每日营养素需求量：

（1）热能：我国营养学会1988年膳食营养素供给量建议，妊娠中期4个月以后，每日增加热能摄入200千卡。相当于每天比平常增加2个鸡蛋和100毫升牛奶。

热能分配的适合比例：碳水化合物占60%～70%，脂肪占20%～25%，蛋白质占15%～20%。

（2）蛋白质：从妊娠4个月开始每天应另外增加15克的蛋白质。妊娠7个月后，每天应增加蛋白质25克。

（3）无机盐及微量元素：

钙：孕期钙摄入量应比孕前增加一倍。每天需求量约为1200毫克。

铁：孕妇和胎儿在妊娠期和分娩时，共需求铁约1000毫克。其中350毫克满足胎儿和胎盘的需求，450毫克为孕期红细胞增加的需求，其余用以补偿铁的丢失。铁的膳食供给量由每日18毫克提高到每日28毫克。

锌：孕中期应增加锌的摄入量，由15毫克增至20毫克。

碘：孕中期和末期膳食的碘摄入量，由150微克增加到175微克。

（4）维生素：维生素A：每日摄入量为1000微克。

维生素D：每日膳食供给量为10微克（400IU）。

维生素E：推荐供给量每日12毫克。

维生素B_2：供给量为每日1.8毫克。

维生素B_1：供给量为每日1.8毫克。

烟酸：烟酸的膳食供给量应与维生素B_1保持合适比例，每日膳食供给量应为18毫克。

维生素B_6：每日膳食供给量为2.2毫克。

三餐两点

妊娠7个月后，胎儿牙齿、骨骼钙化加速，需要母体供给大量的钙。据国内的营养专家报告，我国民众的每日膳食，所含钙量不足500毫克，与孕妈妈所需求钙的摄入量相差很大。因为缺钙，有的孕妈妈会发生肌肉痉挛和手脚的"抽筋"现象。

每日的饮食中，应当选用牛奶、虾皮、海带、大豆、豆腐、银耳、油菜、榨菜等来做菜谱。骨头含钙最多，烹饪时最好加醋，使钙溶解到汤里，或者制作成糖醋排骨来吃，较容易被机体吸收利用。

每天进餐主食400克、牛奶250克、鸡蛋100克、豆腐100克、猪排骨100克、青菜400克、紫菜10克、虾皮10克，含钙总量能达1500毫克，基本可以满足钙的需求。

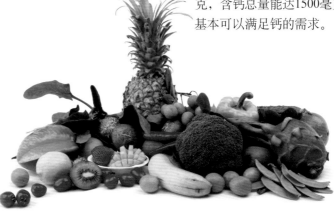

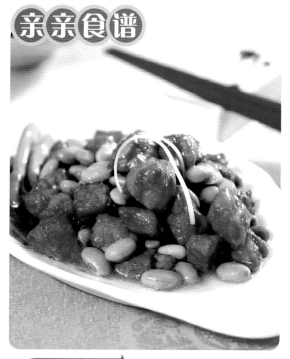

毛豆焖肉

◆ **用料** ◆ 毛豆200克，里脊肉200克，鲜菜心100克，料酒、精盐、味精、水淀粉、姜末、葱花、植物油、清水各适量。

◆ **做法** ◆

①将毛豆洗净；里脊肉洗净，切丁；鲜菜心洗净，沥干水分。②净锅置火上，下油烧至七成热后放入肉丁，炒出香味，烹少许料酒，翻炒片刻，加入毛豆、姜末，炒至变色，下少许水，加盖焖至毛豆熟烂，投入鲜菜心、葱花、精盐，煮沸，加入味精，用水淀粉勾芡，推匀，出锅即成。

促进胎儿发育

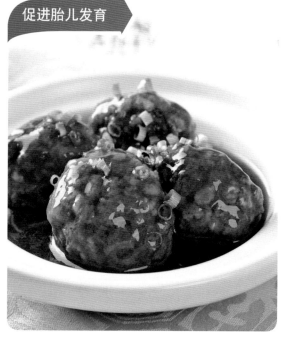

红烧狮子头

◆ **用料** ◆ 五花肉500克，香菇粒100克，海米粒100克，鸡蛋液100克，葱段、葱花、姜块、精盐、味精、白糖、酱油、料酒、水淀粉、清汤、植物油各适量。

◆ **做法** ◆

①五花肉切小粒，加入香菇粒、海米粒、鸡蛋液、水淀粉拌匀，做成猪肉丸。②锅中加油烧热，放入猪肉丸炸至稍硬，捞入砂锅中，锅留底油烧热，放入葱段、姜块炒香，烹入料酒，添入清汤，加入酱油、白糖烧沸，倒入砂锅中，用小火煮至熟透，捞出肉丸，原汤过滤，加入精盐、味精，用水淀粉勾芡，淋在肉丸上，撒上葱花即可。

软烂猪肘

◆ **用料** ◆ 大枣100克，猪肘500克，黑木耳100克，精盐、鲜汤、味精、清水各适量。

◆ **做法** ◆

①将猪肘刮去毛洗净，放入水中煮开，除去腥味，取出。②取砂锅，放入猪肘，加水适量，放入大枣及浸发的黑木耳，用小火煨煮，待猪肘熟烂，汤汁浓稠时，加入精盐、鲜汤、味精调味即成。

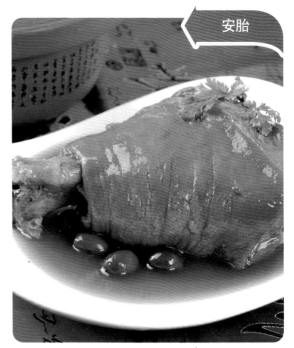

安胎

豆豉蒸排骨

◆ **用料** ◆ 肋排500克，豆豉、蒜蓉、白糖、水淀粉、鸡精、料酒、生抽各适量。

◆ **做法** ◆

①肋排洗净，剁块。②取一个器皿，倒入肋排、豆豉、蒜蓉、白糖、料酒、鸡精、生抽，拌匀，腌渍5分钟左右，再加入水淀粉搅拌。③点火坐蒸笼，开锅后将肋排上笼蒸60分钟即可。

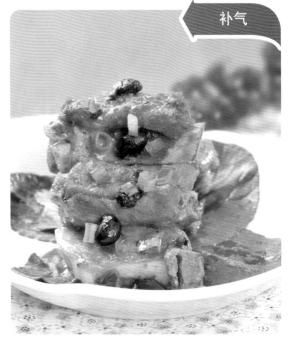

补气

生活保健常识

维生素C极易被破坏，新鲜蔬菜、水果应当随买随吃，储存时间不要太长。如果要储藏，用纸袋或多孔的塑料袋套好，放在冰箱下层或阴凉处。

新鲜水果尽可能要带皮吃，剥开以后应尽快吃，不宜久存。

烹调时容易破坏蔬菜中的维生素，先用60℃的热水烫过再烹调，能避免菜叶变黑，减少维生素的流失。

洗菜时速度要快，先洗后切，能减少营养流失。烹调时宜先加盐、快炒，尽量少放水。

家庭榨果汁时，加一点食盐，能减低维生素C的破坏程度。自制的新鲜果汁应当尽快饮用，一次喝不完的可以装瓶冷藏。

肝脏、猪血、瘦肉、紫菜、蛋、全谷类、干果类、绿色蔬菜中都含有丰富的铁质，而肝脏、猪血、瘦肉等，这些食物的铁质以血红素的状态存在，吸收较好。

＊知识链接

妊娠期喝茶的学问：

茶是一种优质的饮料，含有茶多酚、芳香油、矿物质、蛋白质、维生素等多种营养成分。如能每天喝3～5克茶，特别是淡绿茶，对加强心肾功能、促进血液循环、帮助消化、预防妊娠水肿、促进胎儿生长发育是大有好处的。

绿茶含锌量极为丰富，红茶和咖啡的浸出液中锌的含量甚微。锌元素对胎儿的正常发育至关重要。但如果喝茶太多、太浓，特别是饮用较浓的红茶，对胎儿会产生危害。因为茶叶中含有2%～5%的咖啡因，每500毫升浓红茶水大约含咖啡因0.06毫克。如果每日喝5杯浓茶，就相当于服用0.3～0.35毫克咖啡因。咖啡因具有兴奋作用，饮茶过多会增加胎动，甚至会危害胎儿的生长发育。

绿茶中含有一定量的鞣酸，为避免影响对铁的吸收，适宜在饭后或服用铁剂60分钟后再饮用。

"孕妇专用"补剂：

贴有"孕妇专用"标签的复合维生素和微量元素产品，并非所有孕妈妈都必须服用。只是给膳食不均衡的孕妈妈设计的。如果您属于这种情况，最好先从纠正自己的饮食习惯开始。这些产品也适用于肠胃吸收有问题的孕妈妈，尽管有良好的饮食，但是有些人因为体质限制，不能吸收必要的营养。无论是哪种情况，服用这些产品之前，一定要咨询医生的意见。否则，如果盲目地摄入本不需要的某种维生素或微量元素，效果会适得其反。

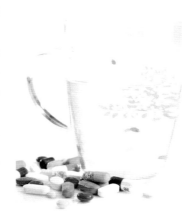

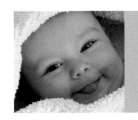

妊娠
第28周

妈妈/胎儿

💗 **妈妈**：第7月末子宫底在脐上三指，高约22～23厘米。子宫内的胎儿具有出色的学习能力，会利用一切可能的机会学习，学习吞咽、学习吮吸、学习运动、学习呼吸，而且他还是一个小小的"心理学家"，能通过母亲传递过来的一切信息揣摩着母亲的情绪，学习心理感应。鉴于胎儿这种潜在的学习能力，母亲在妊娠期间，尤其是后半期应当强化与胎儿的交流。

💗 **胎儿**：8周时，胎儿听力系统发育完成，能发生听觉反应，胎儿的听觉透过母体腹壁及子宫和里面的羊水来接收外界的讯息。怀孕20周时，胎儿内耳就形成。

胎儿现在身长约300～350毫米，体重约1000克，眼睛完全长成，吮吸和吞咽的技能有所提高，鼻孔能与外界相互沟通，但由于被羊水所包围，虽然已具备嗅觉，胎儿却无法体验各种气味，嗅觉功能得不到的发展。胎儿体内有2%～3%的脂肪，肺能够呼吸空气了。既然胎儿能够呼吸了，如果提前出生，很快就能自己呼吸，适应外面的世界。

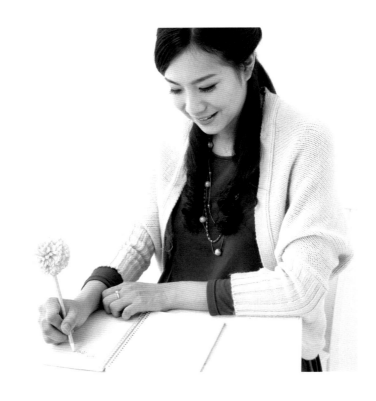

营养方案

热能和蛋白质与胎儿生长关系十分密切，孕妈妈热能和蛋白质摄取不足，会产生营养不良，引起胎儿各系统、器官发育迟缓，体重、身长增长慢，会导致低体重儿的产生。特别在孕中期，正是胎儿脑细胞增长的时期，蛋白质供给不足会使胎儿脑发育不良，出生后也将难以弥补。

孕中期热能摄入比孕前每日摄入量应增加200千卡，可以适当增加主食的摄入量，每日应当增加主食75克左右。

孕中期比孕前蛋白质每天摄入量应增加15克，相当于每天增加1杯牛奶和1个鸡蛋或75克瘦肉的量。

体重增加较快的孕妈妈，可以用玉米、土豆、红薯、山药、南瓜、莲藕来代替大米和面粉作为主食。如果体重增加较慢、吸收不好，可以多吃一些米、面食物，也可以吃一些巧克力、甜点心及肉类食物，坚果类核桃、花生、瓜子、榛仁、松子都是不错的选择。

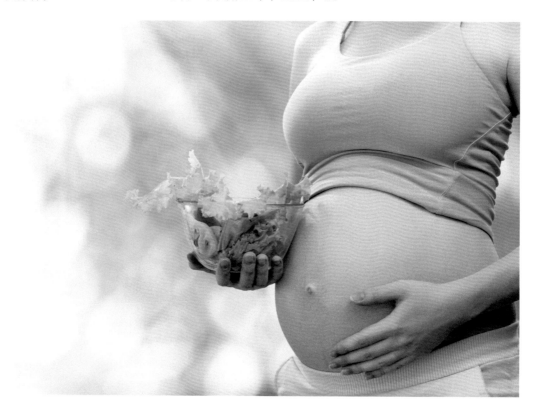

三餐两点

粗细粮搭配：长期吃精白米和精白面一类精制食品，膳食结构中缺乏B族维生素。而粗粮中含有丰富的B族维生素可以相互弥补，能使营养摄入更全面。

荤素菜搭配：动物性食物中可以提供胎儿生长发育所需要的蛋白质、脂肪等营养素，但缺乏素菜中的维生素和膳食纤维，因此要进行食物互补。

餐次安排：随着胎儿的增长，腹部胀大，各种营养物质需求增加，胃部受到挤压，容量减少，应当逐渐选择体积小、营养价值高的食品，要少食多餐，可以把全天所需的食品分成5～6餐进食，也可以在两次正餐之间，安排加餐，补充孕中后期需要增加的食品和营养。另外，缺乏某种营养时可在加餐中重点补充。

为防止下肢的水肿，可以多吃一些鲤鱼、鲫鱼、黑豆、冬瓜、西瓜等有利水作用的食物，以利于体内水分由肾脏排出，缓解水肿症状。

每天的三餐两点要注意营养素合理搭配，吃饱、吃好之外，向您推荐几款防治妊娠期水肿的食疗食谱：

山药薏米粥：山药30克，大枣20枚，肉桂0.5克，薏米30克。以上各用料同用于煮粥，每天一次。健脾益肾，用于脾肾气虚，妊娠水肿。

鲜鱼冬瓜汤：取鲜冬瓜500克，活鲤鱼1条，加水小火炖烂熟后调味即成鲜鱼瓜汤。

鲤鱼麦片粥：鲤鱼肉100克，加入麦片粥内炖熟，入盐、味精、葱花、姜末调味，可以当作早餐，也能当作加餐来吃。

豆芽蘑菇汤：黄豆芽250克，鲜蘑菇50克，调料适量。黄豆芽洗净，加水煮20分钟，入蘑菇片、调料，煮3分钟，用于佐餐。

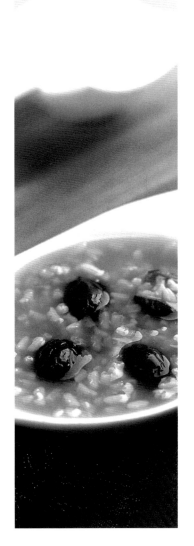

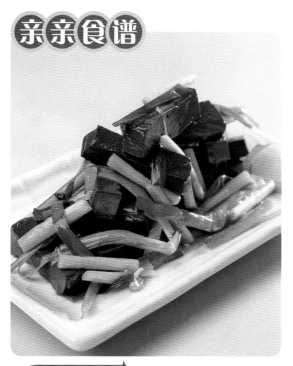

韭菜烧猪血

◆**用料**◆ 猪血250克，韭菜200克，豆瓣酱、高汤、植物油、葱、姜末、精盐、鸡精各适量。

◆**做法**◆

①猪血切块，放入沸水中焯烫，捞出沥水；韭菜洗净，切段。②净锅上火，倒植物油烧热，放入葱、姜末爆香，加入高汤、猪血及各种调味料煮至入味，放入韭菜煮熟即可。

促进胎儿发育

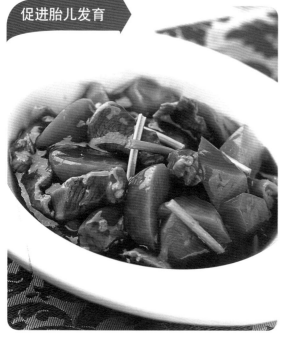

胡萝卜烧牛腩

◆**用料**◆ 牛腩500克，胡萝卜300克，香菜100克，葱段、姜片、白糖、酱油、精盐、甜面酱、水淀粉、清水各适量。

◆**做法**◆

①牛腩洗净，放入开水中煮5分钟，取出冲净；另起锅加清水烧开，将牛腩放进去煮20分钟，取出切厚块，留汤备用；将胡萝卜去皮洗净，切块。②锅中倒油烧热，下入姜片、葱段、甜面酱爆香，下入牛腩爆炒片刻，加入牛腩汤、白糖、酱油、精盐，先用大火烧开，再用小火煮30分钟左右，加入胡萝卜，煮熟，用水淀粉勾芡，撒上香菜，即可出锅。

南瓜牛腩汤

◆ **用料** 老南瓜250克，牛腩500克，葱段、姜片、精盐、味精、料酒、植物油、清水各适量。

◆ **做法** ◆

①老南瓜去皮、去子,洗净,切块;牛腩洗净,切块。②锅置火上,倒植物油烧热,放入葱段、姜片煸香,放入牛腩块翻炒至将熟,烹入料酒,加适量水烧沸,改小火炖至牛腩熟,拣去葱段、姜片,加入南瓜块、精盐、味精调味,继续炖至牛腩熟烂即成。

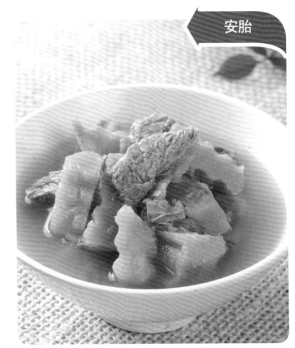

安胎

秋葵牛肉羹

◆ **用料** 秋葵100克,牛肉400克,金针菇100克,番茄、香菜末、高汤、淀粉、料酒、香油、精盐各适量。

◆ **做法** ◆

①牛肉洗净,切丁,加入料酒、淀粉、香油拌匀;番茄洗净,去皮、去子,切丁;秋葵洗净,切圈;金针菇洗净,去根蒂。②锅中倒入高汤煮沸,加入番茄、秋葵圈、金针菇煮开,加入牛肉丁,用筷子搅散,见牛肉变色,加入精盐、香菜末调味即可。

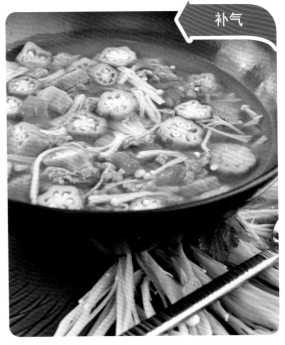

补气

生活保健常识

❤素食者吃全谷类及绿色蔬菜时，应搭配含维生素C丰富的食物，比如柑橘类水果以增加吸收。

❤维生素D有利于钙质的吸收与利用，磷与钙则相互竞争，在吸收利用上会彼此影响。过量的蛋白质与脂肪则会促进钙质的排泄，造成钙质的流失。

❤补充铁质，应当适量增加食物中肝脏与瘦肉的摄取量，但饭后不要马上饮用茶和咖啡。

❤如果服用铁质营养补充剂，可以与果汁同饮，借助维生素C吸收铁质。但不要与牛奶同吃，不要和钙片一起吃，以免影响吸收。

❤苋菜、洋葱、菠菜、竹笋等含有较多草酸，草酸与钙结合会生成人体无法吸收的不溶性草酸钙，应尽量少吃这些蔬菜。或者在烹饪前用开水烫氽，让部分草酸溶于水中。

❤由于腹部迅速膨大，这一阶段极容易疲劳，种种不适也会困扰孕妈妈：脚肿、腿肿、痔疮、便秘、静脉曲张、腰腿酸痛。做一做舒缓和伸展运动，站立和坐卧时不断变化姿势，洗一个热水澡，做一做按摩缓解肌肉紧张，都是有助于减轻种种不适症的良方。

*知识链接

孕期营养与不良饮食习惯：

妊娠期属于特殊时期，孕妈妈的饮食习惯事关自身和胎儿成长所需。为了自身和孩子的健康，希望您能纠正下面这些不良的饮食习惯：

偏食挑食：有的人偏食鸡、鸭、鱼肉和高档的营养保健品，有的人只吃荤菜，不吃素菜，也有的不吃内脏如猪肝等，还有的人不吃牛奶、鸡和蛋，这些挑食和偏食习惯会造成营养单一。

无节制的进食：有人不控制饮食量。想吃什么吃什么，想吃多少吃多少，喜欢吃的东西拼命吃。有的人怀孕期体重增加达45千克，造成体胖和胎儿巨大。有的孕妈妈却只是自己胖，因为吸收的原因胎儿却很小。

食品过于精细：粗粮、糙米、时令新鲜蔬菜、水果，都要比过度精细的食物有利于补充均衡全面的营养素。

摄入过多植物脂肪：如豆油、菜油等，会造成单一性的植物脂肪过高，对胎儿脑发育不利，也影响母体健康，提倡摄入一定量的动物脂肪等。

刺激性食物：咖啡、浓茶、辛辣食品、饮酒、吸烟等均会对胎儿产生不良刺激，影响其正常发育，甚至会使胎儿发生畸形。

随意进补：各种营养品充满市场，广告铺天盖地。令人误以为吃得越高级、花钱越贵越有营养，其实不然。妊娠期属特殊阶段，孕期营养素的补充以日常食物为佳，即使缺乏某些营养，没有专业医生或营养师指导，擅自进补则有害无益。

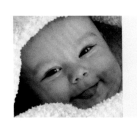

妊娠
第七月概要

妊娠第七个月，比较舒适的孕中期即将结束，即将进入妊娠晚期。从现在开始，您就要从心理上做好充分准备，随时迎接胎儿的降生，因为从现在起，小家伙随时都有可能迫不及待的提前抢着降生到世界上来。

为保证自己在分娩时有充足的精力和满足胎儿孕晚期生长发育的需求，您要继续合理摄入食物，注重各种营养素的搭配和均衡，提倡食物的多样化。

要保证充足的睡眠。睡眠中，母亲的脑下垂体会不断产生促进胎儿生长的激素。

食物的质比量更重要，宜多供给动物性食品和豆类食品。

这个时期，胎儿眼睑打开，已经有眼睫毛。胎儿的大脑也发达起来，感觉系统也显著发达起来。胎儿的眼睛对光的明暗开始敏感，听觉也有发展，不过，听觉发育完成还要到妊娠第八个月的时候。胎儿身长35～38厘米，体重约1000克。孕妈妈宫高约26厘米。

提醒您要注意自己的日常生活，避免做过于猛烈的动作。

避免提拿重物，不宜做向高处伸手、突然站起来等动作。

为了防止便秘，应每天早晨喝牛奶和水，多吃水果及纤维多的食物。

要进行乳房保养，每天清洗、按摩。

这个时期脚容易水肿，睡觉时最好把脚稍微垫高一些。

要学会腹式呼吸，可以把充足的氧气输送给胎儿。

正确的腹式呼吸的姿势是：背后靠一小靠垫，把膝盖伸直，全身放松，把手轻轻放在肚子上。然后开始做腹式呼吸，用鼻子吸气，直到肚子膨胀起来；吐气时，把嘴缩小，慢慢地、有力地坚持到最后，将身体内的空气全部吐出。注意吐气的时候要比吸气的时候用力，慢慢地吐。每天做3次以上。

应当继续给胎儿听音乐，抚摩腹部也是很好的胎教方法。抚摩的动作有摸、摇、搓或轻轻拍等，一天3～4次。当能摸到胎头、背部及四肢时，可进行轻轻拍摸。在抚摩的同时，与胎儿对话，对胎儿更有好处。

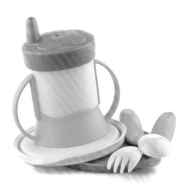

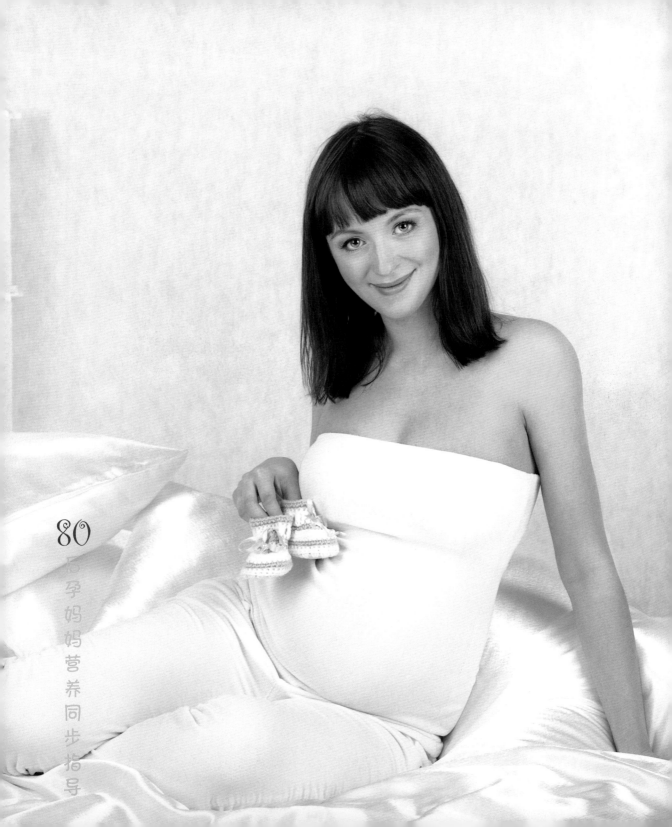

80
后孕妈妈营养同步指导

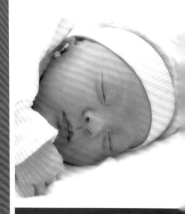

Part 3

妊娠晚期营养
（29~40周）

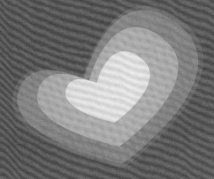

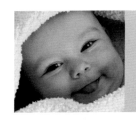

妊娠
第29周

妈妈/胎儿

💗 **妈妈**：妊娠8个月的母体腹部已经相当大，行动开始不太方便。子宫底上升到肚脐与胸口的中间，高达25～27厘米。随着子宫的增大，腹部、肠、胃、膀胱受到轻度压迫，孕妈妈常会感到胃口不适，还会有憋尿的感觉。

💗 **宝宝**：胎儿有冷热感、会觉察光线明暗的变化。在外界声音的刺激下会做出不同的反应，心率和胎动都有相应的变化，对声音具有分辨能力，对不同的声音产生不同的反应。外界声音刺激能引起胎儿心率的变化。

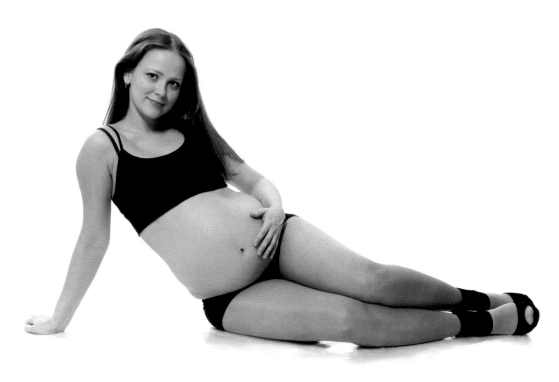

营养方案

妊娠期第8~10个月，是胎儿迅速发育及增重的时期，对营养需求相应增加，特别是能量、蛋白质、钙和铁。

在孕晚期，铁和叶酸以及各种维生素、矿物质的补充依然很重要。充足的铁除了能预防胎儿贫血外，更能进一步预防早产、流产，使胎儿出生时的体重达到应有的标准。

进入妊娠晚期，膳食方面要注意：

进食量要适当。妊娠晚期营养素需求量增多，总能量每天供给应当与中期相近，蛋白质要增加10克，钙质需要增加500毫克。这个阶段孕妈妈的食欲会有所增加，要防止体重增长过快，最好定时称量体重，每周体重增长幅度不宜超过500克。

经常进食一些富含铁和钙质的食物，动物肝脏中含有丰富的铁，是孕晚期较理想的补铁食物。奶和海产品中如鱼、虾、海带、紫菜等含有丰富的钙，经常食用可以防止胎儿、新生儿和孕妈妈贫血，防止胎儿出现佝偻病和孕妈妈患上软骨病。

适当进食一些含植物油较高的食物如核桃、花生、芝麻、瓜子、松子仁、榛子、腰果等。它们对胎儿的大脑发育极为有益，并且能为母体储存脂肪，为分娩和产后哺乳所需能量做储备。

进食足够量的新鲜蔬菜和水果。蔬菜和水果中含人体必需的多种维生素和微量元素，有提高机体抵抗力，加强新陈代谢，防止便秘等作用。

妊娠晚期，总体上的膳食原则是要注意合理营养，平衡膳食，食物多样化。

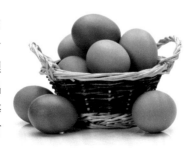

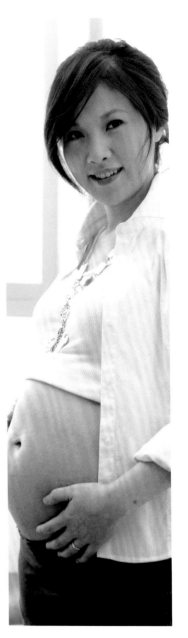

三餐两点

孕晚期营养的目的之一，是为了使胎儿保持一个适当的出生体重，从而有益于婴儿的健康成长，出生体重过低或过高均会影响婴儿的生存质量及免疫功能。

为保证孕晚期的合理营养，建议按例举的食谱来调配自己的饮食，每天膳食应由以下食物组成，用量可适当增减。

* 食谱例举

💗 **主食**：面粉350克，大米250克，小米或玉米面50～100克。

💗 **蛋白质食物**：瘦肉、鱼、肝、豆制品50～100克，每天选择两种以上，鸡蛋1～2个，牛奶300～500毫升。

💗 **蔬菜**：黄绿色菜100克，其他蔬菜200～300克，海带、紫菜等海产品10～20克。

💗 **水果**：各种时令新鲜瓜果100～200克。

💗 **油脂**：烹调用油30克。

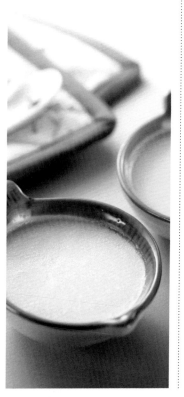
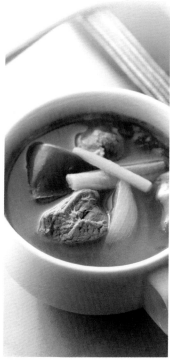
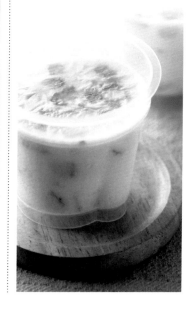

* 四季食谱例举

春季：

早餐：牛奶250克，面包50克。

加餐：蛋糕25克，草莓100克。

午餐：米饭100克，蘑菇炒蛋一份。

加餐：红枣豆汤一份。

晚餐：米饭100克，炒菠菜一份，烧排骨一份，虾皮紫菜汤一份。

夏季：

早餐：绿豆粥一份，馒头50克，肉末炒青菜一份。

加餐：牛奶或酸奶250克。

午餐：米饭100克，糖醋藕片一份，土豆烧牛肉一份，青菜汤一份。

加餐：西瓜300克。

晚餐：米饭150克，清蒸鱼一份，丝瓜汤一份。

秋季：

早餐：牛奶250克，肉包子或锅贴100克。

加餐：豆浆250克，蟹黄烧卖25克。

午餐：米饭100克，清炖鸡一份，凉拌西芹一份，海带豆腐汤一份。

加餐：全麦面包50克，柑橘150克。

晚餐：肉末菠菜面条300克，煎鸡蛋一份。

冬季：

早餐：粥50克，果酱夹馅面包100克，酱腌豆25克。

加餐：牛奶鸡蛋一份。

午餐：米饭150克，香菇炒菜心一份，炒肉丝一份，骨头汤一碗。

加餐：苹果100克，花生米25克，酸奶100克。

晚餐：米饭150克，冬笋烧肉片一份，虾仁豆腐一份。

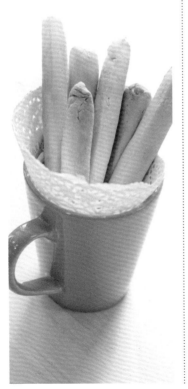

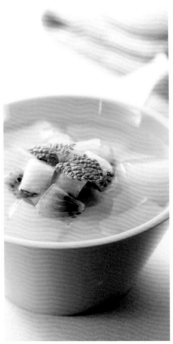

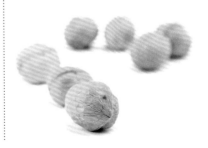

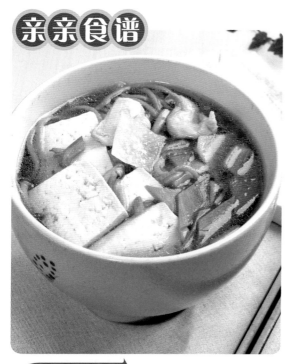

亲亲食谱

素菜荞麦面

◆ **用料** ◆ 豆腐1/4块约60克，鸡肉50克，胡萝卜40克，萝卜80克，蟹味菇、芹菜各30克，荞麦面120克,酱汁3杯，酱油、料酒各2勺，植物油适量。

◆ **做法** ◆
①将豆腐切块备用；将鸡肉切块；把胡萝卜、萝卜切成片；蟹味菇撕成小块。②将锅中的油烧热，按顺序翻炒鸡肉块、胡萝卜片、萝卜片、蟹味菇块，加入酱汁。③煮开后一边撇去沫子一边继续煮。④煮菜的同时煮荞麦面。煮好后在水中涮一下，用笊篱捞出。⑤在锅中加入调料，然后放入荞麦面和豆腐，煮开后放入芹菜，熄火。

控制血糖

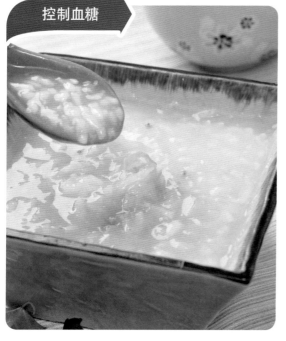

鲤鱼白菜粥

◆ **用料** ◆ 鲤鱼1条约600克，白菜500克，粳米100克,葱、姜末各少许，料酒1勺，盐、清水各适量。

◆ **做法** ◆
①鲤鱼去鳞、鳃及内脏，洗净。②白菜择洗干净，切成丝。③锅置火上，加水烧开，放入鲤鱼，加葱末、姜末、料酒、盐煮至极烂。④用汤筛过滤去刺，倒入淘洗干净的粳米和白菜丝，再加适量清水，转小火慢慢煮至粳米开花、白菜熟烂即可。

锅塌鱼合

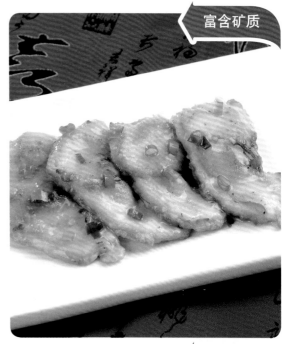

◆**用料**◆ 草鱼肉300克，羊肉馅150克，鸡蛋2个约120克，葱花、姜末各3克，料酒、鲜汤、淀粉各1勺，盐、鸡精、孜然粉、植物油各适量。

◆**做法**◆

①鸡蛋磕碗中打散，加淀粉调成蛋糊。②草鱼肉洗净，斜刀切成双飞片，加盐、鸡精、蛋清、淀粉拌匀。③羊肉馅加盐、鸡精、孜然粉搅拌均匀，包入鱼肉片中做成鱼合，摆放入盘中，浇上蛋糊。④平底锅倒油烧热，将鱼合慢慢推入锅中，小火煎至底面金黄。将鱼合翻面，同样煎至金黄，放入姜末、料酒、鲜汤，烧至汤汁收干，撒上葱花即可。

糖醋鲤鱼

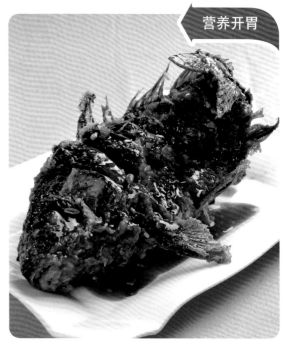

◆**用料**◆ 鲤鱼1条约600克，葱、姜、蒜末共5克，糖、醋、水淀粉、酱油、料酒各1勺，盐、植物油各适量。

◆**做法**◆

①鲤鱼去鳞、内脏、两鳃，在鱼身两侧剞花刀，加料酒、盐、水淀粉抓匀上浆，腌制10分钟。②酱油、料酒、醋、糖、盐、水淀粉兑成味汁。③锅中倒入油烧热，下入鲤鱼，炸至外皮呈金黄色，捞出摆盘，用手将鱼捏松。④锅留底油烧热，下葱、姜、蒜末爆香，倒入味汁，烧至汁稠起泡，迅速浇到鲤鱼上即可。

羊水评估通常作为孕产期母子健康与否的标准，包括羊膜穿刺术、羊水测量和测量后对于羊水量是否过多或过少的判断。

羊膜穿刺术：羊水中由于含有脱落的胎儿细胞，因此，可以通过组织培养、做染色体的研究来发现胎儿是否存在先天性异常情形。而抽取羊水的方法，称为"羊膜穿刺术"。

通常在怀孕16～20周，医生会利用超声波和长针经腹腔穿刺施行"羊膜穿刺术"，由于是在超声波的引导下，伤及胎儿的可能性很小。

胎儿肺部发展的指标：羊水中所含的卵磷脂会随着胎儿肺部生长一起增加，能作为胎儿肺部成熟度的观测指标。对于妊娠未足月却又必须提前生产的产妇，事先获知胎儿肺部的成熟度，有助于确定分娩的时间，以避免胎儿成熟度不足所造成的并发症。

羊水测量：羊水量的测量，是评估妊娠正常与否的重要指标。目前，医院一般都通过超声波来了解羊水量的状况，采取"羊水指数法"确定羊水量是否正常。方法是把子宫分为4个象限，分别测量每个象限中羊水的最大深度，再相加后求其总和。总和值在8～27厘米的范围之内属于正常状态，小于8为羊水过少，大于18厘米则为羊水过多。

羊水过多症：导致羊水过多的原因目前尚不清楚，不过26%羊水过多会有胎儿先天性畸形。因此，一旦诊断为羊水过多症，必须对母体和胎儿做广泛性的检查，确定具体病因。羊水过多一般采用保守的方法处理。例如病人应当多吃一些高蛋白质物质，要常卧床休息，避免早产。但如果已经造成了母体中度或重度窘迫，则要采取果断做法。如果胎儿已成熟，就争取分娩下来；如果胎儿太小不宜生产，则进行羊膜穿刺术，减少羊水量，以免造成母体呼吸不适，防止引起并发症。

羊水过少症：羊水过少，也是胎儿异常或母体潜存疾病的重要表现。即使胎儿没有异常情形，出生后的新生儿周期性患病率和死亡率也会比一般婴儿高。因此，当出现羊水过少现象时，也要立即找到病因后对症治疗，发现孕妈妈有早产破水的情况时，要检测是否能够继续安胎，还是感染已相当严重、必须及早地生产。发现有胎儿异常情形时，要确定是胎内治疗还是提早生产，或等到足月生产后再治疗。

此外，长期羊水过少，也会使胎儿受到压迫，产生面部畸形或手脚姿势不正，必要时给予羊水灌注，增加羊水量。

总之，羊水对于胎儿生命的存在有重要意义，过多和不足，都是妊娠危险的提示信息。

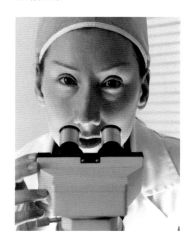

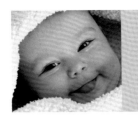

妊娠
第30周

妈妈/胎儿

❤ **妈妈**：本周子宫底高28～30厘米，上升到心窝部下面一点，会向后压迫心脏和胃，引起心跳、气喘，或者感觉胃胀，没有食欲。还会感到身体沉重，行走不便，经常感到腰背及下肢酸痛；在仰卧时，会因子宫的压迫而感到不舒服。由于腹壁皮肤张力加大，会使皮肤下的弹力纤维断裂，呈多条紫色或淡红色不规则平行的裂纹即妊娠纹；此外，妊娠时脑垂体分泌促黑色素细胞激素增加，使色素增加，加之雌激素明显增多，会使面部、外阴等处出现色素沉着即妊娠斑，多数人到产后能逐渐消退。

❤ **宝宝**：胎儿位置从现在起相对来说较固定，不像以前一直自由转动，现在胎头较重，自然趋向于头朝下的位置。羊水增加量减慢，胎儿成长较迅速，身体紧贴着子宫壁。在强光下或阳光下，如果没有衣物的遮挡，光线能通过脉管照进子宫，胎儿的世界看起来带粉红色。晚上，穿着衣服或在黑暗的房间里，胎儿的世界是黑色。直到出生后，胎儿的色视觉器官只能辨别红、绿和黄色。

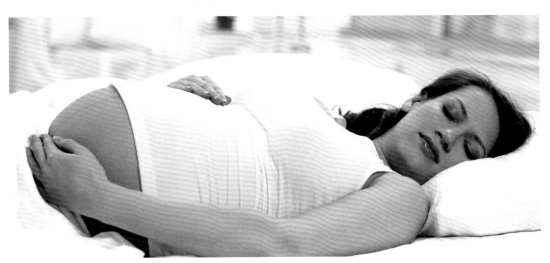

营养方案

结合妊娠后期的营养特点，应当在妊娠中期饮食的基础上，进行相应的调整。

要增加蛋白质的摄入，孕后期是蛋白质在体内储存相对多的时期，要求孕妈妈膳食蛋白质供给比未孕时增加25克，应当多摄入动物性食物和大豆类食物。

要供给充足的必需脂肪酸，孕后期是胎儿大脑细胞增殖的高峰，需要提供充足的必需脂肪酸如花生四烯酸，以满足大脑发育所需，多吃一些海鱼，有利于DHA的供给。

要增加钙和铁的摄入。胎儿体内的钙一半以上是在孕后期储存的，孕妈妈应每日摄入1500毫克的钙，同时补充适量的维生素D。胎儿的肝脏在孕后期会以每天5毫克的速度储存铁，直至出生时达到存有300～400毫克的铁质，孕妈妈应当每天摄入铁达到28毫克，要多摄入来自于动物性食品的铁。

要经常摄取奶类、鱼和豆制品类食物，最好用小鱼炸过或用醋浸酥以后连骨吃，常常佐餐饮用排骨汤。做汤时别离了含钙丰富的虾皮。动物肝脏和血制品含铁量高、利用率高，宜经常选入食谱。

要摄入充足的维生素。孕晚期需要摄入充足的水溶性维生素，尤其是维生素B_1，如果食物中缺乏，则容易引起呕吐、倦怠，在分娩时子宫收缩乏力，导致产程延缓。

热能供给量基本上与孕中期相同，不需要补充过多，尤其在孕晚期的最后一个月，要适当限制饱和脂肪和碳水化合物的摄入，以免导致胎儿过大，影响顺利分娩。

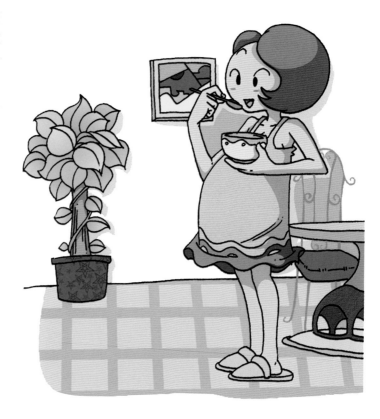

三餐两点

进入这个月，妊娠妈妈会因为身体笨重而行动越来越不便。更加要紧的是，子宫此时已经占据了腹部的一多半空间，因而胃部被挤压，饭量也会受到限制，会常常产生吃不饱的感觉。而这个时期，母体新陈代谢率增加到最高峰，胎儿的生长发育速度也达到了最高峰，因此，应当尽可能补充足够的因为胃容量减少而减少的营养素。不再恪守于一日三餐，实施一日多餐制，均衡摄取各种营养素，防止胎儿因为营养问题而发育迟缓。

妊娠晚期除正餐外，要加吃零食和夜餐，如牛奶、饼干、核桃仁、水果等食品，夜餐要选择易消化的食物。

要补充足量的钙。妊娠晚期对钙的需求量明显增加，因为胎儿牙齿、骨骼钙化需要大量的钙，要多喝骨头汤、虾皮汤，多吃芝麻、海带、动物肝脏、鸡蛋。

补充足量的维生素B_1。孕晚期孕妇维生素B_1不足，会出现类似早孕反应的症状，甚至影响生产时孕妇的子宫收缩，导致难产，所以孕妇要多吃富含维生素B_1的粗粮。

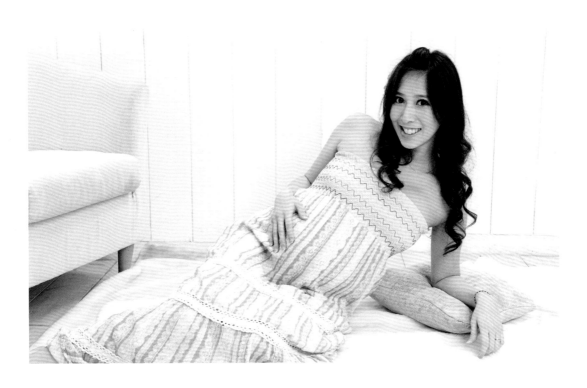

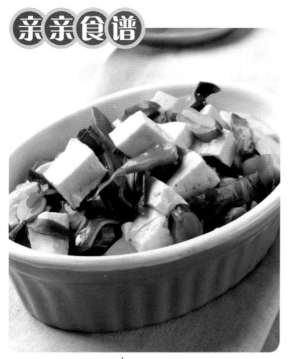

裙带菜炖豆腐

◆ **用料** ◆ 水发裙带菜100克，豆腐1块约60克，葱5克，花椒粉1/2勺，淀粉、鸡精、盐、植物油、清水各适量。

◆ **做法** ◆

① 水发裙带菜洗净，切段。豆腐洗净，切块。② 锅倒入油烧至七成热，下入葱、花椒粉炒出香味，放入豆腐块和水发裙带菜翻炒均匀。③ 加适量水炖熟，用盐和鸡精调味，淀粉勾芡即可。

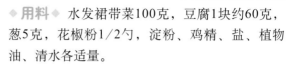

缓解体乏

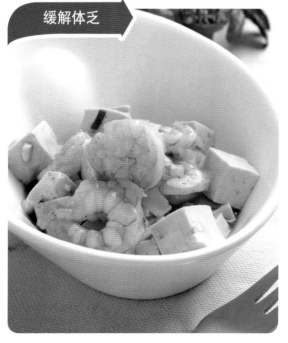

虾仁炒豆腐

◆ **用料** ◆ 豆腐150克，虾仁100克，葱花、姜末各2克，酱油2勺，淀粉1勺，料酒1/2勺，鸡精少许，盐、植物油各适量。

◆ **做法** ◆

① 将虾仁洗净备用；豆腐洗净，切成小方丁备用。② 将酱油、淀粉、盐、料酒、葱花、姜末放入碗中，兑成芡汁。③ 锅内加入油烧热，倒入虾仁，用大火快炒几下，再倒入豆腐，继续翻炒，倒入芡汁、鸡精炒匀即可。

玉米排骨汤

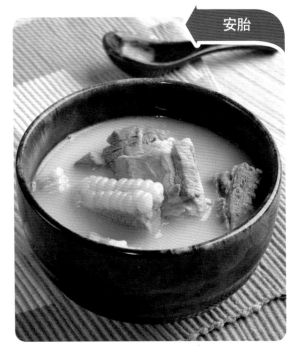

安胎

◆ **用料** ◆　猪排骨200克，玉米1根约100克，葱白5克，姜2克，料酒1勺，盐、清水各适量。

◆ **做法** ◆

①将猪排骨洗净，剁成块状，投入沸水中氽烫一下捞出。②玉米去皮和丝，洗净，切成小段。③将砂锅置于火上，放入清水，倒入猪排骨、料酒，放入葱白、姜，先用大火煮开后，转小火煲30分钟。④放入玉米，一同煲制10~15分钟。拣去姜、葱白，加入盐调味即可。

什锦果汁饭

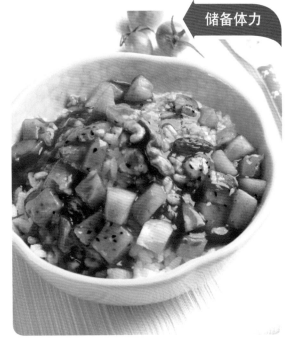

储备体力

◆ **用料** ◆　大米200克，牛奶250克，苹果丁100克，菠萝丁、火龙果丁、葡萄干、青梅丁、碎核桃仁各适量，糖、番茄酱、玉米淀粉、清水各适量。

◆ **做法** ◆

①将大米淘洗干净，放入锅内，加入牛奶和适量清水焖成软饭，再加入糖拌匀。②将番茄酱、苹果丁、菠萝丁、火龙果丁、葡萄干、青梅丁、碎核桃仁放入锅内，加入清水300克和糖50克烧沸。③用玉米淀粉勾芡，制成什锦沙司。④将米饭盛入小碗，然后扣入盘中，浇上什锦沙司即可。

生活保健常识

❤ 孕妈妈担心分娩后变胖，痛失"体形"，在孕期不敢多吃或不吃肉、蛋类营养食物，就不能满足胎儿迅速生长发育的需求，对胎儿后天会造成损害。

❤ 妊娠期要"因时择食"，是指怀孕后，要注意根据妊娠的月份不同，随时更换食谱；还要随着季节的变化，在饮食上有所差异。

❤ 有关调查显示，城市职业女性更加容易缺钙。因此，在孕期食物中补钙之外，还要注意适当接受阳光照射，确保钙质的良好吸收。

❤ 胎儿成长发育需要吸收大量的钙质，会使母体的血钙含量降低。机体中负责调节磷和钙含量的副甲状腺会分泌一种激素，提高钙的肠吸收率，母体的血钙很快就会恢复正常。

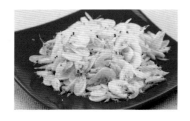

❤ 每天摄入2~3次奶制品足够补钙，最好选择脱脂或半脱脂奶制品，不宜用含有丰富的饱和脂肪酸的全脂奶制品。

❤ 如果24小时内排出1.5升左右尿液，就说明每天饮水量足够。

＊ 知识链接

B型超声波检查，可以了解怀孕各个阶段胎儿的生长发育情况，估计胎儿大小、胎盘成熟度和羊水的多少。也可以观察胎儿有无畸形，如无脑儿、脑积水、脊柱裂等。还可以在B超的指引下，抽取脐带血，做遗传病和血型的分析，同时还可以进行适当的治疗。

妇科检查，包括用窥视器观察阴道和子宫颈，查看有无炎症、息肉、肿瘤和胎儿畸形；提取分泌物检查有无滴虫、霉菌及性病。检查子宫大小，确定妊娠月份、是否葡萄胎；了解子宫形状，有无肌瘤、畸形等；检查卵巢、输卵管有无肿胀或异位妊娠。

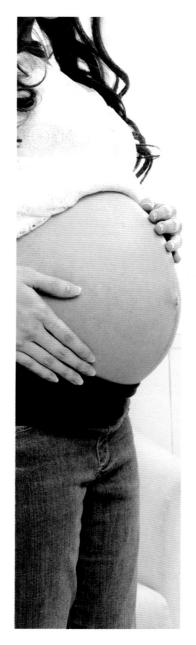

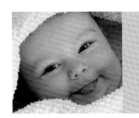

妊娠
第31周

妈妈/胎儿

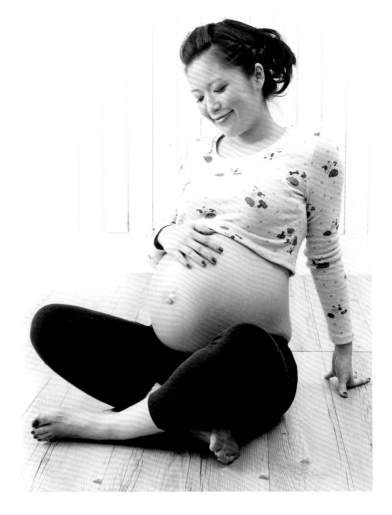

💜 **妈妈**：受孕激素的影响，孕妈妈的骨盆、关节、韧带均出现松弛，耻骨联合会呈轻度分离，过分松弛会引起关节疼痛；此外，极易出现腰酸背痛的感觉，是因为妊娠时子宫的重量使身体重心前移，为了保持身体平衡，头和肩向后倾、腰向前挺。

💜 **胎儿**：胎儿主要器官初步发育完毕，皮下脂肪开始丰满起来，但皮肤仍然有皱纹。听觉神经发育完成，对声音开始有反应。肌肉发达起来，活动更为激烈，时常会用脚踢蹬子宫壁。男胎的睾丸开始由腹内向阴囊下降。

营养方案

此期间各种营养素摄入与孕中期相同，可以略有增加。由于现在正是胎儿脑细胞和脂肪细胞增殖的"敏感期"，更要注意补充富含蛋白质、磷脂和维生素的食物，以促进胎儿智力的发育。要限制脂肪和糖类食物的摄取量，以免摄入热量过多，使胎儿长得过大，影响到分娩。

进入妊娠晚期，母体会分泌大量的孕激素，会使得孕妈妈胃肠平滑肌松弛，水分被肠壁吸收，常常会引起便秘。要多吃一些含有粗纤维的新鲜蔬菜和水果。此外，为了胎儿大脑的发育，可以吃一些核桃、花生、芝麻、葵花子等坚果类食物。

多吃一些肝、木耳、青菜、豆制品等营养物质，能减少胎儿出生后贫血症的发病率。

必须严加节制水分和盐分的摄取量，以免引起妊娠高血压综合征。

妊娠晚期，每天的营养素摄入量为：

蛋白质90～100克，其中视黄醇含量1500微克；脂肪70～100克，硫胺素1.8毫克；碳水化合物350～450克，核黄素1.8毫克，钙质1500毫克，维生素C 100毫克，铁28毫克，锌20毫克，热量2200～2300千卡。

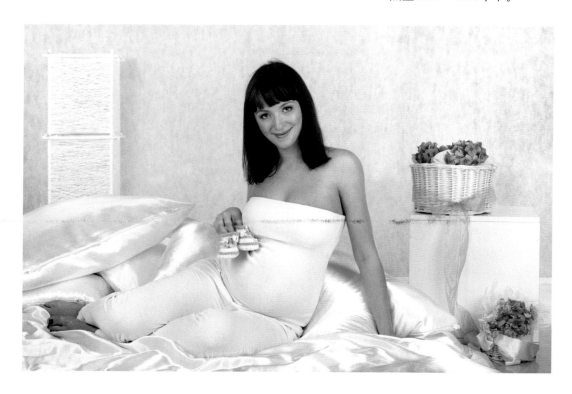

三餐两点

产期在即，孕妈妈的身体变得日益沉重，双腿肿胀，连眼睛都变小了。需要安排既消肿又滋补的美食，使身体变得轻盈，还能改善胃口。

冬瓜、西瓜等瓜果，含有丰富的钾和大量不能被身体迅速利用的果糖，能有利排出和减少体内水分；鱼肉、鸭肉等食物，能改善体虚引起的肿胀。为了减少钠盐包括食盐、酱油、腌渍食物的摄入，烹调方法最好能选择烹煮、蒸、炒、煸、焯，替代一般的煎烧烹炸。

妊娠晚期的膳食量要比孕早期和中期有所增加，每天的进食量要合理分配到一日三餐之中。一般来说，早、中、晚餐能量分别占到总能量的30%、40%、30%为佳，即早餐要吃好，中餐要吃饱，晚餐要吃少。每天的膳食中要包含有五大类营养素食物，各类食物搭配要合理，还要注意保证蛋白质的摄入量，优质蛋白要占到蛋白质总量的1/3，绿色蔬菜要占到蔬菜总量的1/3。

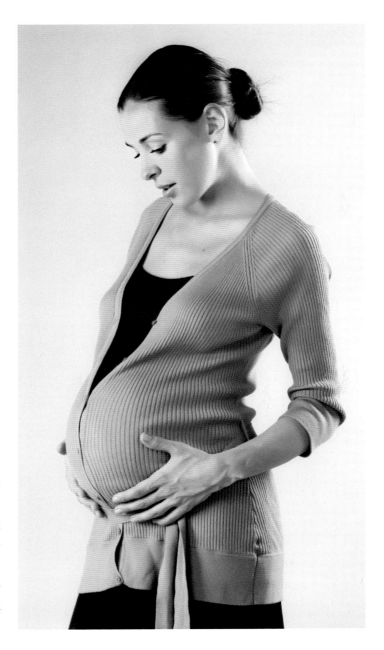

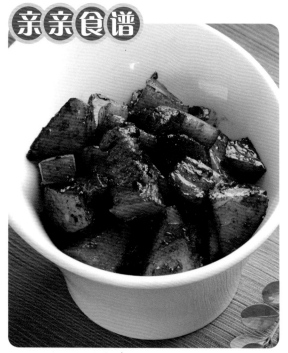

五花肉烧土豆

◆**用料**◆ 带皮五花肉300克，土豆100克，葱段、姜片各5克，酱油1勺，糖、料酒各1勺，盐、植物油、清水各适量。

◆**做法**◆

①将带皮五花肉洗净，切成3厘米见方的块；土豆去皮洗净，斜切成块。②锅内加入油烧至六成热，放入土豆，炸至表面呈金黄色，捞出控油。③锅中留少许底油，烧至八成热，放入肉块翻炒，至肉色变白，加入酱油、糖，翻炒至肉块裹满酱汁。④加入料酒、葱段、姜片，加水（以刚没过肉为宜），先用大火烧开，再用小火炖至八成熟。⑤拣出葱段和姜片，加入土豆块和少许盐，用小火烧至熟烂即可。

益气补中

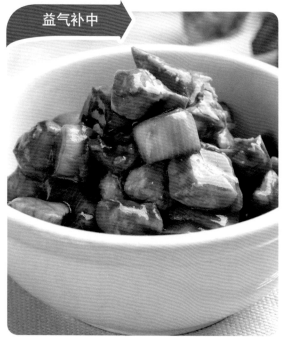

葱爆羊肉丁

◆**用料**◆ 瘦羊肉300克，鸡蛋1个约60克，葱段30克，料酒3勺，酱油2勺，糖3克，淀粉、芝麻油各1勺，盐、味精、植物油、清水各适量。

◆**做法**◆

①将瘦羊肉洗净，切成小丁，放入碗内，加鸡蛋、少量淀粉、盐、味精，用手抓拌均匀。②锅内油烧热，放入肉丁，打散，放入葱段，然后迅速捞出淋干油。③将锅放火上，放入料酒、酱油、糖和少许水，用淀粉勾芡，倒入肉丁和葱段，淋上芝麻油，翻炒均匀，出锅装盘即可。

红烧茄子

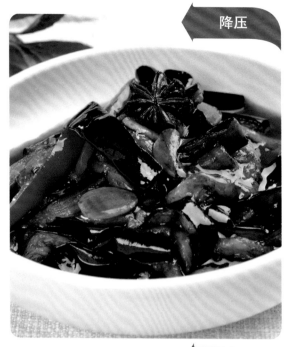

降压

◆**用料**◆ 茄子2个约400克，红椒1个，葱末、蒜片各3克，清汤、水淀粉各2勺，酱油1勺，味精、盐、植物油各适量。

◆**做法**◆

①茄子洗净，切条；红椒洗净，切条。②锅倒入油烧热，放入茄子，炸透捞出。③锅内加少许底油，放入蒜片、葱末、红椒爆香，放入茄子条翻炒。④加少许清汤、酱油、味精、盐，用水淀粉收汁即可。

酸辣土豆丝

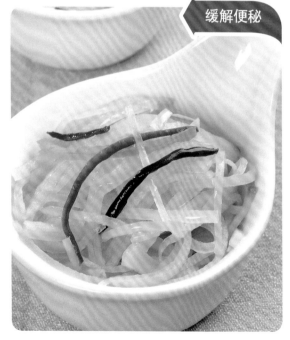

缓解便秘

◆**用料**◆ 土豆300克，青柿椒、红柿椒各1个，葱丝、花椒各1克，香醋、香油各1勺，味精、盐、植物油各适量。

◆**做法**◆

①土豆削皮，切丝，泡在水中洗去淀粉，炒前捞出，沥干水分。②青柿椒、红柿椒去蒂、去籽，切丝。③锅内倒油烧热，放葱丝、花椒爆香。④再加入青、红柿椒丝，土豆丝，炒至八成熟，加入盐、味精调味，淋上香油、香醋，炒熟即可。

生活保健常识

💜 这个阶段会因为腹腔内胎儿的增大，子宫升高，造成胃部受顶压，影响到食物的摄入量。如果发生一吃就饱的情况，不妨改为一天少吃多餐。

💜 可以试着变换一下姿势，以缓解消化不良所引起的压力。

💜 就寝前不要吃东西，抬高床头或加多一个枕头会有助于睡眠。

💜 过多地食用热性调味作料，包括小茴香、八角、花椒、胡椒、桂皮、五香粉等，容易消耗肠道水分，使胃肠分泌减少，造成肠道干燥，导致便秘。

💜 发生便秘后，必然会用力屏气排出大便，会使腹压增加，压迫子宫内的胎儿，容易造成胎动不安、早产等不良后果。

💜 听音乐可以放松紧张情绪，使心情舒畅。对于能欣赏音乐的人来说，可以得到美的体验，艺术的享受。所谓的欣赏音乐，并不仅是指听一听贝多芬、莫扎特的经典乐曲，也包括自己平时喜欢听的轻音乐、民歌等歌曲以及地方戏曲，甚至包括自己童年时所喜爱的歌。

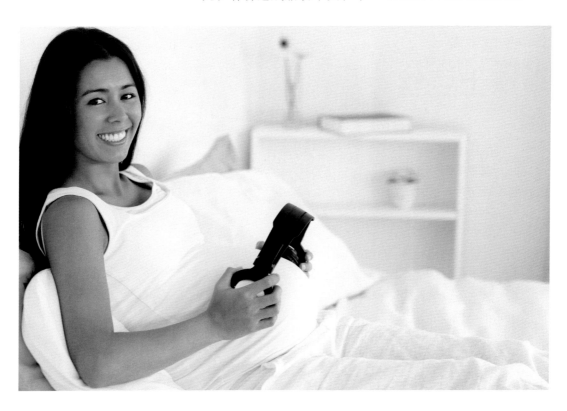

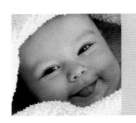

妊娠
第32周

妈妈/胎儿

妈妈：子宫在怀孕后的增大，将横膈向上挤压，膈肌活动幅度减少，导致胸部容量的扩大，横径增加2厘米，周径增加5～7厘米，妊娠期间呼吸需求量增加，呼吸频率稍增快。由于鼻黏膜增厚、水肿而抵抗力稍低，易患感冒。宫底在脐与剑突之间，高约25～27厘米。

胎儿：自妊娠32周起，胎儿皮肤由暗红变浅红色。胎儿头围增长很快。8个月末胎儿长约40厘米，体重1500～1700克。

9个月的胎儿会笑、会皱眉、头发已长长。孕妈妈可以在抚摸腹部时找到胎头、耳朵的位置，可以常常为胎儿数一数数字、读一读字母发音。

营养方案

如果体重增长过多或过快，就应当根据医生的建议，适当控制饮食，少吃一些淀粉和脂肪类食物，多吃蛋白质、维生素含量较高的食物，以免胎儿长得过大，给分娩造成困难。

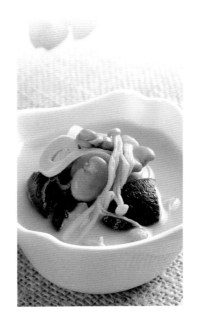

三餐两点

建议每天要吃到5～6餐较好。这一时期可以吃一些有养胃作用、易于消化吸收的粥和汤菜。家庭烹饪粥汤时，可以根据自己的口味，酌情添减配料，也可以佐配小菜、肉食来一起吃，粥可以按自己的习惯熬得黏稠一些或者稀一些。

早餐、加餐和晚餐可以多吃一些粥、汤及面条类食物，这类食物营养丰富，易于消化吸收。

中餐的质量要有所保证，特别是还在上班工作中的孕妈妈们，一定不能再吃快餐食物。不妨让家人在头一天晚上就做好营养丰富的自制盒饭，带着上班热一热吃——当然，一定要注意食物的安全，谨防吃坏肚子。

和式炒乌冬面

◆ **用料** ◆ 乌冬面500克，猪腿肉、小油菜各100克，胡萝卜30克，香菇4个，鱼松5克，海苔少许，葱50克，酱油1勺，芝麻油1/2勺，植物油适量。

◆ **做法** ◆

①将猪腿肉切碎，小油菜切成3厘米长的段，葱、胡萝卜切成3厘米长的长方形薄片，香菇切成细丝。②将锅中的油烧热，翻炒猪腿肉和蔬菜，然后放入乌冬面一起翻炒，炒熟后沿着锅边倒入酱油，淋入芝麻油。③盛到容器中，撒上鱼松和海苔即可。

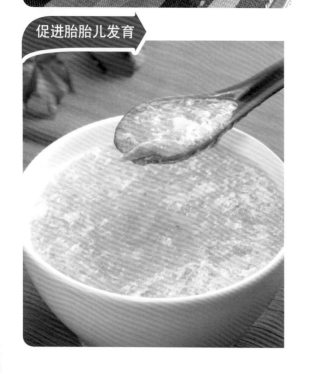

促进胎胎儿发育

鸡汁玉米羹

◆ **用料** ◆ 罐装玉米羹200克，熟鸡肉50克，鸡蛋1个，鸡汤1碗，盐、糖、水淀粉、清水各少许。

◆ **做法** ◆

①将鸡蛋打散；熟鸡肉撕碎备用。②将锅置于火上，把鸡汤、罐装玉米羹、熟鸡肉倒入锅中，加适量清水煮熟。③加糖和盐调味，用水淀粉勾芡后倒入蛋液，轻轻搅动，使蛋液凝固成蛋花即可。

山药腰片汤

◆ **用料** ◆ 冬瓜250克，猪腰1对约200克，黄芪20克，山药20克，香菇2朵，葱、姜各2克，盐、高汤各适量。

◆ **做法** ◆
①将冬瓜去核，削皮，切块；香菇泡软，去蒂。②猪腰洗净，去掉胰腺，用开水汆烫。③将高汤倒入锅中加热，先加入葱、姜，再放入冬瓜块和黄芪，用小火煮40分钟。④放入猪腰、香菇、山药，煮熟后加入盐调味，再煮片刻即可。

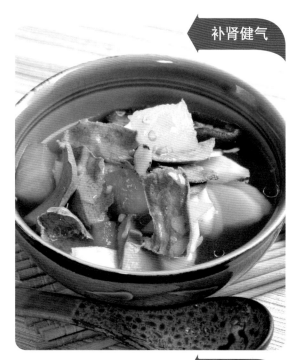

补肾健气

芸豆烧荸荠

◆ **用料** ◆ 荸荠300克，芸豆75克，红柿椒1个，葱、姜汁1/3勺，水淀粉、料酒各1/2勺，盐、高汤、植物油各适量。

◆ **做法** ◆
①荸荠削去外皮，切成片；芸豆斜切成段；红柿椒去蒂、去子，洗净切片。②锅内放油烧热，下入芸豆段炒匀，烹入料酒、葱、姜汁。③加高汤烧至微熟，下入红柿椒片、荸荠片、盐炒匀至熟，用水淀粉勾芡即可。

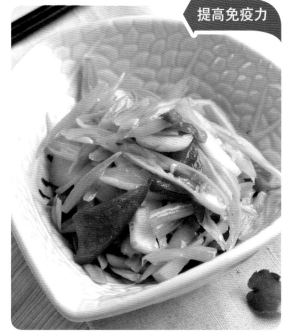

提高免疫力

生活保健常识

降低食物交叉感染风险的措施：做饭之前之后都要洗手；每周使用洗涤剂清洗冰箱；切完生食物后，用消毒水清洗所有的厨房用具；仔细清洗生吃的蔬菜，注意煮熟肉类食物；剩饭下次再吃时一定要热透；在冰箱里未经烹调的蔬菜、肉类和熟菜要分开来放置。

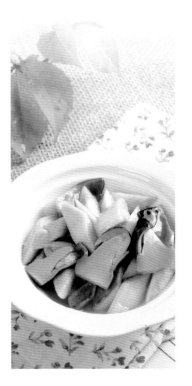

每天吃水果不宜超过250克，吃西瓜要限量，因为西瓜是利尿剂，一次过多食用容易造成脱水。

妊娠期饮浓茶者，易患缺铁性贫血，影响胎儿的营养物质供应。浓茶内含有咖啡因，会增加孕妈妈心跳和排尿次数，增加心脏和肾脏负担，有损母体和胎儿的健康。

油炸食品的食油反复加热煮沸，含有致癌物质。油炸高温处理后，食物中的营养素受到较大的破坏，营养价值下降且含脂肪太多，难以消化吸收。

过量食用冷饮，会使胃肠血管突然收缩，胃液分泌减少，消化功能减退，可能出现腹泻、腹痛等症状。而且胎儿对冷刺激较敏感，过多吃冷饮胎儿会躁动不安。

＊知识链接

曾做过剖宫产的孕妈妈，要从孕早期开始定期检查，发现异常及时处理。如果本次妊娠距上次手术不足两年，仍有骨盆狭窄、胎位不正等指征，就需要再次行剖宫产。如果经医生检查可以试产，则有可能进行正常的经阴道分娩。

在妊娠32周以后，由于胎儿生长快，羊水相对减少，胎儿的位置相对恒定。在产前检查时，医生已查清胎儿的位置，要对胎儿异常者进行纠正。

什么是正常胎位呢？

母体的产道，是一个纵行，长而且弯的管道，如果胎儿身体的纵轴和母体的长轴互相平行，叫纵产式。最先进入骨盆入口的胎儿部分，叫先露。如果纵式的胎儿头在下方，臀在上方，就是头先露，这样的胎位叫头位。胎儿背朝前胸向后，两手交叉于胸前，两腿盘曲，头府曲，枕部最低，医学上称为枕位，是正常胎位。

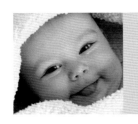

妊娠
第八月概要

到了妊娠晚期，须谨防妊娠高血压综合征。

为了防止以后哺乳时发生乳头皲裂，要经常擦洗乳头，然后涂一些油脂。对哺乳充满自信的心态，将会是产后母乳喂养成功的基本保证。

应当多吃营养价值较高的充足蛋白质、矿物质和维生素的食物。

要控制脂肪和淀粉类食物的摄入，以免胎儿过胖，给分娩带来困难。

可以每天适当给腹部擦液体维生素E或油脂，以增加腹部皮肤的弹性，减少妊娠纹的出现。

保持适度的活动，切忌慵懒、随意打发日子，更要忌整天卧床。

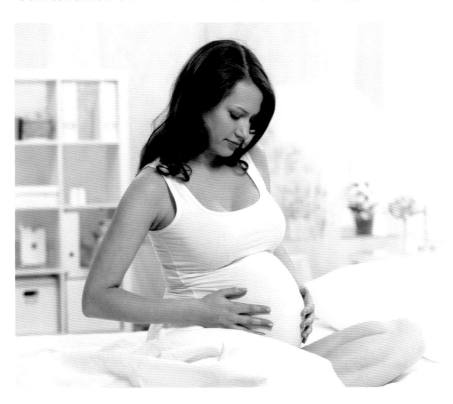

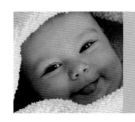

妊娠
第33周

妈妈/胎儿

❤ **妈妈**：9个月的时候，宫底已升至心窝正下方。子宫高约28~30厘米，时常会感到气喘、呼吸困难、胃部胀饱感、心悸、气短、胸闷、胃部不适等症状尤为明显。由于子宫压迫膀胱，排尿次数增加，尿频、尿不尽的感觉会时常有。有人还会时有轻度子宫收缩，都属正常的生理现象。

要注意休息，适度运动，少量多餐，定期做产前检查。从现在起，每周都要去医院检查。

❤ **胎儿**：胎儿皮下脂肪渐较之前丰满，周身呈圆形，皮肤的皱纹、毳毛均减少许多，皮肤颜色为淡红色，指甲长至指尖部位。男胎儿的睾丸已降至阴囊中，女胎儿的大阴唇已隆起，性器官、内脏已发育齐全。大脑发育良好，听觉已发育健全，对外界的声音能有反应，且能够表现出喜欢或厌烦。

随着胎儿生长，羊水越来越少，因此您会感觉到胎儿在母体内的明显运动。羊水是清澈的，是淡黄色。到胎儿出生时，约有500~1500毫升的液体充斥在羊膜囊中。

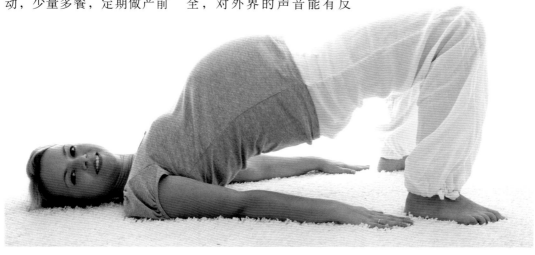

营养方案

妊娠8~10个月，胎儿生长特别快，需要储存的营养也特别多。此期间是胎儿骨骼发育的重要时期，胎儿体重的一半在这个阶段增加。因此，要常吃营养价值高的动物性蛋白食品，尤其要补充足够的钙、磷、铁等。

为了产后能分泌充足的乳汁，妊娠期摄取的营养素，会以脂肪和蛋白质等形式积存在母体皮下组织和肌肉中。

在整个妊娠期，母体体重增加的重量中有3000~4000克是脂肪组织，用以来维持胎儿末期生长发育的能量和哺乳期前6个月产乳所消耗的能量。因此，应当保证糖类的摄入量占到总热能的60%~65%，脂肪的摄入量占总能量的20%~25%，包括烹调用油和食物中所含的油脂，蛋白质摄入量要占总能量的15%左右。

三餐两点

本周孕妈妈的体重会继续增加，因为胎儿继续快速生长。应当更加注意按时进餐，保证自身和胎儿生长必需的热量和营养。

随着妊娠晚期胎儿的长大，每当进餐后，孕妈妈会感觉到胃部出现轻微的不适感。因此，可以采取少吃多餐的方式，把每天的三餐改为五餐或六餐，甚至于饿了就吃。

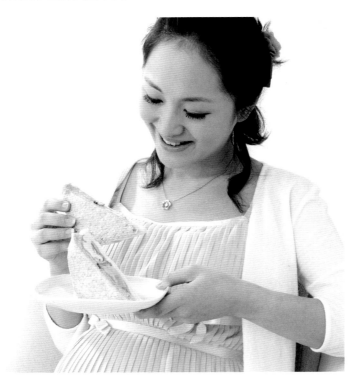
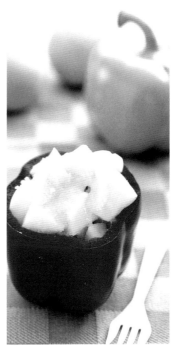

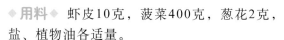

亲亲食谱

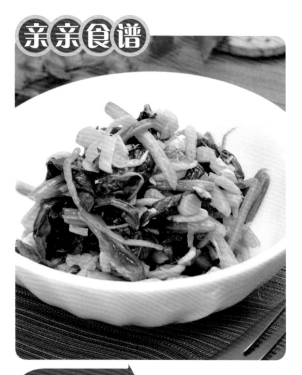

补充能量

虾皮炒菠菜

◆**用料**◆　虾皮10克，菠菜400克，葱花2克，盐、植物油各适量。

◆**做法**◆

①将菠菜择洗干净，切段。②虾皮用温水稍泡，洗净。③将锅置于火上，放入油，待油热后，放入葱花及虾皮略煸炒。④将菠菜放入，一同煸炒几下，再放入盐炒匀即可。

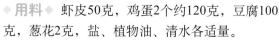

虾皮鸡蛋汤

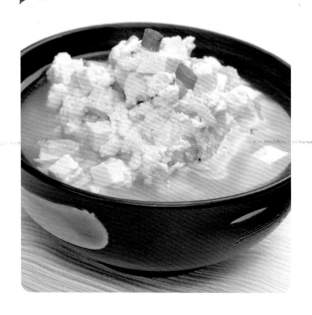

◆**用料**◆　虾皮50克，鸡蛋2个约120克，豆腐100克，葱花2克，盐、植物油、清水各适量。

◆**做法**◆

①将虾皮用清水洗一下，沥干水分。②鸡蛋磕入碗内，搅打成蛋液。③豆腐切成小块，放入开水中焯一下。④锅中倒入油烧热，下葱花炝锅，放入适量水、豆腐块、虾皮烧开，淋入鸡蛋液。锅开后用盐调味即可。

牙签羊肉

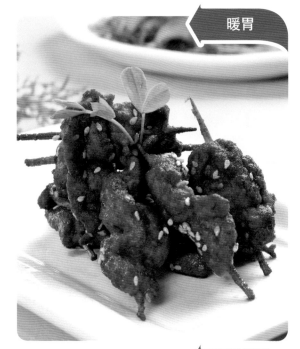

暖胃

◈ **用料** ◈ 羊后腿肉400克，鸡蛋1个约60克，干净牙签数根、姜末、芝麻各10克，鸡精1勺，淀粉4勺，盐、植物油各适量，料酒1勺。

◆ **做法** ◆

①将羊后腿肉洗净，去除筋膜，切成小块，用姜末、芝麻、盐、鸡精、料酒、鸡蛋液抓匀，腌渍入味，再放入淀粉搅拌均匀。②将羊后腿肉用牙签穿起来。③锅中加油烧至六成热，下入串好的羊肉，炸至金黄色，捞出沥干油，装盘即可。

蒜薹腊肉

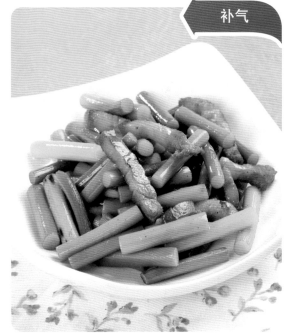

补气

◈ **用料** ◈ 腊肉150克，蒜薹150克，水淀粉1勺，葱少许，味精、盐、醋、植物油、清水各适量。

◆ **做法** ◆

①将腊肉用温水洗净，放入笼蒸30分钟后取出，放凉，切成筷子粗、3厘米长的条。②蒜薹切成3厘米长的段；葱切丝。③锅中倒入油烧热，下入腊肉条、蒜薹段炒至蒜薹变色，加入盐、葱丝、适量水，小火焖3分钟。④加入醋、味精调味，用水淀粉勾芡，盛入盘内即可。

生活保健常识

💜 妊娠晚期的两个月，不宜参加剧烈运动，以免早产，尤其有过流产史的女性更应注意。可以散一散步，打一打太极拳，做一做广播体操。

💜 假日里，夫妻俩可以共赏音乐，畅叙感受，或者一起去河边垂钓，郊外踏青，散步聊天，欣赏摄影美术作品展，使孕晚期生活充满高尚情趣，富有活力。

💜 要为孕妈妈创造一个适宜休养的家居环境。家庭内的环境要整洁，空气新鲜，家具的布置和装饰品的陈设都应当有适度的美感。

💜 夫妻一起学习有关分娩的知识，了解分娩的生理自然过程，可以减少过度的担忧和焦虑感，有利于母子健康和顺利分娩。

💜 共同为即将降临的家庭新成员准备用品，讨论哪些东西更适合自己的胎儿，共同描绘育儿的情景，想象一下小胎儿的生活细节。既可以避免届时的手忙脚乱，又能为临产前的家庭生活增加乐趣。

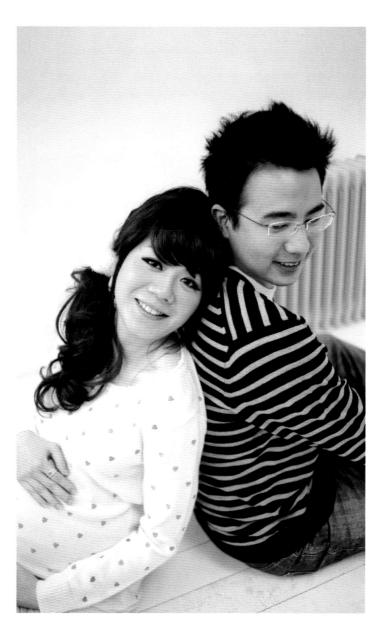

*知识链接

孕期皮肤的变化和对策：

第一，孕妈妈皮肤多汗。

孕期肾上腺机能和甲状腺机能相对亢进，新陈代谢加快，皮肤层血液循环增加，所以排汗多，皮肤比较湿润。此时，应当多饮水，适当地活动，控制体重增长，并且要注意皮肤清洁。根据个人皮肤变化的特点，选用适合的护肤用品。

第二，皮肤的色素沉着加重。多数孕妈妈的面部会出现黄褐斑、蝴蝶斑；腹部及外阴部出现明显的色素沉着；乳头和乳晕会变黑，是因为孕期肾上腺皮质分泌增加。一般这类色素沉着会在产后逐渐消退。孕期要避免阳光的直接照射，外出时要戴帽子或打遮阳伞，涂一些防晒霜，回到室内再洗掉。因为防晒护肤品中的防紫外线成分对皮肤有刺激的作用，不宜在皮肤上久留。孕期最好不要用祛斑霜，其中的药物成分会通过皮肤被吸收。还要多吃一些新鲜的蔬菜和水果，补充维生素C，同时要保证充足的睡眠和规律的生活习惯。

第三，腹部出现妊娠纹。

随着妊娠期子宫的增大，腹壁被撑大，腹壁的弹力纤维断裂，出现条纹状的妊娠纹。如果平时经常进行腹部肌肉锻炼，腹肌的弹性良好，也可能不会有妊娠纹。妊娠纹一旦出现，就不会消退，只是初产妇在分娩之后，妊娠纹会由紫红色转变成白色。

第四，皮肤瘙痒。

多出现在妊娠中期以后，特别是在胸部、腹部、下肢更敏感，严重的还会发生皮疹——红色的丘疹。

孕期应当穿棉制品内衣，化纤衣物会刺激皮肤，使症状加重。还应当注意皮肤的清洁，不宜用碱性浴皂，切忌怕痒痒而抓破皮肤，以防继发感染。瘙痒严重的，采用炉甘石洗液清洗，能起到止痒的作用。

第五，静脉曲张症。

一般在妊娠晚期发生，以下肢、外阴部的静脉最明显，由于妊娠期子宫压迫腹腔，使下肢和盆腔静脉回流受阻。在下肢、会阴部位，能看到弯曲、凸起的静脉血管，呈蚯蚓状。病变的局部有酸胀和疼痛的感觉，常常伴有合并下水肿。如果孕妈妈发生合并静脉曲张，应当减轻工作量，避免长时间站立，睡眠时抬高下肢，也可以穿弹力袜或使用弹力绷带。

第六，水肿。

孕妈妈经常有小腿、踝部的水肿，如果经过一夜的睡眠，清晨水肿能够消失，则不必担心。如果休息之后水肿仍不消失，甚至发展到大腿、腹壁、外阴或者全身水肿，则属于病态，必须及时到医院做进一步的检查，明确引发水肿的原因并进行相应治疗。

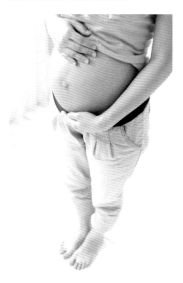

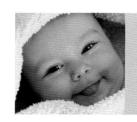

妊娠
第34周

妈妈/胎儿

❤ **妈妈**：初产者有90%以上在预产期前2～6周，胎头先下降到骨盆入口平面以下，随之母体上腹憋闷的症状会得以缓解，食欲变好，宫底降至脐与剑突之间。

为预防妊娠高血压综合征，每个孕妈妈都应定期到医院去做产前检查，测量血压，检查小便。在平时，孕妈妈要密切注意是否出现水肿，有无头痛，体重是否增加。如果发现低压超过90毫米汞柱，同时出现较重水肿，有剧烈头疼、眩晕、呕吐、视力模糊、胸闷等症状时，要及时到医院检查治疗。

❤ **宝宝**：胎儿的各器官均已充分发育。眼睛在白天活跃的时候睁开，睡觉的时候闭上。胎儿的眼睛现在能处理视觉信息，但聚焦能力很弱。胎儿大脑发育的关键时期就是怀孕的最后这几个月。

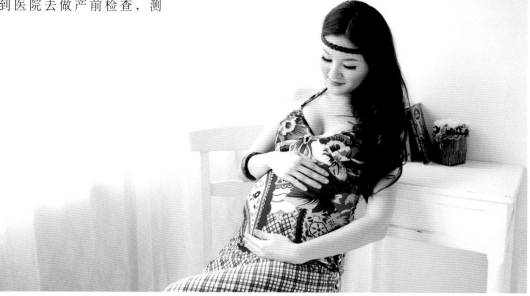

营养方案

一般来说，只要不偏食，食物选配得当，在孕晚期中适当增加一些副食品的种类和数量，就能满足胎儿和母体自身营养储备的需求。

本阶段供给充足的蛋白质、卵磷脂和维生素，能使胎儿脑细胞数目增多，有利于胎儿的智力发育。孕妈妈的食量近期会明显增加，但因为腹部容量受限的原因，又会总是感觉到吃不饱、饿得快。应当多吃一些含蛋白质、矿物质和维生素丰富的食物，如牛奶、鸡蛋、动物肝脏、鱼类、豆制品、新鲜蔬菜和新鲜水果。此外，还要多吃富含铁、维生素B_{12}和叶酸的食物，如动物血、内脏和木耳、青菜等。

要尽量少吃过咸的食物，不宜大量饮水，以防止妊高征的发生。

还要注意少吃高能量食物，避免自己过于肥胖，胎儿长得过大。

三餐两点

有不少人在近期会再度出现妊娠呕吐的现象，从而影响到胃口。

每天的餐次，可以根据个人情况不同适当灵活掌握，如果胃口恢复了，可以改成每天吃五餐；如果食欲缺乏或者吃得不多，还是按每天六餐为佳。还可以在晚上八九点钟时，再吃上一些东西，只是要注意吃容易消化的食物，热量不宜太高，最好是喝粥或者喝汤。

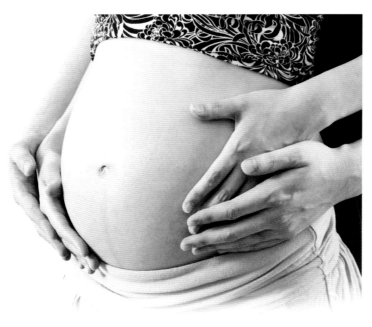

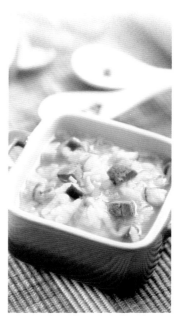

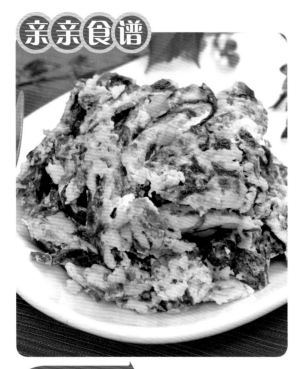

親亲食谱

紫菜炒鸡蛋

◆**用料**◆ 干紫菜40克，鸡蛋2个约120克，盐、植物油各适量。

◆ **做法** ◆

①将干紫菜放入水中泡透，撕开成丝，沥干水分备用。②将鸡蛋磕入碗中打散，与紫菜、盐搅匀。③锅内倒油烧至六七成热，加入鸡蛋液，改用小火先将一面煎黄，再煎另一面，两面熟后即可。

控制体重

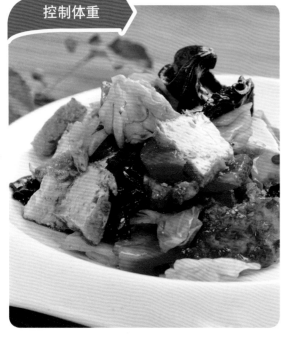

豆腐卷心菜

◆**用料**◆ 油炸豆腐1块约150克，猪腿肉50克，卷心菜100克，柿子椒2个，水发木耳10克，姜、蒜、葱花各2克，豆瓣酱、酱油各1/2勺，酒、糖、芝麻油各1勺，植物油各适量。

◆ **做法** ◆

①油炸豆腐在热水中浸泡后，切成厚片。②猪腿肉切成2厘米厚的片，用酒和酱油腌制。③水发木耳切成大小合适的块；卷心菜切成小块；柿子椒去子切块。④锅中倒油烧热，倒入猪腿肉片翻炒片刻，炒出香味后放入柿子椒块、木耳块、卷心菜块继续炒。放入油炸豆腐，加入调料，最后放入芝麻油炒匀即可。

香蕉薯泥

◆ **用料** ◆ 香蕉2根约200克，土豆1个约60克，草莓6个约100克，蜂蜜1勺。

◆ **做法** ◆
①将土豆去皮洗净，放入锅中蒸至熟软，取出压成泥，凉凉后备用；香蕉去皮，切成小块，用勺捣成泥；草莓洗净，切成小粒。②将香蕉泥与土豆泥混合，搅拌均匀。③镶上草莓粒，淋上蜂蜜即可。

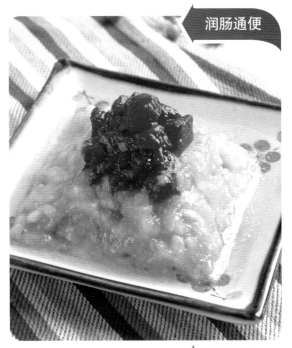
润肠通便

青椒土豆丝

◆ **用料** ◆ 土豆300克，青椒、胡萝卜各50克，姜丝2克，醋1勺，盐1勺，鸡精少许，植物油适量。

◆ **做法** ◆
①将土豆去皮洗净，切成细丝，在淡盐水中浸泡5分钟后捞出备用；将青椒、胡萝卜洗净，切丝备用。②锅内加入油烧热，放入姜丝爆香，倒入土豆丝，淋上醋，用大火炒3~4分钟。③放入青椒丝和胡萝卜丝，翻炒均匀，加入盐、鸡精，翻炒均匀即可。

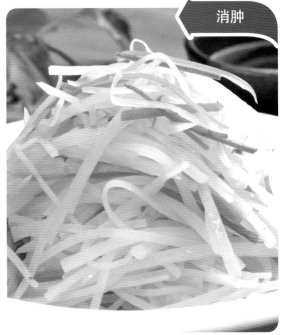
消肿

生活保健常识

💙 和谐乐观的家庭氛围，能使胎儿在快乐轻松的胎教环境中获得良好的心灵感受，健康地成长。

💙 家务劳动要量力而行，不要做重体力活动，也不要长时间洗澡淋浴，按计划进行各项产前检查，以防早产。

💙 给胎儿唱歌不需要过多的技巧和天赋，只要母亲的一片深情。带着对胎儿深深的母爱去唱，歌声对胎儿来说会十分悦耳。孕晚期要经常哼唱一些自己喜爱的歌曲，把自己愉快的情绪通过歌声传递给胎儿，让胎儿分享自己的愉悦心情。

💙 抽出一些时间欣赏胎教音乐，让轻柔悦耳的音乐充满空间，随着音乐的节奏想象腹中的胎儿欢快迷人的脸庞和体态，与胎儿进行感情交流，是一种美妙的艺术享受。

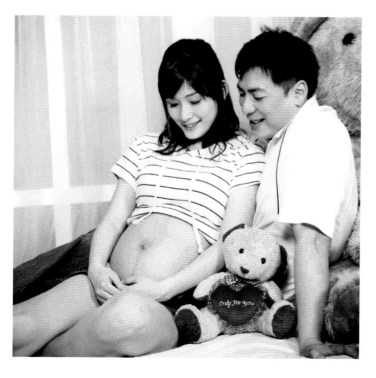

＊知识链接

（1）妊娠晚期下肢水肿：一般妊娠晚期孕妈妈下肢会有不同程度水肿，主要是子宫压迫，使下肢血流回流不畅，静脉压升高所致，这种情况下限制食盐量没有多大效果。

妊娠后，机体内对水分和盐类的代谢能力要比没有妊娠时低，容易造成水分在体内潴留，出现水肿现象。增大的子宫，也会引起下肢血液循环不畅。一般到妊娠5～6个月以后，小腿均可能出现水肿。这种水肿不很严重，一般白天水肿出现，休息一夜后即可消失。做产前检查血压、小便均无异常。这一类水肿现象，医学上称"生理性水肿"，不是病态。

有少数人水肿较厉害，甚至脚肿到穿不上鞋，水肿出现后不再消失，逐渐加重，严重者出现全身水肿，属于病态，常见于妊娠高血压综合征。这类情况可能是血压增高、小便化验尿中有蛋白，发展到严重阶段时，会出现抽风，医学上称子痫，对母子都有严重的威胁。

（2）为母乳喂养做准备：如果下决心要用自己的乳汁喂养胎儿，那么，从妊娠期开始就应该为将来的母乳喂养做好各方面的准备。

注意营养。母亲营养不良会造成胎儿宫内发育不良，还会影响乳汁的分泌。在整个孕后期和哺乳期都需要足够的营养，多吃含丰富蛋白质、维生素和矿物质类的食物，为产后泌乳做好营养准备。

注意乳头、乳房的保养。乳房和乳头的正常与否，会直接影响产后母乳喂养。在孕晚期要做好乳头的准备，在清洁乳房后，用羊脂油按摩乳头，增加乳头的柔韧性；由外向内轻轻按摩乳房，以便疏通乳腺管；使用宽带子、棉制乳罩支撑乳房，能防止乳房下垂。扁平乳头、凹陷乳头的孕妈妈，应当在医生指导下，使用乳头纠正工具进行矫治。

定期进行产前检查，发现问题及时纠正，保证妊娠期身体健康及顺利分娩，是孕妈妈产后能够分泌充足乳汁的重要前提。

了解有关母乳喂养的知识，取得家人特别是丈夫的共识和支持，树立信心，下定决心，母乳喂养才能更容易成功。

（3）缓解胃灼热办法：胎儿越长越大，会压迫孕妈妈的胃，留给食物的空间越来越小，括约肌在激素的作用下也会变得松弛。这些改变，会使胃酸很容易回流到食道里，引起不舒服的灼热感觉。下面的小方法可以有所帮助：少食多餐；尽量不要吃得太饱，餐后多走一走；少喝咖啡，不吃油腻、辛辣和能产生气体的食物；躺卧下时把头部垫高一些；少穿紧身衣，内衣要舒适、合体。

多数怀孕以后的女性对气味异常的敏感。以前备受宠爱的香水，甚至是洗手用的香皂都被束之高阁。但却有一种水果，它的味道会让多数孕妈妈感到非常舒服，那就是柠檬，不妨您也试一试。

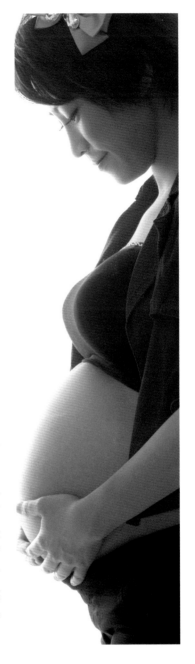

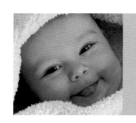

妊娠
第35周

妈妈/胎儿

💗 **妈妈**：到妊娠9月末时，子宫底最高，中部在剑突下二指，两侧在肋缘下，高约28～32厘米。您可能会发现自己的脚、脸、手肿得更加厉害了，脚踝部更是肿得好高，每天傍晚会肿得更重一些。但是，即使肿得再厉害，也不要限制水分的摄入量，因为母体和胎儿都需要大量的水分，而且，有可能摄入的水分多了，新陈代谢加速后，会有利于排泄体内水分，有利于消肿。

💗 **宝宝**：现在胎儿至少重2300克，身长44厘米。随时有可能临产，胎儿内脏的发育已经成熟，全身开始长皮下脂肪，身体变成圆形，皱纹也减少了，皮肤呈现出有光泽的粉红色，长满全身的细毛开始逐渐消退，脸上和肚子上的细毛已经消失。

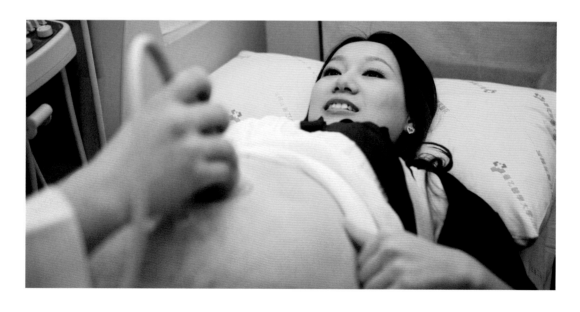

营养方案

本月里，孕妈妈的新陈代谢量会增加到最高峰，同时，胎儿体内营养的储存速度加快，对孕妈妈的营养摄入提出了新的要求。为孕妈妈配餐制订营养方案要注意：增加蛋白质的摄入，尤其是增加豆类和豆制品的摄入；保证足够热量的供给；摄取充足的必需脂肪酸，注意摄入足量的植物油；摄取充足的水溶性维生素，多吃富含维生素的食物；补充足量的铁，多吃一些动物肝脏；补充足够的钙质，配餐注重多吃一些含钙量丰富的食物。

有很多孕妈妈会发生腿脚抽筋现象，这是机体在向您表达信息：缺钙。只要从食物中补充足量的钙就能减少抽筋所带来的不适。

补钙的方法推荐：每天早、晚各喝牛奶250克，能补钙约600毫克；多吃一些含钙量丰富的食物，鱼类、虾类和深绿色蔬菜；在医生指导下服用钙剂。除非您有乳糖不耐受或天生讨厌喝牛奶，否则，前两种途径补钙就足够了。

冬季要注意多到户外晒太阳，促进维生素D合成，以增加钙的吸收。缺钙严重时，应当在医生指导下，口服葡萄糖酸钙、乳酸钙、维生素AD胶丸等来补充。

三餐两点

每天可以吃到5~6餐。

鸡肉、鱼类含有丰富的优质蛋白质，而且极易被人体消化吸收，近期内不妨多吃一些。

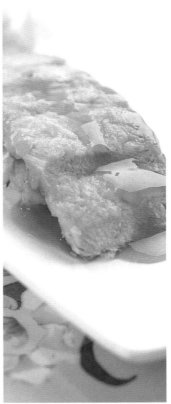

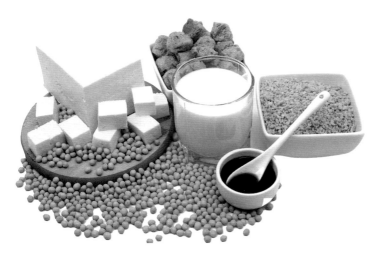

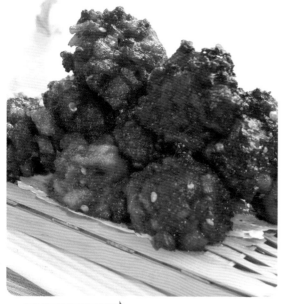

茄泥肉丸

◆**用料**◆ 猪肉（肥瘦各一半）、茄子各200克，鸡蛋1个约60克，葱10克，姜3克，酱油、料酒各1勺，淀粉2勺，盐适量、植物油各适量。

◆**做法**◆

①将猪肉洗净绞碎，放入一个大碗中，加入酱油、料酒、盐及少量淀粉拌匀；将鸡蛋打入一个干净的碗里搅匀；葱、姜均洗净切末备用。②茄子洗净切条，隔水蒸20分钟左右。③取出茄子，加入少许葱、姜，捣成泥状，拌入肉泥中搅匀。④锅内加入油烧热，将茄泥肉糊用勺挑到手中，用大拇指和食指挤成小丸，蘸上蛋液和淀粉，放到锅里炸。⑤先用中火稍炸，后用小火炸熟内部，起锅前再用大火将外皮炸脆，捞出来控干油，摆入盘中即可。

促进胎儿发育

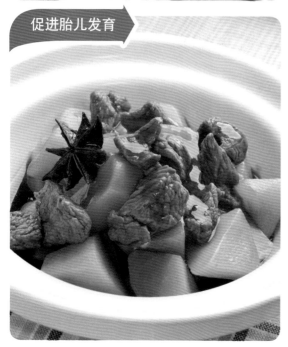

土豆烧牛肉

◆**用料**◆ 牛里脊肉 300克，土豆 150克，葱5克，姜2克，高汤1碗，料酒、酱油、糖、水淀粉各1勺，花椒、八角茴香各1克，鸡精适量，香油少许，盐、植物油各适量。

◆**做法**◆

①把牛里脊肉洗净切成3厘米见方的块；土豆削皮洗净，斜切块；葱洗净切段、姜切片备用。②把牛里脊肉放入沸水锅中汆烫透捞出。③锅内加入油烧热，加入葱段、姜片爆香，然后倒入牛里脊肉，加上酱油、花椒煸炒片刻。④加入高汤，放入料酒、糖、八角茴香同烧，待水沸后，改用小火煮，待牛里脊肉熟烂时放入土豆同煮。⑤待牛里脊肉和土豆均熟烂时，取出葱段、姜片和大料，加入盐、鸡精，用大火烧沸，用水淀粉勾芡，滴入香油即可。

烤鸡翅

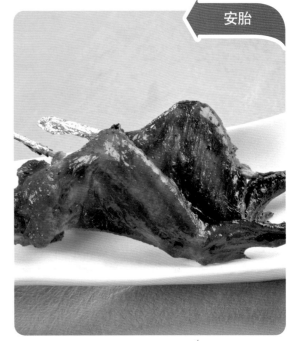

安胎

◆**用料**◆ 鸡翅250克，葱、姜各15克，糖、蜂蜜各1勺，白酒1/2勺，孜然少许，盐、鸡精各适量。

◆**做法**◆

①将鸡翅洗净，加入盐、鸡精、糖、白酒、孜然、葱、姜，腌渍1小时左右待用。②将鸡翅摆放好，待烤箱预热后，放入鸡翅以200℃的温度烤7分钟后取出。③均匀地抹上蜂蜜，再放入烤5分钟，取出再刷一层蜂蜜，入烤箱再烤2分钟即可。

山杞煲乌鸡

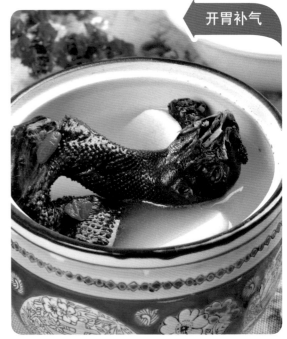

开胃补气

◆**用料**◆ 乌鸡1只约500克，山药50克，枸杞子10克，姜片3克，香油、料酒、盐、清汤各适量。

◆**做法**◆

①乌鸡洗净，放入沸水锅中汆煮一下，捞出控干水分。②山药去皮洗净，切片；枸杞子洗净。③乌鸡、山药片、枸杞子、姜片、清汤一起放入炖锅中，滴入少许香油，小火炖2小时，加盐、料酒调味即可。

生活保健常识

采购育儿和分娩用品前，不妨请教有经验的朋友或长辈，列一份清单分批采购，不仅能够准备齐全，而且避免浪费。

平时喜欢自己动手的孕妈妈，可以自己亲手为胎儿布置一个独一无二的小天地，也可以钩一钩小袜子、小帽子，或是缝制小棉被、小枕头等。

一边为胎儿制作见面礼，一边期待胎儿的出生，想必是孕妈妈最开心和幸福的事。

胎儿的被子最好用棉被或睡袋。睡袋的优点是保暖，打开拉链后，把孩子放进去，再拉好拉链，这样无论孩子怎样踢蹬，也不会踢开，可以防止胎儿受凉。

尿不湿可当作棉垫用，让孩子睡在上面能让尿液渗下去，与孩子皮肤接触的部分是干的，不会因尿布换得不勤而使孩子皮肤受刺激。

孩子应该有一个房间或房间的一个角落，不宜和大人睡一张床。孩子的床应放在朝向最好、空气最流通，并且最安静的地方。房间里的物品应该结实、耐清洗、无毒、无尖锐硬角、电源安全，实用而且干净卫生。

育儿的房间应在孩子出生前几个月就整理好，新生儿不能住刚装修的房间，墙壁的颜色要与窗帘、天花板协调，不要挂过多的画片，免得孩子看得疲劳。

选购童车注意车身要稳，推车时有安全感，不会晃来晃去。车身离地面不能太低，车身要比较深，孩子活动时不会掉出车外。车身要够长，放平孩子能躺、能睡。车篷要较深的颜色，白色的车篷在阳光下会刺眼。

* 知识链接

（1）女性的生理结构与男性不同。一般来说，体内的脂肪较多，肌肉较少，因此在活动中，女性的耐久性较男性强得多。比如一男一女两位长跑者，年龄、身体素质等方面基本相同，在大多数情况下，女性不比男性

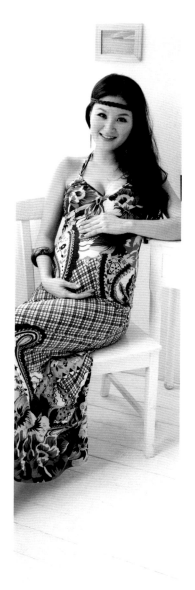

跑得快，却比男性跑得时间长。因为跑的过程中，男女运动员都要靠体内的糖原物质提供"燃料"。女性体重中有25%是脂肪，而男性体重中仅有15%是脂肪。因此，在糖原物质"燃料"用完后，女性可以较长时间地、有效地利用脂肪提供"燃料"，保证体力的旺盛，而男性则会筋疲力尽。

（2）美丽不"冻人"的孕妈妈：日常生活中常常会见到不少特别怕冷的女性，一到冬天就手脚冰凉，房间的窗户总是关得严严实实。这类人，属于末梢循环不够好，但怀孕后这种情况会有所改观。从妊娠16周起，孕妈妈就会获得一个来自身体内部的"天然采暖设备"。随着胎儿不断地长大，母体的血流量会不断地增加，血液循环加快，原先特别怕冷体质的孕妈妈，就不会觉得天寒地冻了。此外，腹中的羊水也会像个随身携带的暖水袋一样，试想想看，成天带着将近2升的恒温液体，当然会让孕妈妈经历严寒的冬天，美丽而不"冻人"。

（3）临睡前补铁：在做产前检查的过程中，医生会检查孕妈妈血液中的含铁量是否达标，因为铁对于胎儿的供氧系统发育非常重要。采用药物补铁，一般都会有不良反应，例如用药后恶心等。最好的预防办法，就是在临睡前服药，让药物在睡梦中发挥效力，就感觉不到恶心了。而且孕妈妈在躺卧着的时候，胚胎的血液循环格外好，补充的铁质可以更快地发挥作用。

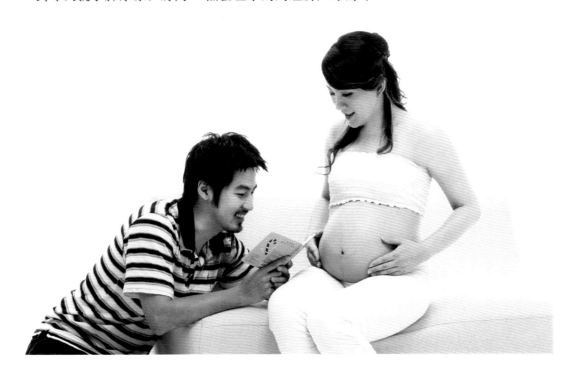

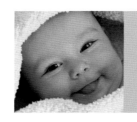

妊娠
第36周

妈妈/胎儿

妈妈：孕妈妈自我感觉身体逐渐沉重，小便频繁，阴道分泌物增多，有轻微的子宫收缩，宫底高度在剑突下二横指。

宝宝：36周时，胎儿的头围与腹围相等。这段时间里胎儿正为出生做准备。胎儿身长45～46厘米，体重约2500克，皮肤为玫瑰色，指（趾）甲已达指（趾）尖，会啼哭，能吮吸。全身浑圆，脂肪增多，此时出生存活率较高。脂肪沉积在胎儿皮肤表层下面，有助于胎儿保持均衡的体温，还能转化为能量。胎儿缓慢生长，是为出生过程储存能量。随着脂肪的不断储存，胎儿四肢的手肘和膝盖处开始凹进去，在手腕和颈部四周形成皱褶。

通过脐带吸收营养和排泄，使胎儿缓慢发育的肠胃系统在出生前不能发挥更大的作用。即使出生后，肠胃系统生理上仍不成熟，直到孩子长到三四岁时，才能完全发育成熟。

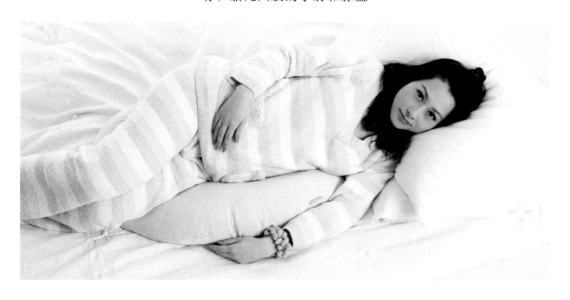

营养方案

临床发现，体重增加过快，生产超大新生儿的发生率越来越多，多数是因为孕妈妈吃得太多、太好，运动又太少，造成摄入和消耗不均衡，导致超重。而超重带来的后果不可轻视。不仅在孕期会提高并发症增加可能性，不利于胎儿成长；分娩时也会更加困难；产后还会难以恢复，体形过肥。超重的孕妈妈应当及时咨询营养医生，调整饮食结构，进行合理的营养调配。

绝大多数的孕妈妈身体都很健康，只需要在医生的指导下，补充所需的食物和营养，盲目乱补完全不必要。有些人一旦怀孕后，把自己看成病人，自认为缺这少那，只要有营养就补。其实对身体健康的孕妈妈来说，合理膳食就足够了。身体欠佳的孕妈妈也不要盲目乱补，应当在医生的指导下，缺什么补什么。另外，药补不如食补，食补不如心补，每天都怀有一份健康、愉快的心情，相信自己会拥有一个活泼可爱的胎儿，才是最有效的。

营养学家推荐的营养方案是"一杯牛奶、两个鸡蛋、150克肉类、300克主食、500克蔬菜水果，外加适量食用油和豆制品"。一般来说，每天摄取500克水果已经足够。水果除了提供维生素、膳食纤维外，含糖量不少，多吃极易造成热量积聚，导致肥胖等疾病。

三餐两点

如果吃两种以上菜肴，只在一种中放盐。

炒菜时不要先放盐，菜已然熟时再把盐直接撒在菜上。

利用酸味刺激食欲，如用醋凉拌菜，多吃西红柿等果菜；做鱼、肉类食品时，注意色、香、味俱佳，也能增进食欲。

肉汤中含丰富的氨基酸，能诱发强烈的食欲。

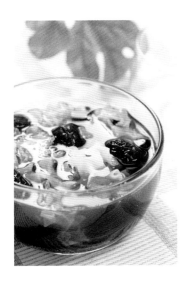

巧妙制作甜食和肉冻，花样翻新，能使人胃口大开。

近期里，也许您不会感到十分饿，但腹中的胎儿需要您吃东西来补充营养。

一日多餐，每餐少食，对于大多数孕妈妈来说，都是最好的选择。

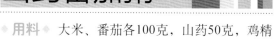

山药番茄粥

◆ 用料 ◆ 大米、番茄各100克，山药50克，鸡精少许，盐、清水各适量。

◆ 做法 ◆
①大米淘洗干净，待用；山药润透，洗净，切片；番茄洗净，切牙状。②把大米、山药片同放入锅内，加适量水和盐，置大火上烧沸。③小火煮30分钟后，加入番茄，再煮10分钟后加鸡精调味即可出锅。

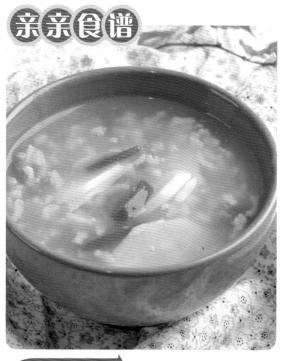

缓解疲劳

牛奶花蛤汤

◆ 用料 ◆ 花蛤300克，鲜奶100毫升，红柿椒1个，姜片2克，鸡汤1/2碗，糖1/2勺，盐、植物油各适量。

◆ 做法 ◆
①将花蛤放入淡盐水中浸泡半小时，使其吐清污物，然后放入沸水中煮至开口，捞起后去壳；红柿椒洗净切成细粒。②锅内加入油烧热，放入姜片爆香，加入鲜奶、鸡汤煮滚后，放入花蛤、红柿椒粒，用大火煮1分钟，加入盐、糖，调匀即可。

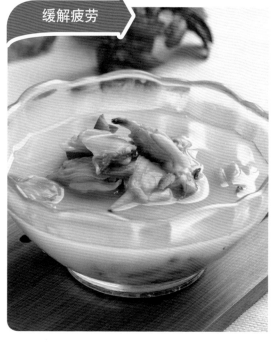

扒鲜芦笋

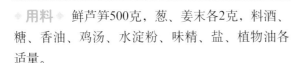

◆ **用料** ◆ 鲜芦笋500克，葱、姜末各2克，料酒、糖、香油、鸡汤、水淀粉、味精、盐、植物油各适量。

◆ **做法** ◆

①将鲜芦笋去掉老根、皮，洗净，放入沸水中烫捞出，控干水。②锅中加油烧热，放葱、姜末爆锅。③烹料酒，加鸡汤、味精、糖、芦笋，烧沸，用水淀粉勾芡，加入盐、香油即可。

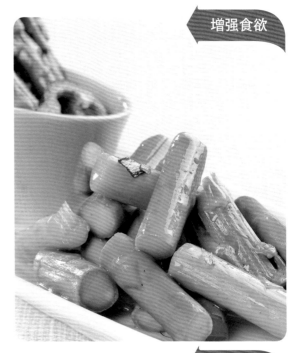

增强食欲

卤鸡腿肉

◆ **用料** ◆ 鸡腿2只约500克，葱段、姜片各5克，红曲粉2勺，盐、酱油、糖各1勺，料酒10克，香油少许，植物油适量。

◆ **做法** ◆

①鸡腿刮净，将肉面划开，剔去骨，用刀在肉面剞上交叉刀纹，用酱油、料酒腌渍50分钟。②锅中倒油烧热，将鸡腿炸至金黄色，捞出沥油。③锅内放入底油烧热，放入葱段、姜片炸香，添汤，加入各种调料，烧开后撇去浮沫。④放入鸡腿慢火卤熟，取出凉凉，刷上香油，改刀装盘即可。

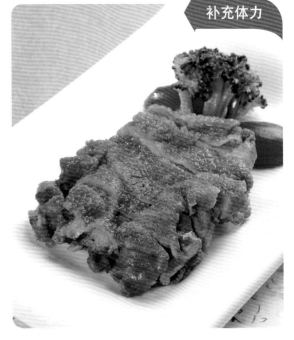

补充体力

生活保健常识

妊娠晚期由于体内激素的关系使肠蠕动减慢，容易发生便秘，用力排便则会压迫子宫，预防对策是多摄入富含纤维的食物，多饮用牛奶和乳酸饮料。

维生素是调节母亲的状态和胎儿生长发育不可缺少的营养素。要经常食用新鲜蔬菜、水果、海藻类，有调节机能和通便等作用。

本月胎儿生长特别快，要储存的营养素也特别多，多摄入一些动物性蛋白质、维生素，对胎儿的生长和产后哺乳将有一定的促进作用。

由于胎儿长大令子宫变大，胃受到压迫，每餐的进食量也会减少。每日的进餐次数增加到4～5次，注意避免发生营养缺乏。

* 知识链接

（1）关于早产：怀孕到12～37周生产称"早产"，早产儿的发生率占5%～10%，但新生儿死亡率却占到80%，越早出生的胎儿面临的问题就会越多。孕妈妈要留心以下情况，谨防早产。

子宫收缩：子宫收缩是早产的最明显迹象，在妊娠中后期，子宫可能会出现收缩，此时孕妈妈会感觉腹部硬硬的，但如果收缩的次数过于频繁，就要十分注意。此外，如果有下腹、下背酸痛、明显的下坠感、外阴部压迫或出血、破水等，则要立即就医。

劳累：要预防早产，孕妈妈不能让自己处于太劳累的状态，现代社会中人们工作忙碌，压力大，甚至经常加班熬夜，很多早产是因为孕妈妈劳累所致，要随时注意自己身体状况，有任何不适要尽快就医。

还有一些导致早产的原因不能完全确定。因此，孕妈妈一旦发现子宫有不正常的收缩，要立即卧床休息。如果休息没有作用，就要赶快到医院，请医生采取必要的措施。

（2）关于妊娠纹：妊娠纹的发生与体质有关，并不见得每一位孕妈妈都会有妊娠纹，且妊娠纹的严重程度也会因人而异。减轻妊娠纹的措施包括：

远离甜食与油炸类食物：避免摄取过多的甜食及油炸物，摄取均衡的营养，便能改善皮肤的肤质，并帮助皮肤显得比较弹性。

控制体重增长：孕期体重增长的幅度方面，整个妊娠过程中，体重增加总量应控制在13千克左右。

淡纹方案：适度按摩，像对付伸展纹与肥胖纹一样，使用精油及专业纤体产品进行局部按摩可以增加皮肤弹性，配合除纹霜同时使用，不仅让按摩更容易进行，并保持肌肤滋润，避免过度强烈的拉扯。从怀孕3个月开始到生产后的3个月内坚持腹部按摩，可以有效地预防妊娠纹生成，或者淡化已形成的细纹。

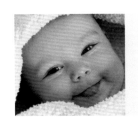

妊娠
第九月概要

此时胎儿大脑已经相当发达。对于外部刺激不仅用整个身体做出动作，而且能够用面部表情做出反应，有喜欢或讨厌的表情变化。胎儿对于来自母亲体外的光线开始有反应。

胎儿体内的各器官都发育成熟，身体变成圆形，皮肤有光泽。身长约45厘米。妊娠第九个月，宫底高达30厘米。

越来越膨胀的腹部，会使孕妈妈心慌气喘、胃部胀满，要注意一次进食不要太多，少食多餐，把平时吃零食也算作饮食的一部分。

多吃蔬菜容易造成摄入食盐过多，不妨试着做蔬菜沙拉，或把绿色蔬菜用水汆焯一下后，放上萝卜泥，蘸柠檬汁吃。

不太刺眼的柔和光线，能增强胎儿大脑对明暗反应的节奏性，促进大脑的发育和成熟。可以用手电筒移动照射腹部，训练胎儿对光的敏感性。

随着腹部的膨大，消化功能继续减退，更加容易引起便秘，可以多吃些薯类、海藻类和含纤维较多的蔬菜。

沉重的身体加重了腿部肌肉的负担，会抽筋、疼痛，睡觉前可以按摩腿部或将脚垫高。许多孕妈妈会发生腰痛，不必太介意，分娩后自然会痊愈。

由于精神上的疲劳和不安，以及胎动、睡眠姿势受限制等因素，可能会经常失眠。孕妈妈不必为此烦恼，实在睡不着时也不要着急，干脆起来看一会儿书，心平气和后自然就能够入睡。

离预产期还很远，却多次出现宫缩般的疼痛，或者出血，是早产的症状，应立刻到医院检查。

这个月到了安排家事的时候，因为随时可能住院。物质准备做得充足一些，有备无患。不要因为突发情况，使家人措手不及。

快要到妊娠期结束，最后冲刺的时候了，不要以行动不便为借口，放纵自己醉吃醉睡，适量运动有助于顺利分娩。

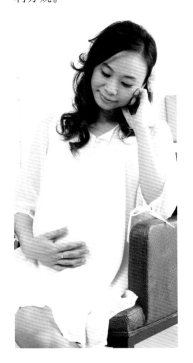

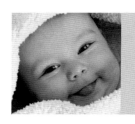

妊娠
第37周

妈妈/胎儿

妈妈： 本周子宫底比9个月时有所下降，心脏、胃受影响的程度减轻，此时感到呼吸也畅通，食欲也变好。由于子宫下降入骨盆，对膀胱的压迫增加，尿频、便秘会变得明显，肚脐眼成了平平的一片，感觉到腹部皮肤发胀。

胎儿： 从现在开始直到出生，除了脂肪以外，胎儿的生长会慢很多。

满10个月胎儿身长约48～50厘米，体重约3000～3500克。胎儿外表皮肤呈淡红色，皮下脂肪组织发育良好，无皱褶，胖而圆。胎儿现在会自动转向光源，叫作"向光反应"，能使胎儿更多了解周围环境。以心脏、肝脏为首的呼吸、消化、泌尿等器官已全部形成，已经可以在母体外独立生活。此时的胎儿手脚肌肉发达，动作活泼，能高声啼哭，有强烈的吮吸反射，头盖骨变硬，指甲也长到超出手指尖，头发长2～3厘米。胎儿的心、肝、肺、胃、肾等内脏系统的发育完成。

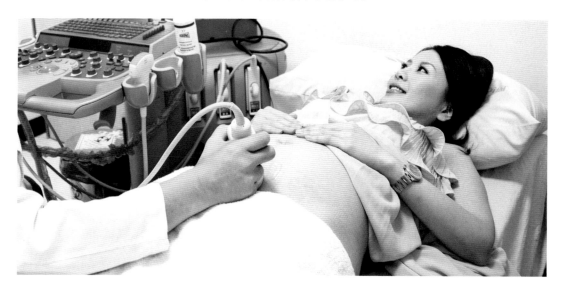

营养方案

恭喜您进入最后一个妊娠月，同时提醒您：不要由于对新生命的即将来临过于激动而忽略营养。进入冲刺阶段后，胃部不适之感会有所减轻，食欲随之增加，对于各种营养的摄取应该不成问题。

妊娠最后阶段，孕妈妈往往会因为心理紧张而忽略饮食，多数孕妈妈会对分娩过程产生恐惧的心理，觉得等待的日子格外漫长。这时家人要帮助孕妈妈调节心绪，做一些她爱吃的食物，以减轻心理压力，正常摄取营养。

在这个月应该限制脂肪和碳水化合物等热量的摄入，以免胎儿过大，影响顺利分娩。为了储备分娩时消耗的能量，应该多吃富含蛋白质、糖类的食品。这个月里，由于胎儿的生长发育已经基本成熟，如果您还在服用钙剂和鱼肝油的话，应该停止服用，以免加重代谢负担。

三餐两点

对孕后期出现的水肿，在医生指导下服用利尿药并且适当休息，多数孕妈妈可以缓解病情，但容易复发。如果反复食用利尿剂，对母体和胎儿都会产生不良影响。因此，在此推荐几款预防和治疗水肿的食疗食谱：

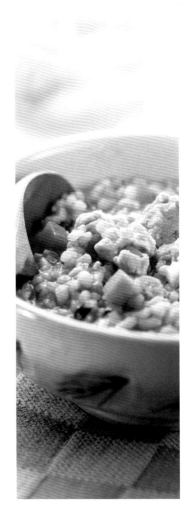

◆ 蜂蜜冬瓜汤 ◆

蜂蜜30毫升，冬瓜仁20克，加水500毫升煎服，每天3～4次。

◆ 乌鱼冬瓜汤 ◆

乌鱼或鲤鱼一条，加冬瓜炖汤，加少量葱、姜、盐调味后食用。

◆ 赤豆鲤鱼汤 ◆

赤豆300克，鲤鱼500克，炖汤后，吃豆、鱼肉，喝汤。

◆ 醋煮海带 ◆

鲜海带100克，加少量米醋煮烂后食用，每天2次，饭后吃。

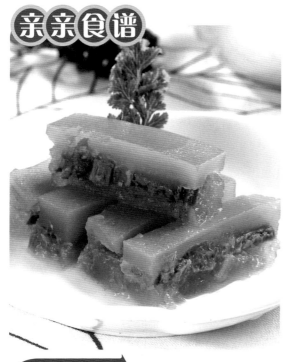

牛肉脯

◆ **用料** ◆ 五香熟牛肉片250克，牛皮冻250克，精盐、味精、葱姜汁各适量。

◆ **做法** ◆

①牛皮冻烧沸，加入精盐、味精、葱姜汁烧匀，撇去浮沫，舀1/3放入方盘中，待凝固后，放入五香熟牛肉片。②锅中余下的牛皮冻烧沸，浇入方盘中，凝固后切条即可。

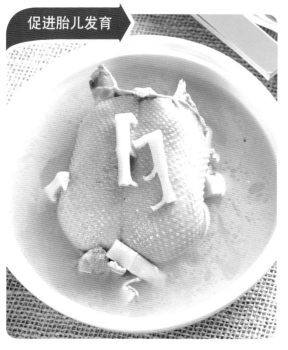

促进胎儿发育

老鸭煲

◆ **用料** ◆ 老鸭500克，笋干100克，火腿100克，姜片、精盐、料酒、清水各适量。

◆ **做法** ◆

①老鸭治净，切大块，放入沸水锅汆烫去血水，捞出沥干；笋干用清水泡发，洗净，切段；火腿切块。②老鸭块、笋干同放入砂锅中，放入火腿块、姜片，加入适量水，倒入料酒，大火烧开，转小火炖2小时，加精盐调味即成。

鸡汁玉翠鱼丸

安胎

◆ **用料** ◆ 净草鱼肉500克，番茄50克，水发木耳50克，荸荠50克，鸡蛋清、料酒、精盐、鸡精、白糖、水淀粉、鸡汤、植物油各适量。

◆ **做法** ◆

①净草鱼肉剁成蓉，加入料酒、鸡蛋清搅打至上劲；荸荠去皮洗净，切块；番茄洗净，去皮，切片；水发木耳洗净，撕成小朵。②锅中倒油烧热，放入鸡汤、精盐、鸡精、白糖，大火烧沸，将草鱼肉蓉挤成鱼丸，入锅煮至浮起，加入荸荠块、木耳朵、番茄片煮沸，用水淀粉勾芡即成。

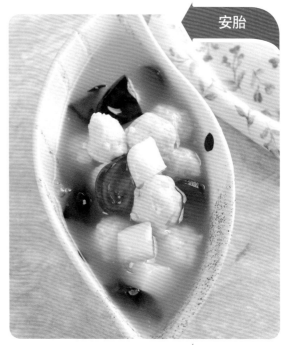

白炒鱼片

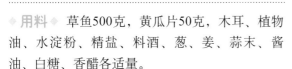

开胃补气

◆ **用料** ◆ 草鱼500克，黄瓜片50克，木耳、植物油、水淀粉、精盐、料酒、葱、姜、蒜末、酱油、白糖、香醋各适量。

◆ **做法** ◆

①草鱼治净，取鱼肉，斜刀片成片，加精盐、料酒、水淀粉拌匀上浆。②炒锅倒植物油烧热，投入草鱼片滑炒至熟，捞出沥油。③锅留底油烧热，放入葱、姜、蒜末、黄瓜片、木耳炒香，放入草鱼片、精盐、香醋、白糖、料酒、酱油，炒匀后用水淀粉勾芡即成。

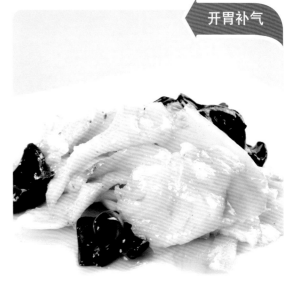

生活保健常识

💜 注意观察自身出现的分娩征兆，但不要因此而困扰。胎儿可能马上就会出生，也可能还有好几周，千万不要着急。

💜 超过预产期10天没"动静"，应该入院准备引产。

＊知识链接

孕妈妈在妊娠期间都会有不同程度的水肿，特别是临产前的水肿更为明显。

尽管妊娠引起的水肿对于孕妈妈来说已司空见惯，但也不可麻痹大意。

一般的治疗措施，是调整工作和日常生活的节奏，不能太紧张和劳累，保证孕妈妈有充分的休息和睡眠时间，每餐后要休息半小时，每天下午最少休息2小时，每

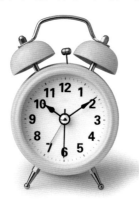

晚应有9～10小时的睡眠。特别是心脏代偿功能I级者，在妊娠28～34周时，必须延长午后休息和晚期睡眠的时间；心脏代偿功能II级以上者，要在家完全休息或住院。一般在预产期前1～2周住院待产，以保证产前更好地休息和熟识医院环境。平时要防止情绪激动和避免较剧烈或长时间的体力劳动。

孕期水肿还要注意适当加强营养，摄取高蛋白和低碳水化合物的饮食。体重不宜增加得过多，以免过多地增加心脏负担。

有人以为少吃咸的就可以了，其实并非如此，水和钠的潴留是妊娠期生理性的再调整。血容量的增加，是为满足胎盘血循环的需求，适当而不过多地增加血容量还是有必要的。妊娠后期体内增加了排钠的激素，母体内相对地缺少钠离子。如果长期吃无盐的淡食，会影响食欲，影响对蛋白质的摄入和钠离子的补充，还会影响胎儿生长发育，因此，盲目的禁盐有弊无利。

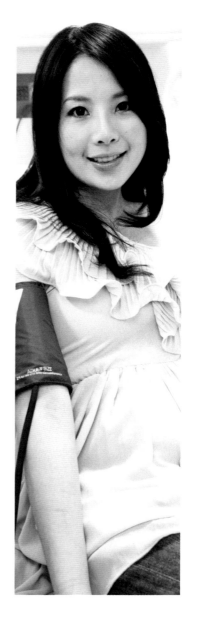

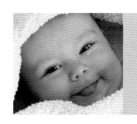

妊娠
第38周

妈妈/胎儿

💙 **妈妈**：85%的胎儿在预产期两周内，或稍早或稍晚出生，现在母体和胎儿已经进入临产时间。临近产期，除了仍要小心翼翼地做好自身保健和胎儿保健外，还要做好临产前的准备，包括思想上的准备和物质上的准备。

💙 **宝宝**：胎儿已具备了在母体外存活的能力，出生后会吸吮但较弱，哭声有力，四肢动作活泼。这个时期的胎儿很安静，很少剧烈活动。胎儿的头围几乎与臀围相等，肺部表现活化剂开始增加，这种活化脐使肺泡张开，准备迎接出生后的独立呼吸。胎儿平均重约2778克，身长约340毫米。

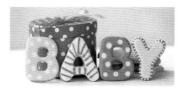

营养方案

只要注意营养的均衡与搭配合理，想吃什么可以根据自己的喜好来决定。因为，近期内的食欲虽然不错，但总是会觉得没吃多少就饱，有些人会出现刚刚吃过就饿的情况，为了自身和胎儿的营养储备，尽可能多吃一些，吃得好一些。

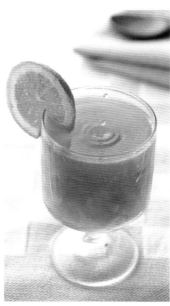

三餐两点

每天可以吃到超过"三餐两点"的概念，五餐、六餐甚至更多一些餐次，都是适合近期内食物摄取特点的。

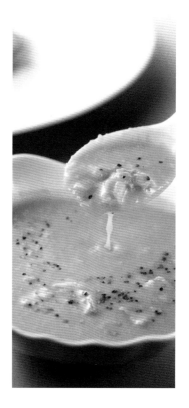

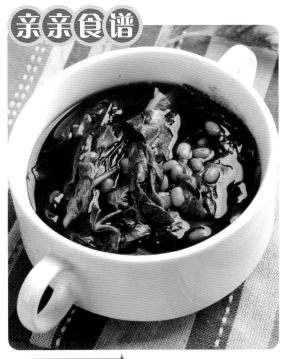

亲亲食谱

红苋绿豆汤

◆ **用料** ◆　红苋菜100克，绿豆50克，盐、鸡精、清水各适量。

◆ **做法** ◆

①将红苋菜洗净，切段。②绿豆浸泡。③锅中放绿豆和适量水，煮至豆皮裂开，放苋菜和调料，再开锅即可。

补血补铁

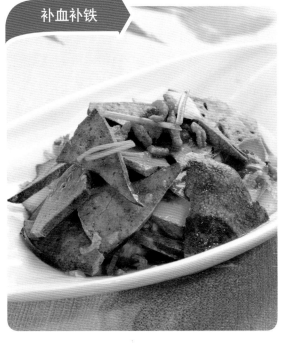

猪肝拌黄瓜

◆ **用料** ◆　猪肝100克，嫩黄瓜1根约150克，海米2勺，香菜2根，酱油1勺，花椒2克，醋、鸡精、盐、植物油各适量。

◆ **做法** ◆

①将猪肝洗净后放入锅中煮熟，切成0.3厘米厚的方片备用；海米用开水泡发，清洗干净备用；嫩黄瓜洗净后拍松，切成0.3厘米厚的片备用；香菜洗净，切段备用。②将猪肝方片、嫩黄瓜片、海米放入比较大的盆中。③锅内加入油烧热，放入花椒炸出香味后倒入盆内。④撒上香菜段，加入剩下的调料，拌均匀即可。

木耳烧猪腰

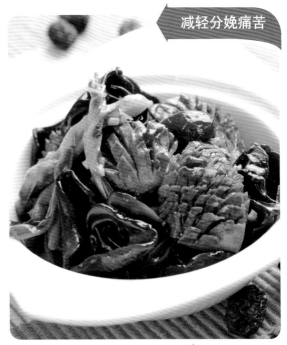

减轻分娩痛苦

◆ **用料** ◆ 猪腰子2只约200克，水发黑木耳、水发黄花菜各20克，红枣3颗，葱花、姜末、香菜末各10克，酱油、水淀粉各1勺，料酒1勺，糖、鸡精、盐各少许，植物油适量。

◆ **做法** ◆

①将猪腰子洗净，剥去外膜，横竖交叉划成花状；红枣洗净，泡软去核备用。②水发黄花菜、水发黑木耳洗净放入沸水锅中汆烫至熟，放入大碗中。③锅中倒油烧热，放入姜末、葱花爆香，加入糖、料酒、盐和适量清水烧沸。④放入猪腰花、红枣，烧沸，略煮几分钟。加入酱油、鸡精炒匀，用水淀粉勾芡，撒上香菜末，倒入盛木耳和黄花菜的大碗中即可。

鱼香空心菜

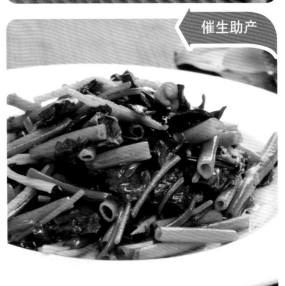

催生助产

◆ **用料** ◆ 空心菜200克，冬笋20克，水发木耳20克，姜丝10克，豆瓣辣酱、醋、糖、鸡精各1勺，水淀粉2勺，盐、香油、植物油各适量。

◆ **做法** ◆

①将冬笋、水发木耳洗净，切丝。②空心菜择净，切段，焯水备用。③锅中倒油烧热，煸香姜丝，下豆瓣辣酱、醋、糖炒香，放空心菜段、冬笋丝、木耳丝、盐、鸡精，水淀粉勾芡，淋上香油即可。

生活保健常识

♥ 睡前不要深入讨论或争论问题，白天遇到烦心的事，晚上不要总是在心中盘算，要想得开，放得下，做到心境安宁。

♥ 睡前先上厕所，然后用温热水洗脚。上床后，完成与胎儿的交流与抚摸胎教，然后安心地睡觉。

♥ 如今有先进的医疗水平，完善的医疗设备，产妇分娩发生意外事故情况极少，完全可以保证母子平安。所以不必紧张，更不必为接近临产而忧心和恐惧。

＊知识链接

有许多孕妈妈到孕晚期后，总是担心胎儿太大，增加难产的机会，盲目地这不吃，那少吃，殊不知，这样做既不利于自身健康，又会直接影响胎儿生长，尤其是脑部发育，甚至影响到孩子的智商和一生健康。

孕晚期（28～40周）胎儿生长很快，其中又以32～38周时生长最快，体内储存各种营养素在此时最多。因此，应当特别重视妊娠最后3个月营养的补充。

人类脑细胞数为100亿～140亿个。通过测定胎组织中DNA含量来计算脑细胞数，人脑在胎儿发育过程中DNA的合成有两个高峰期，第一次在妊娠26周左右，第二高峰期在接近预产期时，这两次高峰相当于胎儿脑组织中神经和神经胶质分化速度最快的时期，这时如果孕妈妈摄入热量和蛋白质不足，会使胎儿脑细胞分化缓慢，最终使脑细胞总数减少。

胎盘在妊娠（34～36周）间，滋养层上皮细胞最多，以后不再增多。孕妈妈摄入热量和蛋白质不足时，胎盘中滋养层上皮细胞数量减少，游离绒毛数减少，使绒毛间隙的总面积减少，会妨碍对胎儿氧和营养的供应。

钙是建造骨骼和牙齿并维持结构完整的基本元素，还是促进血液凝固的重要物质，参与肌肉运动及其他人体重要的代谢的活动。孕期钙的需求量大增，约为非孕期的一倍，日需量1200毫克。胎儿骨

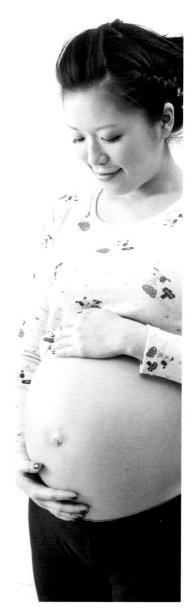

骼中的钙质有90%在妊娠晚期3个月内积聚，50%在妊娠最后一个月积聚，因此，早产儿更容易缺钙。

孕晚期铁需求量增高，是孕妈妈自身需求，提供40%~50%增加的血容量，储备相当数量的铁，以补偿分娩时失血造成的损失。胎儿生长发育过程中制造血液和肌肉组织，会在肝脏内储存一定量的铁，以备出生后的消耗，所以，产后半年内婴儿基本消耗自身储存的铁。

由此可见，孕晚期营养的重要性。根据孕期孕妈妈生理需求和早、中、晚各期胎儿生长发育的特点，科学地调节饮食，合理加强营养。全面营养素包括：碳水化合物、蛋白质、脂肪、各种维生素、钙、铁、微量元素等，缺一不可。

妊娠晚期的饮食要遵循两个原则：一是要吃得饱，吃得好，营养丰富，合理调配，起到营养互补作用，提高食物的营养价值，同时多吃含纤维的食品。

二是要有规律，避免饥一顿、饱一顿。特别是早餐，一定要保质保量。

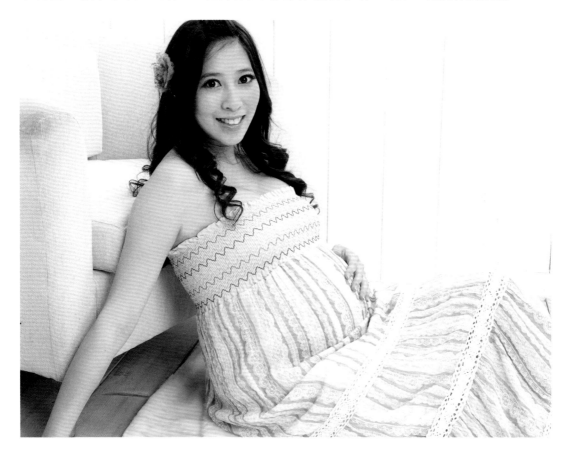

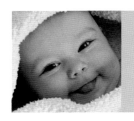

妊娠
第39周

妈妈/胎儿

💗 **妈妈：**到妊娠第十个月末，子宫底又回到第八月末的高度，但子宫较8月末时为宽，腹围也要大得多，胎儿头多半已入骨盆。在母体子宫内这最后几周，胎儿继续从您的血液里、脐带里，也从羊水里吸取生存最重要的抗体。抗体能够提供免疫力，对抗许多疾病。

分娩开始之前，子宫颈管约长1~2厘米，分娩开始后，由于子宫收缩，子宫颈管渐渐变短、变平，最后完全消失。子宫颈管内的黏液相混合从阴道排出，就是"见红"。在分娩前，子宫口仅有几毫米，子宫口必须开大到10厘米左右时，胎头才能通过。脐带的平均长度为500毫米。但脐带从127毫米到1219毫米不同长度都有。

💗 **胎儿：**从现在开始，胎儿在子宫里每多待一天，会获得14克的脂肪。胎儿皮肤的颜色开始从红色或粉红色变成白色或蓝红色，肤色的改变是由于皮下脂肪层厚度的增加。在发育早期，胎儿皮肤非常透明，体内的皮下脂肪非常少。胎儿的头颅骨还没有完全固化，头颅骨是由五大块分开的骨盘组成的。骨盘出生时会被挤压到一起。胎儿颅骨间的骨缝也叫作囟门。通过触摸颅囟能够轻易地感觉到胎儿的血管。如果胎儿的头在分娩过程中变形或被拉长，不用担心，出生几天后就会恢复。

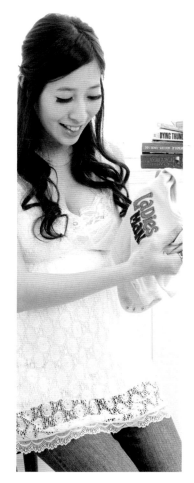

营养方案

近期内应当考虑的问题，已经是胎儿降临之后的喂养问题。为了胎儿的健康和未来，建议您最好采用母乳喂养，因为母乳喂养的胎儿会成长得更健康、更聪明。您的乳汁，不仅会提供给胎儿大量营养素，还能给胎儿带来帮助完成大脑和主要器官发育的物质，还能带给胎儿

降临到世界上后，应对各种疾病的抗原与抗体，因此，母乳喂养的胎儿，在出生后半年能很少得病。

为了分娩后能更好地进行母乳喂养，孕妈妈还是要多吃一些高蛋白和高热量的食物，以促进乳腺发育，以便产后能分泌出更多的乳汁，给胎儿带来足够的"口粮"。

三餐两点

为充分摄取营养，孕妈妈进餐的次数每日可以增加到五餐以上，以少食多餐为原则，应选择体积小、营养价值高的食物，如动物性食物等，减少营养价值低而体积较大的食物。

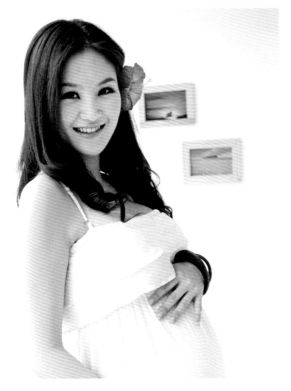

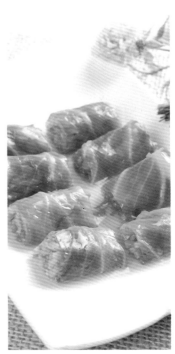

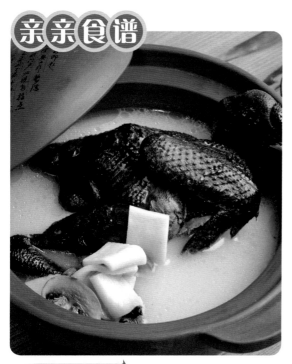

乌鸡白凤汤

◆**用料**◆ 乌骨鸡1只约500克，白凤尾菇50克，葱段、姜片各5克，黄酒10克，盐、清水各适量。

◆**做法**◆

①乌骨鸡处理干净。

②清水加姜片煮沸，放入乌骨鸡，加上黄酒、葱段，用小火焖煮至酥软。

③放入白凤尾菇，加盐后沸煮3分钟起锅食用。

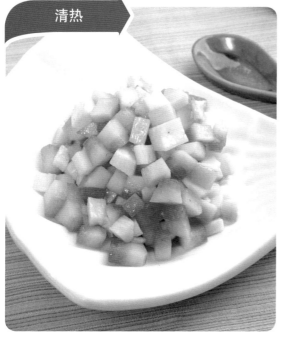

清热

瓜皮炒山药

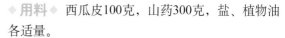

◆**用料**◆ 西瓜皮100克，山药300克，盐、植物油各适量。

◆**做法**◆

①西瓜皮和淮山药去皮，一起切丁，用盐腌制片刻。

②锅内油烧热，下入西瓜皮、淮山药丁翻炒。

③加入盐调味即可。

绿豆粥

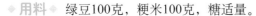

◆ **用料** ◆　绿豆100克，粳米100克，糖适量。

◆ **做法** ◆

①绿豆、粳米加糖、水熬煮。

②米熟、豆烂即可。

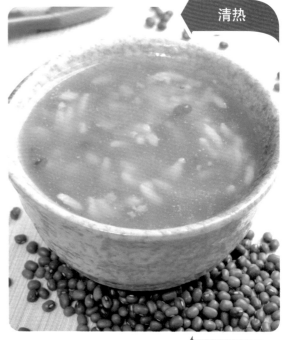

清热

羊排粉丝汤

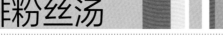

◆ **用料** ◆　羊排骨500克，粉丝50克，葱段、姜、蒜片各3克，香菜段10克，醋1/2勺，盐、味精、清水、植物油各适量。

◆ **做法** ◆

①将羊排骨洗净后剁成块；粉丝用温水泡发好，待用。②炒锅坐火，放油烧热，用葱段、姜、蒜片炝锅，放入羊排骨，翻炒片刻，放醋，添水烧开，撇去浮沫。③转小火煮至羊肉酥烂时放入粉丝。④用盐、味精调味后撒上香菜段即可。

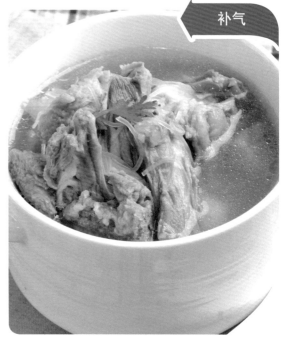

补气

生活保健常识

♥ 少吃多餐，每天可以吃5～6餐，而不必拘泥于一天三餐。

♥ 过多的盐分会升高血压，一天食盐的摄取量不应超过10克。

♥ 动物肝脏含有丰富维生素A，但每星期只宜吃1～2次，过量对胎儿无益。

♥ 手头边常备健康小吃，如水果干、果仁，以便随时吃。

♥ 保证充足水分摄入，水、低脂奶、新鲜果汁是最佳的选择。

♥ 多选择新鲜原味食物，避免腌制食物如咸蛋、腐乳，加工食物如香肠、火腿，浓味香料如芥末、辣椒等刺激性食物。

*知识链接

营养并非越多越好。

据了解，现在准妈妈大多怀有一种在怀孕期多吃多补的心理。多数孕妈妈，只要是认为对胎儿有帮助的东西，都会买来吃：蛋白粉、叶酸、鱼肝油、铁、锌和钙等微量元素补剂见什么

买什么。据统计，城市孕妈妈妊娠期间营养品费用少则4000～5000元，多则高达上万元。工薪阶层孕妈妈也会通过"多吃"来弥补，比平时多吃数倍的鸡、鸭、鱼肉等，一天吃上好几顿，还有大量的水果。

因为孕妈妈吃得太多、太好，而运动又太少，才会造成摄入和消耗不均衡，导致超重。

孕妈妈超重，不仅会在孕期造成并发症发病率增高，不利于胎儿成长，还会增加分娩时的困难。产后难以恢复，体形过肥，因此建议，超重的孕妈妈要及时咨询营养医生，调整饮食结构，进行合理营养调配。

大多数孕妈妈都是健康的，只需要在医生的指导下，补充所需的食物和营养即可。有的孕妈妈一旦怀孕就把自己看成了病人，认为自己缺这少那，只要有营养就补。其实，对于身体健康的孕妇来说，最好的是食补。

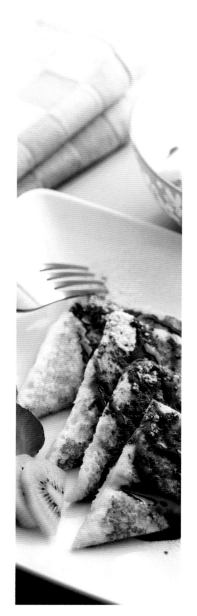

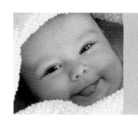

妊娠
第40周

妈妈/胎儿

❤ **妈妈**：如果对分娩有一点焦虑，也很正常。不要着急，胎儿就要降生，您很快就要见到他了，这几天一定要尽量保持平静、镇定。心情焦虑不利于分娩，只会消耗体能，镇定和坚持就是胜利。

要注意不做对母体不利的动作，避免向高处伸手或压迫腹部的姿势。预产期前后随时都可能临产。所以，应该把需要的东西准备好，临产做到"来之能走"，免得手忙脚乱。孕妈妈应去产前检查的医院分娩，不要临时变动，否则其他医院不了解情况，遇到意外会不利于处理。

❤ **胎儿**：第40周时，胎儿内脏和神经系统功能已经健全，手脚肌肉发达，富有活力。胎儿的感觉器官和神经系统可对母体内外的各种刺激做出反应，能敏锐地感知母亲的思考，并感受到母亲的心情、情绪以及对自己的态度。40周的胎儿称为足月胎儿或成熟儿，胎儿已发育成熟，能很好地脱离母体独立生活。

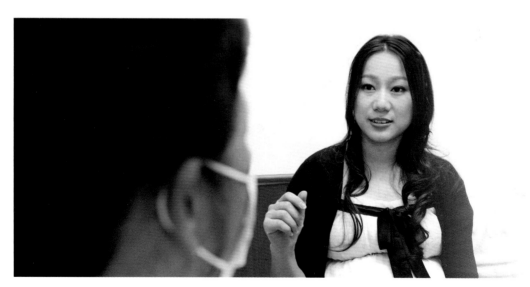

营养方案

妊娠晚期，孕妈妈如果吃得太多，会造成营养过剩，容易生产出巨大儿。但是，并不是不能多吃，为了满足母婴的身体需求，有下列情况的孕妈妈们，还是要注意多吃一些：

必须摄取丰富、全面的营养素，以促使自身发育和保证胎儿的正常生长发育。

多次生育的孕妈妈，每天应当保证3000～3200千卡食物的总热量，还可以适当补充一些葡萄糖和蛋白质来增加热量。

体质较虚弱或者伴有慢性消耗性疾病，如肝炎、结核病等的孕妈妈也应当增加营养，以适应分娩的需求。

妊娠前，体重过轻的孕妈妈，应当加强营养，增加体重，吃一些高热量的食物，适量增加糖类和脂肪类食物的摄取。

多胎妊娠的孕妈妈，从妊娠晚期开始，就应当多吃肉类，并且要适当控制食盐的摄入量。

体重增长过快和肥胖型的孕妈妈，在妊娠晚期尤其要适度限制热量的总摄入量，多吃一点低热量、营养价值较高的食物。一天的热量应当限制在1500千卡左右。重要的是限制脂肪和糖类食物的摄取，多吃一些新鲜蔬菜和水果，吃盐每天要限制到6克以下。

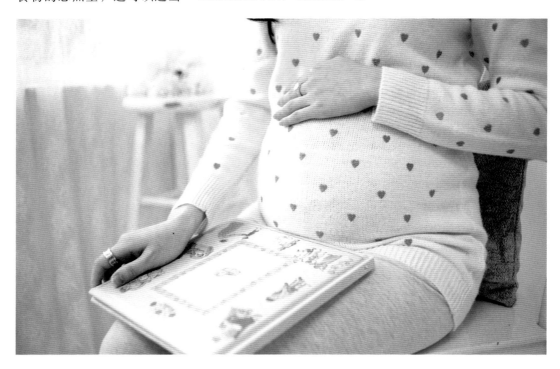

三餐两点

可以适当吃一点墨鱼肉，对于治疗子宫出血和防止产后缺乳大有裨益。

墨鱼又名乌贼，营养和药用价值高，味道鲜美，富含高蛋白质、脂肪、多种维生素和钙、铁、磷、镁等人体需求的营养素。中医认为，墨鱼性平味咸，有滋补肝肾、补血益气的功效，临床验证具有除湿、敛血、止痛等功能用。

❤ **早餐**：南瓜豆沙包1个，牛奶1杯。

❤ **加餐点心**：核桃2个，梨1个。

❤ **午餐**：米饭，三鲜冬瓜汤，清蒸茄子，莴苣辣子鸡。

❤ **加餐点心**：蜂蜜柑橘汁1杯。

❤ **晚餐**：18:30～19:00
赤豆粥，豌豆炒鱼丁，脆皮黄瓜。

❤ **加餐点心**：牛奶1杯，红枣3颗。

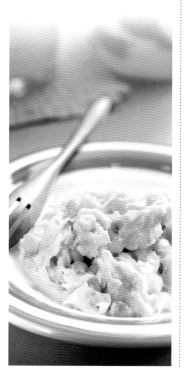
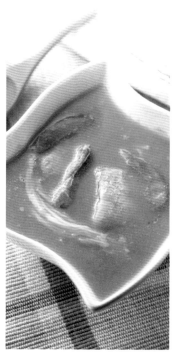
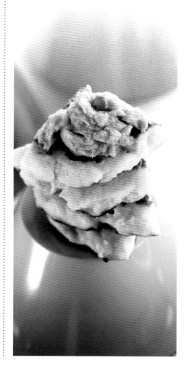

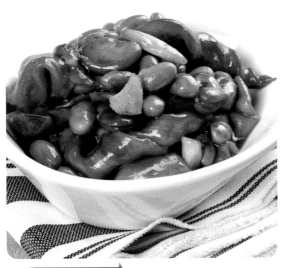

青豆焖鱼泡

◆ **用料** ◆ 鱼泡250克，青豆250克，清汤、蚕豆、精盐、味精、料酒、香葱、姜、蒜末、蚝油、植物油各适量。

◆ **做法** ◆

①青豆洗净；鱼泡洗净，入沸水锅汆烫片刻，捞出冲凉备用。②锅中倒油烧热，炒香葱、姜、蒜末，加入 适量清汤、鱼泡、青豆、蚕豆、料酒，加精盐调味，烧开后改小火焖25分钟，加蚝油、味精炒匀即成。

促进胎儿发育

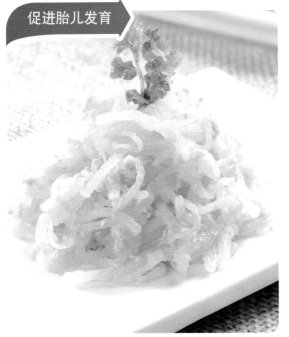

桂花素鱼翅

◆ **用料** ◆ 白萝卜500克，熟鸡蛋黄粒200克，粉丝100克，清汤、料酒、精 盐、味精、淀粉各适量。

◆ **做法** ◆

①白萝卜洗净，切丝，焯水后拍上淀粉，再入沸水锅稍烫即捞出；粉丝用热水烫熟，加精盐、味精调 味。②锅置火上，放入少许清汤、料酒、白萝卜丝、熟鸡蛋黄粒烧开，加精盐、味精调味，装盘，与粉丝拌匀 即可。

猪肝南瓜粥

◆ 用料 ◆ 猪肝200克，南瓜500克，大米200克，葱花、料酒、精盐、味精、香油、清水各适量。

◆ 做法 ◆
①南瓜洗净，去皮，切块；猪肝洗净，切片；大米淘净。②锅中倒水，放入大米，大火烧沸，放入南瓜块，转中火熬煮至粥将熟，放入猪肝片，加精盐、料酒、味精调味，煮至猪肝片熟透，淋香油，撒上葱花即成。

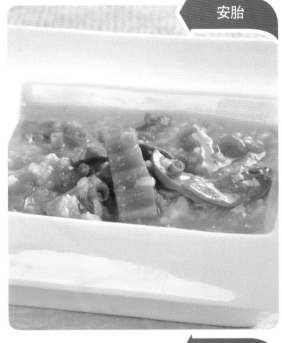

安胎

铜锣烧

◆ 用料 ◆ 红豆沙200克，面粉250克，鸡蛋100克，牛奶100克，白糖、蜂蜜各适量。

◆ 做法 ◆
①鸡蛋磕入碗中，加白糖搅打至发白，加入牛奶和蜂蜜拌匀；面粉过筛后加入蛋糊拌匀，盖上盖或用保鲜膜包住，静置30分钟。②平底锅加热，舀入2大匙面糊，用中小火煎至底面凝结，翻面再煎片刻，盛出备用。③煎好的两片饼皮夹上红豆沙(或自制馅料)，装盘即成。

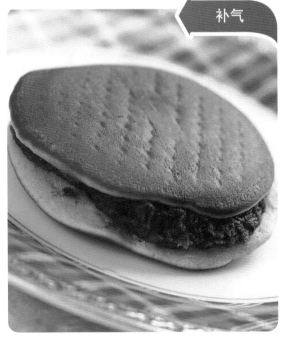

补气

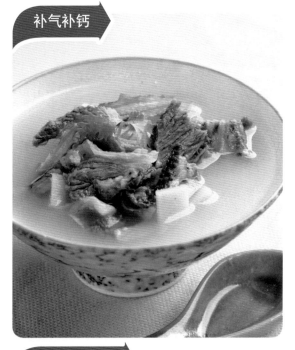

补气补钙

当归姜羊肉煲

◆ **用料** ◆ 羊肉300克，当归5克，姜片5克，料酒、酱油各1勺，味精、盐、清水各适量。

◆ **做法** ◆

①把当归洗净，切成片；羊肉剔除筋膜，切块，放入沸水中焯去血水，过清水洗净。②将煲内放入适量清水煮沸，加入当归、姜片、羊肉块、料酒，盖好盖子用小火煲3~4小时。③放盐、味精、酱油等调味，即可食用。

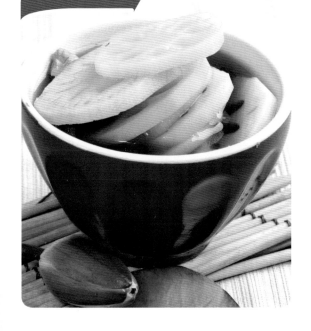

促进胎儿发育

核桃仁莲藕煲

◆ **用料** ◆ 核桃仁10克，莲藕250克，红糖或盐适量。

◆ **做法** ◆

①莲藕洗净切片；核桃仁去皮，打碎。②将碎核桃仁、莲藕放入锅中，加水煮沸。③酌加适量红糖或盐调味即可。

阿胶猪肉煲

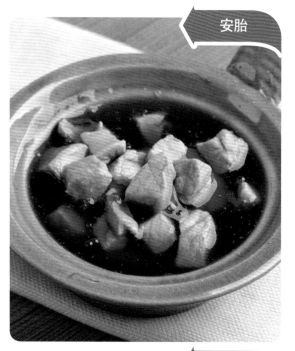

安胎

◆ **用料** ◆ 瘦猪肉200克，阿胶5克，盐适量。

◆ **做法** ◆

①瘦猪肉洗净，切成小块。②锅内水煮沸，放入肉块焯一下备用。③猪肉放煲内小火炖熟，放入阿胶炖化，加入盐调味即可。

芪归炖鸡汤

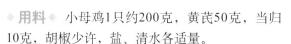

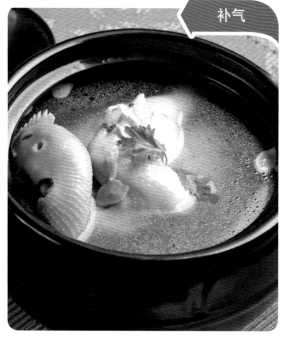

补气

◆ **用料** ◆ 小母鸡1只约200克，黄芪50克，当归10克，胡椒少许，盐、清水各适量。

◆ **做法** ◆

①小母鸡处理干净。②黄芪去粗皮，与当归均洗净待用。③砂锅洗净，放清水400克，放入全鸡，大火烧开后撇去浮沫，加黄芪、当归、胡椒，用小火炖2小时左右，再加入盐，炖2分钟即可食用。

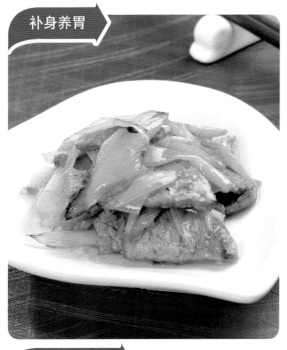

补身养胃

葱爆羊肉

◆ **用料** 肥羊后腿肉150克,蒜末15克,葱白
100克,香油1勺,酱油、料酒各3勺,醋、姜汁
各少许。

◆ **做法** ◆

①将羊肉去筋切成5厘米长的薄片。②葱白切滚
刀段。③锅中放油烧热,下入肉片煸炒至变色,
加入料酒、姜汁、酱油煸至入味。④最后放入葱
白、蒜末、醋,淋入香油即可。

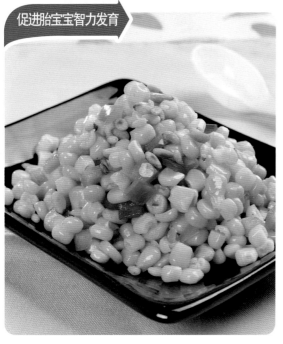

促进胎宝宝智力发育

松仁玉米

◆ **用料** 玉米粒400克,松仁100克,青、红柿
椒各1个,小香葱25克,糖、味精、盐、香油各
适量。

◆ **做法** ◆

①将青、红柿椒切小丁,小香葱切粒。②中火将
锅烧至温热放入松仁,炸至淡黄色出锅。③将玉
米粒放入滚水中煮4分钟,至八成熟时捞出,沥
干水分。④锅中倒入油,中火热锅,把香葱粒煸
出香味,再依次放入青红柿椒粒、玉米粒煸炒至
熟。⑤调入盐、味精和少许糖,勾芡,淋上香
油,出锅装盘,撒上松仁即可。

生活保健常识

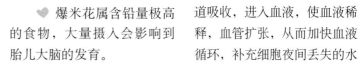

💜 高糖类食物吃得太多，会影响到胎儿的智力发育，要适度食用，不宜额外增加。

💜 为了胎儿的健康，孕妈妈不宜吃火锅，偶尔吃一次，一定要把肉类烧熟、煮透，以防弓形虫的感染。

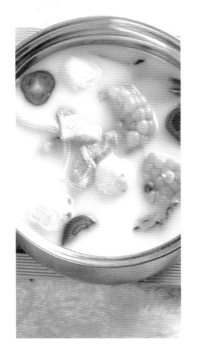

💜 爆米花属含铅量极高的食物，大量摄入会影响到胎儿大脑的发育。

💜 泡泡糖虽然方便于清洁口腔，但不适宜孕妈妈吃，因为其中的增塑剂有微毒，于常人无妨，但包括增塑剂的代谢产物苯酚和其他添加剂在内的物质，对神经系统和大脑都不利。如果孕妈妈天天嚼泡泡糖，则会增加对胎儿不利的因素。

💜 糖果、巧克力含糖分过高，容易导致蛀牙及巨大儿，应少吃。

＊知识链接

清晨起床后，喝上一杯新鲜的温白开水，是一个有益的好习惯。温白开水对于人体来说，比起各种含糖饮料都要好得多，具有对于人体内洗涤作用，早餐前半小时，喝一杯25℃～30℃的新鲜温白开，能温润肠胃，刺激消化系统充分分泌，促进食欲，刺激肠道蠕动，有利于定时排便，防止发生痔疮和便秘。而且，清晨空腹饮水，能很快被胃肠道吸收，进入血液，使血液稀释，血管扩张，从而加快血液循环，补充细胞夜间丢失的水分。还能尽快地令人恢复充沛精力和全身轻松的状态，因此，清晨起床后喝一杯新鲜温白开，从孕期养成这个好习惯，能使人受益终身。

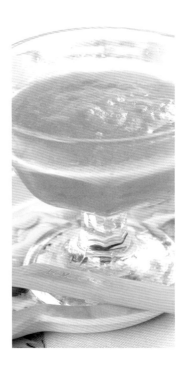

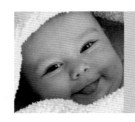

妊娠
第十月概要

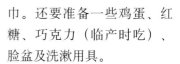

妊娠第十个月，胎儿的大脑发育完善，眼睛活动协调性增强，视力增加。

胎儿的头部进入母体的骨盆中，等待临产。

✻ 孕妈妈须知

预产期越来越近，最好提前为入院生产做一些物质准备，如换洗的内衣、内裤，及加长、加宽的卫生巾。还要准备一些鸡蛋、红糖、巧克力（临产时吃）、脸盆及洗漱用具。

此外，还要准备婴儿用品。许多医院为婴儿配备了衣服被褥和尿垫，最好到计划生产的医院打听清楚，以免重复。

住院期间，胎儿需要被褥1~2套，针织衬衣2~4件，睡袍2件，小方巾、小毛巾各2条，脸盆1个，爽身粉1瓶及婴儿奶具、一次性尿垫等。

为胎儿准备的衣服应该是纯棉的，式样宽松，穿脱方便。衣服的后背和腋下不要有纽扣和暗扣等，没有领子的衣服较好。

去医院时，还需要带上住院押金、孕期检查记录本、身份证。

住院物品放在一起，随时都可以拿起来去医院。

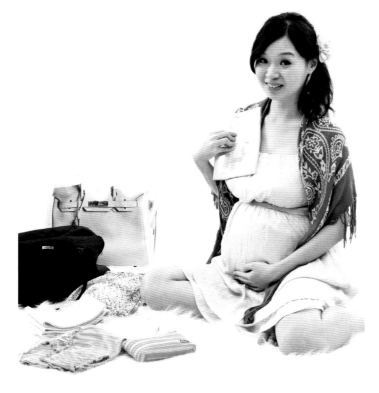

图书在版编目(CIP)数据

80后孕妈妈营养同步指导／岳然编著 . — 北京：中国人口出版社，2013.8

ISBN 978–7–5101–1879–1

Ⅰ . ①8··· Ⅱ . ①岳··· Ⅲ . ①孕妇—营养卫生—基本知识 Ⅳ . ①R153.1

中国版本图书馆CIP数据核字（2013）第167783号

80后孕妈妈营养同步指导

岳然 编著

出版发行	中国人口出版社	
印　　刷	北京盛兰兄弟印刷装订有限公司	
开　　本	820毫米×1400毫米　1/24	
印　　张	11	
字　　数	200千	
版　　次	2013年8月第1版	
印　　次	2013年8月第1次印刷	
书　　号	ISBN 978–7–5101–1879–1	
定　　价	39.00元（赠送CD）	

社　　长	陶庆军
网　　址	www.rkcbs.net
电子信箱	rkcbs@126.com
电　　话	(010) 83534662
传　　真	(010) 83515922
地　　址	北京市西城区广安门南街80号中加大厦
邮政编码	100054